パワーアップ問題演習

基礎看護学

第2版

編著
山口瑞穂子
元・茨城キリスト教大学看護学部教授

執筆
川崎　久子
富山県立大学看護学部看護学科准教授

近藤　誓子
日本保健医療大学保健医療学部看護学科教授

土井　一浩
和洋女子大学看護学部看護学科准教授

scio
Publishers Inc.
サイオ出版

看護学概論

1　看護の概念と歴史　8

1　看護とは
- 1-01　看護の定義／8
- 1-02　看護の目的／9
- 1-03　看護の機能と役割／9

2　先人の看護論
- 1-04　看護の概念の確立／11
- 1-05　看護理論の発展／11

3　看護の本質
- 1-06　看護に求められるもの／12
- 1-07　看護の本質／13

4　看護の歴史
- 1-08　古代～中世の看護／14
- 1-09　職業的看護の確立／14
- 1-10　医療・看護の歴史／15

実践問題／16

2　看護と健康　18

1　健康の概念
- 2-01　健康とは何か／18
- 2-02　健康の条件／19
- 2-03　健康の評価／19
- 2-04　ヘルス・プロモーション／20

2　健康の水準
- 2-05　健康の水準と医療／20
- 2-06　疾病予防の5段階／21

3　健康と疾病
- 2-07　健康と健康障害／22
- 2-08　疾病の各段階と看護／22
- 2-09　健康状態と患者の心理／23

4　国民の健康状態
- 2-10　人口の動向／24
- 2-11　健康に関する指標／25
- 2-12　高齢社会と看護／26

5　保健・受診行動
- 2-13　保健行動・受診行動／26
- 2-14　病気行動・疾病行動／27
- 2-15　健康日本21／27
- 2-16　受診行動を決定する要素／28

実践問題／29

3　看護と環境　31

1　人間と環境
- 3-01　環境とは何か／31
- 3-02　人間を取り巻く環境／32
- 3-03　環境要因／33

2　環境とホメオスタシス
- 3-04　内部環境の恒常性／33

3　環境への適応
- 3-05　適応と不適応／34
- 3-06　健康的な環境づくり／35

4　防衛規制、コーピング
- 3-07　防衛機制、コーピング／36
- 3-08　コーピング機能／37

実践問題／38

4　看護の対象　39

1　人間の理解
- 4-01　看護の対象となる人／39
- 4-02　人間の発達／40
- 4-03　人間の共通性と個別性／41

2　ライフステージの特徴と看護
- 4-04　発達理論／42
- 4-05　ライフステージの特徴／42
- 4-06　エリクソンの発達課題／43

3　患者・家族と看護
- 4-07　患者と家族／44
- 4-08　患者・家族への看護／44
- 4-09　家族が抱える問題／45

4　患者の心理的特徴
- 4-10　健康障害と患者の心理／46
- 4-11　疾病の経過と心理的特徴／46
- 4-12　患者の心理的特徴／47

実践問題／48

5　看護の実践　50

1　看護理論
- 5-01　看護理論の変遷／50
- 5-02　近代の主な看護理論家と看護概念／51
- 5-03　看護理論の必要性／52

2　看護過程
- 5-04　看護過程とは何か／53
- 5-05　看護過程の5つのプロセス／53
- 5-06　看護過程の展開／54
- 5-07　看護過程の意義／54

3　看護活動
- 5-08　看護活動とは何か／55
- 5-09　看護活動の内容／55
- 5-10　患者への具体的な援助方法／56
- 5-11　看護活動／56

4　看護倫理
- 5-12　看護の倫理規定／57
- 5-13　看護者としての行動／58
- 5-14　患者の権利／58
- 5-15　看護職の特性／59

実践問題／60

6　看護と社会

1　看護活動の場
- 6-01　保健・医療・福祉施設／63
- 6-02　保健・医療・福祉チーム／64
- 6-03　地域と医療の連携／65
- 6-04　保健・医療・福祉チームにおける看護／65

2　看護管理
- 6-05　看護管理の目的と役割／66
- 6-06　看護チーム／67
- 6-07　看護方式／67
- 6-08　安全管理／68

3　医療制度・看護行政
- 6-09　医療・保険制度／68
- 6-10　WHOと看護職能団体／69
- 6-11　看護と法／69
- 6-12　看護における法の重要性／69
- 6-13　看護教育／70

4　看護の動向・展望
- 6-14　私たちを取り巻く社会の変化／70
- 6-15　これからの看護／71
- 6-16　看護職の資質／72

実践問題／73

看護学概論

1　看護の基本

1　コミュニケーション
- 1-01　コミュニケーションとは／78
- 1-02　コミュニケーションを阻害する要因／79
- 1-03　コミュニケーション技術／79
- 1-04　インフォームド・コンセント／80

2　フィジカルアセスメント
1　フィジカルアセスメンとは
- 2-01　フィジカルアセスメントの原則／81
- 2-02　身体各部のアセスメント／82

2　身体各部の測定
- 2-03　身体各部の測定方法／83
- 2-04　体格指数／83

3　バイタルサイン
- 2-05　体温の測定／84
- 2-06　熱型／84
- 2-07　脈拍の測定／85
- 2-08　血圧／85
- 2-09　血圧の測定／86
- 2-10　呼吸の測定／86
- 2-11　呼吸の型／87
- 2-12　パルスオキシメータの特徴／87
- 2-13　パルスオキシメータの適応／88
- 2-14　意識レベル／88
- 2-15　バイタルサイン測定／88

3　安全管理

1　無菌操作
- 3-01　無菌操作とは／89
- 3-02　無菌操作の手順／90
- 3-03　滅菌包装の取り出し方／90

2　滅菌手袋の装着
- 3-04　滅菌手袋、未滅菌手袋の適応／91
- 3-05　滅菌手袋の装着方法／91

3　隔離・ガウンテクニック
- 3-06　隔離／93
- 3-07　ガウンテクニック／93

4　感染管理
- 3-08　感染の成立／93
- 3-09　滅菌と消毒／94
- 3-10　廃棄物処理／95

5　医療事故防止
- 3-11　リスクマネジメント／95
- 3-12　事故報告、事故防止対策／96

4　記録・報告
- 4-01　看護記録／97
- 4-02　医療記録／98
- 4-03　記録の留意事項／98
- 4-04　報告／99

実践問題／100

2 日常生活援助

1 環境調整　105

1 病床環境の整備
- 1-01 環境調整とは／105
- 1-02 物理的環境条件／105
- 1-03 環境因子の人体への影響／106
- 1-04 においの発生源／106
- 1-05 採光と照明／107
- 1-06 色彩／107
- 1-07 騒音／107
- 1-08 環境条件／107

2 ベッドメーキング
- 1-09 ベッド、マットレス／108
- 1-10 ベッドメーキング／108

2 体位変換　109

1 安楽な体位
- 2-01 体位を保持する筋肉／109
- 2-02 体位の種類／110
- 2-03 体位の安定性／110
- 2-04 安楽な体位の保持／110
- 2-05 体位保持の原則／111

2 体位変換
- 2-06 体位変換の目的／111
- 2-07 体位変換実施時の注意点／111
- 2-08 褥瘡予防／112

3 ボディメカニクス
- 2-09 ボディメカニクスの原則／112
- 2-10 ボディメカニクスを活用するための法則／112

3 移動・移送　113

1 歩行介助
- 3-01 歩行開始の条件／113
- 3-02 歩行動作／114
- 3-03 歩行支援時の留意点／114
- 3-04 歩行補助具の特徴／114

2 車いすによる移動
- 3-05 車いす各部分の名称／115
- 3-06 ベッドから車いすへの移乗時の留意点／115
- 3-07 車いすでの移送時の留意点／116

3 ストレッチャーによる移動
- 3-08 ベッドからストレッチャー移動時の留意点／116
- 3-09 ストレッチャー移送時の留意点／117

4 休息・睡眠　118

1 休息・睡眠
- 4-01 睡眠のメカニズム／118
- 4-02 小児の睡眠周期／119
- 4-03 睡眠障害の種類と特徴／119
- 4-04 睡眠障害の原因／120
- 4-05 睡眠・休息の援助／120

2 活動
- 4-06 活動・運動の効果／120
- 4-07 廃用性症候群／121
- 4-08 長期臥床が生体に及ぼす影響／121
- 4-09 エネルギー消費量／121

5 清潔　122

1 皮膚の清潔
- 5-01 全身清拭の目的／122
- 5-02 清拭の手順／123
- 5-03 清拭時の注意点／123
- 5-04 シャワー浴の特徴と注意点／124
- 5-05 入浴が身体に及ぼす影響／124
- 5-06 入浴時の注意点／124

2 頭皮の清潔
- 5-07 頭皮の清潔の目的／124
- 5-08 洗髪の適応／125
- 5-09 洗髪の原則と方法／125

3 粘膜の清潔
- 5-10 口腔ケアの目的／125
- 5-11 口腔ケア実施時の注意点／126
- 5-12 陰部の清潔ケアの原則／126
- 5-13 陰部洗浄・陰部清拭の原則／126

6 衣生活　127

1 寝衣
- 6-01 衣服着用時の留意点／127
- 6-02 繊維の種類と特徴／128
- 6-03 衣服の働き／128
- 6-04 寝衣の形／128

2 寝衣の交換
- 6-05 寝衣交換の手順／128
- 6-06 寝衣交換時の原則／129
- 6-07 失禁のある患者の寝衣の条件／129
- 6-08 寝衣交換時の留意点／129

7 栄養・食生活　130

1 栄養素と患者食
- 7-01 栄養素／130
- 7-02 患者食／132

2 食事の援助
- 7-03 栄養摂取／133
- 7-04 栄養状態の評価／133

- 7-05 摂食・嚥下の過程／134
- 7-06 食事の援助／135

8 排泄　136

1 トイレ、ポータブルトイレによる排泄介助助
- 8-01 排泄介助の留意点／136

2 床上排泄、おむつ交換
- 8-02 便器の種類・特性・適応／137
- 8-03 床上排泄を援助するときの留意点／137
- 8-04 尿器使用時の留意点／137
- 8-05 便器使用時の留意点／138
- 8-06 よいおむつの条件／138
- 8-07 おむつ使用時の留意点／138

3 自然排便を促す援助
- 8-08 自然排便を促す方法／138
- 8-09 便秘の種類と特徴／139
- 8-10 便秘の評価／139
- 8-11 下痢の定義／139
- 8-12 下痢の種類と特徴／139

9 罨法　140
- 9-01 温罨法・冷罨法の効果／140
- 9-02 罨法の留意点／141
- 9-03 罨法の実施方法／141
- 9-04 温湿布・冷湿布の実施方法／141

実践問題／142

3 診療の補助

1 検体採取　148

1 採血
- 1-01 採血とは／148
- 1-02 採血時の留意点／148
- 1-03 血液の成分および採血法／149
- 1-04 採取する血液の溶血防止／149
- 1-05 真空管採血／149
- 1-06 静脈を怒張させるための方法／150
- 1-07 採血時の血管／150
- 1-08 血液検査の種類／150

2 採尿
- 1-09 尿検査／151
- 1-10 尿検査の種類と留意点／151
- 1-11 尿の採取方法／151
- 1-12 尿比重測定／152
- 1-13 蓄尿／152

3 その他の検体採取
- 1-14 便検査／152
- 1-15 喀痰検査／153

2 検査時の看護　154

1 X線検査
- 2-01 X線検査／154
- 2-02 上部消化管造影、下部消化管造影／155

2 内視鏡検査・生検
- 2-03 気管支鏡検査／156
- 2-04 上部消化管内視鏡検査／156
- 2-05 下部消化管内視鏡検査／156

3 穿刺検査
- 2-06 胸腔穿刺／157
- 2-07 腰椎穿刺／157
- 2-08 腹腔穿刺／158
- 2-09 骨髄穿刺／158

4 心電図・呼吸機能検査・基礎代謝率
- 2-10 心電図／158
- 2-11 呼吸機能検査／159

5 血管造影
- 2-12 血管造影の留意点／160
- 2-13 心臓カテーテル検査／160
- 2-14 脳血管造影／160

6 CT・MRI・超音波検査
- 2-15 CT検査／160
- 2-16 MRI検査／161
- 2-17 超音波検査／161

3 与薬　162

1 与薬の基本
- 3-01 与薬の安全性の確保／162
- 3-02 薬物の吸収過程／163
- 3-03 薬剤の管理／163

2 各与薬法
- 3-04 経口与薬法／163
- 3-05 口腔内与薬法／164
- 3-06 直腸内与薬法・腟内与薬法／164
- 3-07 経皮与薬法／164
- 3-08 点眼・点鼻／165

3 注射法
- 3-09 注射法の基本165
- 3-10 注射の部位／166
- 3-11 点滴静脈内注射／168
- 3-12 輸液の滴下数と残量／168

4 輸血
- 3-13 輸血の目的／168
- 3-14 輸血の実施／169

4 栄養療法　170

1 経管栄養法
- 4-01 経管栄養法の適応／170
- 4-02 経管栄養法の管理／171
- 4-03 胃瘻・腸瘻の管理／171
- 4-04 経管栄養食／172

2 中心静脈栄養法
- 4-05 中心静脈栄養法の適応／172
- 4-06 中心静脈栄養法の管理／172
- 4-07 中心静脈栄養法の感染予防／173

5 排泄を促す技術　174
1 浣腸
- 5-01 浣腸の種類と原則／174
- 5-02 実施時の留意点、禁忌／175
- 5-03 グリセリン浣腸／175
- 5-04 高圧浣腸／175

2 摘便
- 5-05 摘便の手順／176

3 導尿
- 5-06 導尿の目的と原則／176
- 5-07 導尿で用いるカテーテル／177
- 5-08 持続的導尿／177

6 呼吸療法　178
1 酸素療法
- 6-01 酸素の基礎知識／178
- 6-02 酸素療法の目的・適応／179
- 6-03 酸素の供給と投与方法／179
- 6-04 酸素ボンベの取り扱い／180
- 6-05 酸素療法の合併症／180

2 薬液吸入
- 6-06 気道の加湿／180
- 6-07 ネブライザーの原理／181
- 6-08 ネブライザーの実施／181

3 気管内吸引
- 6-09 気管内吸引の留意点／181

4 体位ドレナージ、呼吸介助
- 6-10 体位ドレナージ／182
- 6-11 呼吸介助／182

7 創傷の管理　183
1 包帯法
- 7-01 巻軸帯／183
- 7-02 布はく包帯／184
- 7-03 包帯法の原則／184

2 褥瘡ケア
- 7-04 褥瘡の特徴／184
- 7-05 褥瘡発生の原因／185
- 7-06 褥瘡の好発部位／185

8 医療機器の取り扱い　186
1 心電計・心電図モニター
- 8-01 心電計の取り扱い／186
- 8-02 心電計の調整／187
- 8-03 心電図モニター／187

2 人工呼吸器
- 8-04 人工呼吸器のしくみ／187
- 8-05 人工呼吸器の構造／188
- 8-06 人工呼吸器の分類／188
- 8-07 人工呼吸器装着中の看護と管理／189

3 輸液ポンプ
- 8-08 輸液ポンプの目的・適応／189
- 8-09 輸液ポンプの機能／189
- 8-10 輸液ポンプ使用時の安全の確保／189

実践問題／190

4 救命救急処置

1 救急法　197
- 1-01 一次救命処置、二次救命処置／197
- 1-02 患者の状態の観察／198
- 1-03 気道確保／198
- 1-04 胸骨圧迫／199
- 1-05 止血法／199
- 1-06 電気的除細動／199
- 1-07 トリアージ／200

実践問題／201

索引／203

看護学概論

1 看護の概念と歴史

目的・意義

　看護の目的は、あらゆる健康の段階にあるすべての人々を対象とし、その人々のもつ健康問題に対して身体的、精神的、社会的側面からかかわり、その人自身が自立した生活ができるように援助することである。看護は、個人としての人間の生活のあり方を「健康」という視点から捉え、人間存在そのものの意味を考える。そのため、哲学をはじめ心理学、社会学など、あらゆる学問領域について幅広い学習が必要とされる、大変意義深い学問である。

　看護とは何かを理解したうえで、人間の健康的な生活について考えていこう。

Key Word

- 基本的欲求
- 看護独自の機能
- 健康のレベル
- 自然治癒力
- 生活者の健康
- 教育・指導的役割
- 相談・支持的役割
- 直接的ケア
- 調整的役割
- 人間愛
- F. ナイチンゲール
- V. ヘンダーソン
- J. トラベルビー
- H. E. ペプロウ
- S. C. ロイ
- D. E. オレム
- 欲求の階層
- ゴールドマーク・レポート
- ブラウン・レポート
- 有志共立看護婦教育所
- 看護婦規則
- 連合軍総司令部（GHQ）
- 保健婦助産婦看護婦法

1 看護とは

1-01 看護の定義

1．次の文章の空欄に適切な語句を入れなさい

❶看護とは、さまざまな①＿＿＿＿＿段階にある②＿＿＿＿＿＿＿＿＿に対し、健康の水準を保持・増進するために、基本的欲求の充足を③＿＿＿＿＿する過程である。

❷ナイチンゲールは看護について、「患者の④＿＿＿＿＿＿＿＿＿を最小にするよう⑤＿＿＿＿＿を整えることである」という。

❸ヘンダーソンは、看護独自の機能を人間の⑥＿＿＿＿＿＿＿＿＿への援助と定義し、⑦＿＿＿＿＿＿＿＿＿の構成要素をあげている。

❹日本看護協会は、「看護とは、⑧＿＿＿＿のあらゆるレベルにおいて⑨＿＿＿＿＿が健康的に正常な⑩＿＿＿＿＿＿＿ができるように援助することであり、この場合の健康のあらゆるレベルにおける援助というのは、⑪＿＿＿＿＿＿＿＿＿＿、健康破綻、⑫＿＿＿＿＿＿＿＿＿など、健康のどのレベルにおいても、⑬＿＿＿＿＿になる人がそれまで持ち続けていた⑭＿＿＿＿＿＿＿＿＿（健康な状態）にまで整えることである」と看護を定義している。

❺アメリカ看護師協会（ANA）は、「看護とは、顕在的または⑮_____な⑯_____に対する人々の⑰_____についての診断と⑱_____である」として、看護実践の4つの特徴をあげている。

1-02 看護の目的

1．次の文章の空欄に適切な語句を入れなさい

❶看護の目的は、対象の安全・安楽を保ち、1日も早く①_____させることである。

❷看護は病気がよくなることが目標ではなく、人間として②_____らしい③_____ができるように援助することが目標である。

2．次の文の正しいものに○印を、誤っているものに×印をつけなさい

（　）①看護は、健康に障害がある人に焦点を当てて活動する。

（　）②看護は病気がよくなることを第一の目標とし、人間らしい生活ができるようにすることは次の段階で考えることである。

（　）③看護は、健康であるか病気であるかに関係なく、すべての人々の健康に関連したニーズを充足することである。

（　）④看護の目的は、最終的には自分の健康を自分自身で守ることができるよう援助することである。

1-03 看護の機能と役割

1．次の文章の空欄に適切な語句を入れなさい

❶看護とは、さまざまな①_____段階にあるすべての人々に対し、その人が特有の身体的、精神的、社会的な②_____的欲求をもって社会に存在しているという認識のもとで行われる。

❷看護は、健康の③_____・④_____、疾病の⑤_____、苦痛の⑥_____、健康の⑦_____、社会復帰をめざした実践的な働きである。身体的、精神的、社会的、宗教的なあらゆる側面から、その人の⑧_____力を活用して最良の状態に導くことである。

❸看護を構成する要素は⑨_____、⑩_____、⑪_____で、看護者はこれらとともに⑫_____に対する強い意志や⑬_____観が必要になる。

❹看護独自の機能は、対象の⑭_____の捉え方をアセスメントし、⑮_____を行い、⑯_____を充足できるよう、⑰_____に向けて援助を行うことである。

2．次の文の正しいものに○印を、誤っているものに×印をつけなさい

（　　）①看護実践には理論的知識に基づいた技術が重要であり、患者の精神的援助については家族に任せたほうがよい。

（　　）②健康を障害した人に対しては、何事も積極的に考え、病気を気にしないで生活するよう援助する。

（　　）③看護の重要な役割の1つに、対象がもっている自助力（じじょりょく）に働きかけ、自立できるように援助することがある。

（　　）④看護には独自の機能と役割があり、その働きは社会や人間にとって必要な専門職業として期待されている。

（　　）⑤自然治癒力（ちゆ）は人間の健康維持、回復の根源となる重要な機能であるが、看護には無関係な働きである。

（　　）⑥看護は社会の一員である病弱者の健康を守り、さらに精神的な面までも見ていく幅広いものである。

3．看護が果たす役割について、次の文章の空欄に適切な語句を入れなさい

❶① _____ 的・指導的役割
- 患者個々に対して①的に働きかける。
- 集団に対して啓蒙的・①的に働きかける。

❷② _____ ・支持的役割
- 療養生活の方法、治療過程で生じる疑問・心配事、患者の訴えなどの②にのる。
- 対象が自分自身を支えきれないとき、側面から応援する。
- 患者が気づかない問題を、必要に応じて自覚するように促す。
- 対象や家族の保健行動、闘病意欲、努力などを支持する。

❸③ _____ 的ケアによる役割
- 身体の清潔や食事、排泄、睡眠、休息、運動、環境などの基本的な日常生活行動を援助する。

❹④ _____ 的役割
- 家族関係を④する。
- 治療的環境や地域におけるサポートシステムを④する。

2 先人の看護論

1-04 看護の概念の確立

1．次の文章の空欄に適切な語句を入れなさい

❶看護が社会のなかで職業として発展したのは、① _____ の時代からである。はじめは、入院患者に対する② _____ の手助けや、患者の③ _____ 的側面への看護が中心であった。①は、「看護とは、新鮮な空気、陽光、暖かさ、清潔さ、静かさを適切に保ち、食事を適切に管理すること」と具体的に看護活動をあげている。看護理論は①に端を発し、1950年代以降の④ _____ において、急速に開発が進められてきた。

❷1948年にアメリカでブラウン・レポートが提出されると、看護は健康の⑤ _____、健康の⑥ _____・増進までを含む⑦ _____ 的看護へと発展した。E.L.ブラウンはレポートのなかで、専門職業看護師の行う看護の対象を、病人だけでなく⑧ _____ にまで広げている。現在では看護は経験ではなく、⑨ _____ に基礎を置く働きであると強調されるようになった。

2．次の文の正しいものに○印を、誤っているものに×印をつけなさい

(　　) ①心理学者のA.H.マズローは、欲求の階層を下層から生理的欲求、愛・帰属の欲求、安全・保障の欲求、自尊心の欲求、自己実現の欲求と提唱した。

(　　) ②1923年に提出されたゴールドマーク・レポートは、身体的側面に重点を置いた看護を、患者や健康者をも包括する看護へと方向づけた。

(　　) ③ブラウン・レポートは、「社会のためにどのような看護業務と看護教育が最も有益か」についての報告書で、これによって看護を包括的看護へと拡大させた。

1-05 看護理論の発展

1．次の文章の空欄に適切な語句を入れなさい

❶V．ヘンダーソンは、衛生上のニード、健康な生活上のニードに基づく① _____ の構成要素を発表した。

❷② _____ は『看護の探求』を著し、患者と看護師のダイナミックな相互作用で生じる、患者の③ _____ や看護師の反応に注目した。②は、「看護とは、患者のニードを満たすために必要なあらゆる援助を提供することである」と述べている。

❸J．トラベルビーは、「人間は一個の④ _____ をもち⑤ _____ 的に行動する存在である」と述べた。この⑥ _____ 観に基づいて、看護師は、病人が病気・⑦ _____・痛みの体験のなかで⑧ _____ を見い出せるよう援助すべきであるという。

2．次の文の正しいものに○印を、誤っているものに×印をつけなさい

(　　　) ①F.ナイチンゲールは、看護とは「健康・不健康を問わず各個人を手助けすることである」と提唱した。

(　　　) ②V.ヘンダーソンは、看護とは「患者の生命力の消耗を最小にするようすべてを整えることである」と提唱した。

(　　　) ③H.E.ペプロウは、「看護は有意義な（意味のある）治療的な対人的プロセスである」と提唱した。

(　　　) ④D.E.オレムは、看護とは「患者のニードを認識し、患者が自分に必要なセルフケアができるようにかかわることである」と提唱した。

(　　　) ⑤J.トラベルビーは、目標達成を容易にするために看護師と患者の［正確な知覚作用］と［適切なコミュニケーション］が必要であると提唱した。

(　　　) ⑥M.E.ロジャーズは「看護は統一された全体としての人間に関心をもつ唯一の分野」とし、「看護活動の場は今や宇宙空間までに広がっている」と提唱した。

(　　　) ⑦S.C.ロイは、看護とは「疾病により新しい環境に適応しなければならない患者に、自らの力で安定した生活を生み出していくよう援助することである」と提唱した。

(　　　) ⑧F.G.アブデラは、看護には、高度に組織化・専門化された知識が必要であるとし、看護実践の中から21の看護の問題点を抽出して問題解決に活用した。

3 看護の本質

1-06 看護に求められるもの

1．次の文章の空欄に適切な語句を入れなさい

❶看護を行うには、対象の①＿＿＿＿＿になって考えられる敏感で豊かな②＿＿＿＿＿の持ち主であることが大切である。

❷看護は自分自身の③＿＿＿＿＿が大切であり、自分の④＿＿＿＿＿や⑤＿＿＿＿＿そのものが看護となって現れる。

❸看護行為が看護の技術となるか、単なる作業に終わるかは、その看護行為が⑥＿＿＿＿＿を意識し、かつ⑦＿＿＿＿＿に基づいた技術か否かによって決まる。

❹看護が住民のために行われるには、医療機関のなかだけでなく、地域や⑧＿＿＿＿＿と結びついた⑨＿＿＿＿＿看護が必要である。

2．次の文の正しいものに○印を、誤っているものに×印をつけなさい

（　　）①看護職には、社会における専門職としての役割を遂行することが求められる。
（　　）②職業として看護を行う者は、看護師個人の生活環境には注意を払う必要はない。
（　　）③看護師は常に質の高い看護を提供するよう、継続的学習に努めなければならない。
（　　）④看護師は対象の国籍、人種、信条、年齢、性別、社会的身分、経済的状態に応じて対応する必要がある。
（　　）⑤看護師が患者にかかわるときは、理性的・科学的にかかわり、人間的なかかわりは必要としない。
（　　）⑥立派な看護師になるには、医学的知識よりも看護技術を身につけ、心理学や社会学を学んで人生を考えることが必要である。
（　　）⑦専門職業人である看護師は、医師から指示されたことは忠実に果たさなければならない。
（　　）⑧看護師が患者から信頼されるには、看護師自身の人柄や性格を理解されることも必要である。
（　　）⑨先入観をもつことは患者を正確に理解することを阻害するため、できるだけ先入観をもたないで患者と接することが大切である。
（　　）⑩看護師の仕事の尊さは人間愛であり、それが看護の出発点となる。

1-07 看護の本質

次の文章の空欄に適切な語句を、語句群から選択して入れなさい

> 語句群：科学、医学、尊重、信頼関係、文化、人間、誠意、創造、共感、頭、手、力

- 看護は①＿＿＿＿＿＿によって成立する。
- 看護は②＿＿＿＿＿＿と配慮をもって実践する。
- 看護は③＿＿＿＿＿＿的態度をもつ努力を必要とする。
- 看護は実践の④＿＿＿＿＿＿である。
- 看護は人間⑤＿＿＿＿＿＿が基本である。
- 看護は人間の⑥＿＿＿、心、⑦＿＿＿＿＿を使って⑧＿＿＿＿＿＿的に触れ合うことによって行う。

4 看護の歴史

1-08 古代〜中世の看護

1．次の文章の空欄に適切な語句を入れなさい

❶看護は①＿＿＿＿＿的、②＿＿＿＿＿的な行動から出発し、家庭における家事を預かる婦人の仕事に発展する。

❷古代ギリシャでは、医学の祖③＿＿＿＿＿＿＿＿＿＿が現れ、経験的、実証的医学を確立した。

❸中世の社会は④＿＿＿＿＿＿＿＿＿＿全盛期時代で、看護においても④と結びついた宗教看護が行われた。

❹看護の歴史のなかで、17世紀中頃から⑤＿＿＿＿＿世紀中頃までは、看護の低迷状態が続いた。この時代を看護の⑥＿＿＿＿＿＿＿という。

❺⑦＿＿＿＿＿＿＿＿＿は救療施設として、施薬院、療病院・悲田院・敬田院の四院を建てたといわれている。

2．次の文の正しいものに○印を、誤っているものに×印をつけなさい

（　　）①キリスト教初期の看護事業は、教会の助祭制度のなかで行われた。

（　　）②わが国で最初の病院といわれているのは四天王寺で、聖武天皇が建立した。

（　　）③わが国の医療制度として最も古いものは『医疾令』である。

（　　）④丹波康頼によって書かれた『医心方』は大陸伝来の医学を伝える代表的なものである。

（　　）⑤良忠の書いた『看病用心鈔』は、わが国最古の看護学書といわれている。

1-09 職業的看護の確立

1．次の文章の空欄に適切な語句を入れなさい

❶近代看護の生みの親と称される①＿＿＿＿＿＿＿＿＿＿は②＿＿＿＿＿＿戦争において活躍し、②の天使として③＿＿＿＿＿＿＿＿に慕われた。①は多くの業績を残している。主なものとしては、④＿＿＿＿＿＿＿＿＿＿の設立や⑤＿＿＿＿＿＿＿＿の普及、そして多くの著書があげられる。なかでも⑥『＿＿＿＿＿＿＿＿＿＿＿＿＿＿』は、看護とは何かを説いており、高く評価されている。

❷日本の看護は、⑦＿＿＿＿＿＿＿＿＿＿の指導により、画期的な変革を遂げた。

❸今日の看護制度の基盤として、⑧＿＿＿＿＿＿年7月、厚生省医務局に看護課が設置され、初代課長は⑨＿＿＿＿＿＿＿＿が任用された。

❹日本の最初の看護婦養成機関は、1885（明治18）年に⑩＿＿＿＿＿＿＿＿＿＿によって創設された有志共立看護婦教育所である。看護学の教授にはアメリカの⑪＿＿＿＿＿

があたり、専門教育が開始された。

❺ 1886（明治19）年に発足した京都看病婦学校は、わが国第⑫_____番目の看護教育機関で、創始者は同志社をつくった⑬_____である。

2．次の文の正しいものに〇印を、誤っているものに×印をつけなさい
（　　）①ブラウン・レポートが発表されたのは1923（大正12）年である。
（　　）②保健婦助産婦看護婦法は1951（昭和26年）年に制定された。
（　　）③我が国の医制は1874（明治7）年に公布され、産婆規則は1899（明治32）年に制定されたが、1947（昭和22）年に助産婦規則と改められた。
（　　）④保健婦規則は1937（昭和12）年に制定され、看護婦規則は1915（大正4）年に制定された。

1-10 医療・看護の歴史

次の組み合わせで正しいものに〇印を、誤っているものに×印をつけなさい
（　　）①聖ラザロ騎士団 —— 軍事医療団体 —— 十字軍時代
（　　）②聖ヴァンサン・ド・ポール —— 巡回看護・病院看護に貢献 —— 慈善淑女団
（　　）③エリザベス・フライ —— 訪問看護活動 —— リバプール王立病院
（　　）④ウィリアム・ラスボーン —— 看護婦を養成 —— 刑務所
（　　）⑤アンリ・デュナン —— 国際赤十字社 —— 中立機関
（　　）⑥テオドール・フリードナー —— 看護婦学校を開設 —— カイザースベルト
（　　）⑦ディアコネス —— 社会奉仕 —— キリスト教看護
（　　）⑧華岡青洲 —— 『養生訓』 —— 全身麻酔
（　　）⑨杉田玄白 —— 『解体新書』 —— オランダの解剖書
（　　）⑩大関和 —— 『実地看護法』 —— 派出看護婦会

実践問題 ❶看護の概念と歴史

1-01 看護の機能について正しいのはどれか
1. 看護の概念は、古代より近年に至るまで永遠に不変である。
2. 看護は人間の生命力を延ばす働きであり、援助である。
3. 看護は、相手に関係なく一方的に与えられなければならない。
4. 健康増進の活動と病人の看護活動は切り離して考える。

[　　　　　]

1-02 看護の目的として誤っているのはどれか
1. 健康を守り、健康を増進する。
2. 患者を安楽にして不快感を除去する。
3. 正常な生活ができるように援助する。
4. 疾病が回復して身体的に自立することだけをめざす。

[　　　　　]

1-03 看護について正しいのはどれか

a．病気による苦痛を緩和するとともに、その人の生活全体に目を向け、不足している部分を援助する。
b．病気をもつ人は治癒することが第一の目的であるため、医師の指示を優先させる。
c．人間に備わっている自然治癒力は大切だが、看護においては考えなくてもよい。
d．看護は、その対象が自らの力で健康を回復し、保持増進することを前提とする。

1. a、b　　2. a、d　　3. b、c　　4. c、d

[　　　　　]

1-04 先人の看護論と理論家の組み合わせで誤っているのはどれか
1. S.C.ロイ ——————「適応モデルの枠組みを中心とする看護」
2. H.E.ペプロウ ————「看護の対人関係のプロセスを重視する看護」
3. D.E.オレム —————「統一体としての人間と環境を重視した看護」
4. I.M.キング —————「看護師―患者の知覚に基づく目標の達成を重視した看護」

[　　　　　]

1-05 ナイチンゲールについて誤っているのはどれか
1. 看護が専門職として認められるよう、その必要性を説いた人である。
2. クリミア戦争での活躍は、世界的に看護のレベルを高めることになった。
3. 看護師の地位向上のため、イギリスで看護師登録法成立に貢献した。
4. ナイチンゲール基金を用いて聖トマス病院に看護婦養成所を設立した。

[　　　　　]

1-06 正しい組み合わせはどれか ▶第86回
a．シスター・カリスタ・ロイ ― 人間関係
b．ヒルデガード・ペプロウ ― 適応
c．ドロセア・オレム ― セルフケア
d．ヴァージニア・ヘンダーソン ― 基本的ニード
1．a、b　　2．a、d　　3．b、c　　4．c、d

［　　　］

1-07 理論家とその考え方との組合せで正しいのはどれか ▶第91回
1．V.ヘンダーソン ―――　患者－看護者関係は発展していくプロセスである。
2．D.オレム　―――――　セルフケアは目的をもった自己コントロールのプロセスである。
3．M.ロジャース ―――　人間が生きていく上で充足されなくてはならない基本的ニードがある。
4．J.トラベルビー ―――　人間は環境と相互行為を営む開かれたシステムである。

［　　　］

1-08 D.E.オレムの看護の概念はどれか ▶第95回
1．セルフケア獲得のための支援
2．患者との対人相互作用の発展
3．刺激の操作による適応の促進
4．ケアリングによる調和の促進

［　　　］

2 看護と健康

目的・意義

　健康と人間の生活は、密接な関係がある。毎日の生活は、身体的・精神的・社会的に健康な状態ではじめて、充実感のある豊かなものになる。

　健康状態が変化し、疾病にかかって療養を余儀なくされた場合、生活は大きく変化し、満足のいくものでなくなる。自分自身を含め、すべての人々が健康であることによって、私たちの生活はより豊かなものになるのである。この章では、健康に関する動向や健康障害の意味を理解し、健康を保持・増進するための施策、行動を考えてみよう。

Key Word
- WHO憲章
- 健康
- 健康の段階
- 健康状態
- 健康障害
- ヘルス・プロモーション
- プライマリ・ヘルスケア
- 急性期、慢性期、回復期
- リハビリテーション
- 一次予防、二次予防、三次予防
- アルマ・アタ
- インフォームド・コンセント
- 健康日本21

1 健康の概念

2-01 健康とは何か

1．次の文章の空欄に適切な語句を入れなさい

❶WHO憲章の前文には、「健康とは、身体的にも、①_____的にも、②_____的にも③_____に良好な状態であり、単に④_____や⑤_____がないというだけではない。到達しうる健康の最高水準を享受することは、人種、宗教、政治的信条、経済的あるいは社会的条件にかかわりなく、人間の⑥_____の1つである」とある。

❷人々が健康に過ごすためには、まず、疾病を⑦_____し、疾病の⑧_____に取り組むことが大切である。

❸人間として望ましい健康は、単に⑨_____的活力にあふれているという状態ではなく、⑩_____的役割が果たせるかどうかもその指標になる。

❹現代では、健康は個人のレベルだけでなく⑪_____のレベルとしても考え、また、自ら⑫_____するものであると考えられている。

❺健康づくりの3要素は栄養、⑬_____、⑭_____であり、バランスのとれた生活習慣の確立が必要である。

2．次の文の正しいものに○印を、誤っているものに×印をつけなさい

（　　）①健康の考え方は、国や時代背景によって変化するものではない。

（　　）②健康の捉え方は、個人の価値観によっても異なってくるものである。

（　　）③健康は一人ひとりの人生の目標を達成するための手段であり、最高の目標でもある。

（　　）④健康状態は固定したものではなく、流動する生命現象である。

2-02 健康の条件

健康かどうかを判断するときの3つの側面について、次の文章の空欄に適切な語句を入れなさい

①＿＿＿＿＿的側面
・身体面の外形や機能がある水準を上回り、形態面、発育面、機能面が調和して円滑な状態。

②＿＿＿＿＿的側面
・各自がそれぞれの価値観をもち、理性的に行動し、豊かな情感のなかで自己を評価する条件を満たしている。情緒、行動、思考などが調和している状態。

③＿＿＿＿＿的側面
・社会においてその人なりの役割が十分に果たせ、社会生活が営める水準にある状態。

2-03 健康の評価

1．次の文章の空欄に適切な語句を入れなさい

❶健康か否かの評価は①＿＿＿＿＿＿＿＿によって決められるものではなく、自己の②＿＿＿＿＿＿＿＿によって決められるものである。

❷身体的に欠陥部分があっても他のもので③＿＿＿＿＿＿＿＿できれば、それは健康だといえる。

2．次の文の正しいものに○印を、誤っているものに×印をつけなさい

（　　）①健康は、主観的側面と客観的側面から見て決められるものである。

（　　）②健康と健康障害の境界線はハッキリしているので、健康か否か区別しやすい。

（　　）③病気でも、与えられた条件のなかで有効な状況をめざしている人は健康だといえる。

（　　）④その人自身は調和がとれていると思っても、正常値から逸脱している場合は健康だとはいえない。

（　　）⑤一時的に平衡状態が崩れても、もとの流動的な平衡状態を自分で取り戻すことができた場合は、健康な状態といえる。

2-04 ヘルス・プロモーション

1．次の文章の空欄に適切な語句を入れなさい

❶ 1986年、オタワの国際会議で21世紀の健康づくりについて提唱されたのが、① _____ という考え方である。これは、② _____ 戦略の鍵となる概念である。①とは、人々が自らの健康をコントロールし、③ _____ できるようにするプロセスをいう。「健康をコントロールする」とは、④ _____ を抱えていたとしてもそれを⑤ _____ させず、制御可能な状態にとどめておくことである。

❷ 人間がライフサイクルを健康に過ごすためには、日常生活での不断の⑥ _____ が重要であり、その人の⑦ _____ は健康度を左右するものである。

2．ヘルス・プロモーションとヘルス・プロテクションの違いについて、次の文章の空欄に適切な語句を入れなさい

ヘルス・プロモーションとは、広く、よい健康状態を目標にする① _____ 行動である。

一方、ヘルス・プロテクションとは、健康を② _____ しないようにすることを目標にする③ _____ 行動である。

2 健康の水準

2-05 健康の水準と医療

1．次の文章の空欄に適切な語句を入れなさい

❶ 健康にはさまざまな① _____ があり、生活過程のなかで絶えず② _____ している。健康から不健康、疾病、死に至る変化は、③ _____ なものである。

❷ 1978年、WHOは高度医療中心から、予防を含む一次医療（プライマリ・ヘルスケア）への転換を進め、「④ _____ 年までにすべての人々が⑤ _____ を享受できる社会に」と提唱した。これが⑥ _____ である。

❸ プライマリ・ヘルスケアとは、⑦ _____ に住む個人や⑧ _____ にあまねく受け入れられる⑨ _____ であり、それは、⑩ _____ の積極的な参加とその国の⑪ _____ 、および⑫ _____ の社会経済開発など、1つの必須部分をなすものである。

❹ わが国においては、保健医療システムの組織化が図られている。健康づくりを中心とし、生活圏に密着したプライマリ・ヘルスケアは、⑬ _____ とよばれる。⑭ _____ は一般の総合病院で扱う内容の医療で、三次医療とは大学病院な

ど特殊な領域の⑮_____が行う医療をいう。

2．次の文の正しいものに○印を、誤っているものに×印をつけなさい

（　　）①健康から病気へ、病気から死へと至る過程は不連続的である。
（　　）②健康と不健康は、その境界が明確な対比的概念である。
（　　）③個人の健康は連続線上に位置し、時間とともに絶えず変動している。
（　　）④二次医療とは、地域社会にある診療所や中小規模の病院で行われる医療である。
（　　）⑤プライマリ・ヘルスケアは医療機関を主体として展開されるものである。
（　　）⑥プライマリ・ヘルケアは、予防、健康増進、治療、社会復帰——などの包括的ケアを示している。
（　　）⑦プライマリ・ヘルケアは、個人または家族が全面的に、いつでも参加できるものである。

2-06 疾病予防の5段階

次の文章の空欄に適切な語句を語句群から選択して記入しなさい

> 語句群：医療、運動、衛生、健康増進、生活、受診、包括医療、日常生活、疾病予防、早期診断・早期治療、リハビリテーション

　1950年代、クラーク（E. G. Clark）とリーベル（H. R. Leavell）は、疾病予防の段階を5段階に分けて提示した。
　①_____は、この第1段階から第5段階までをめざした一連の過程である。

段階	クラークとリーベルの分類
一次予防	第1段階：②_____。 ・主観的にも客観的にも健康である。③_____教育、④_____管理、⑤_____の習慣化などの健康づくりを実践する 第2段階：特定疾病の予防 ・⑥_____習慣の見直しと⑦_____行動の実践が大切になる
二次予防	第3段階：⑧_____。 ・心身に変調を自覚したら⑨_____行動をとる必要がある 第4段階：重症化防止 ・⑩_____の管理下に置かれなければならない
三次予防	第5段階：⑪_____。 ・社会復帰をめざす

3 健康と疾病

2-07 健康と健康障害

1．次の文章の空欄に適切な語句を入れなさい

　健康な状態とは、人間が、体内の①＿＿＿＿＿＿諸条件や個体を取り巻く②＿＿＿＿＿＿の種々の圧力に抵抗し、動的平衡状態を保っている状態である。この状態が敗れて健康破綻（はたん）が生じると、不健康な状態（③＿＿＿＿＿＿）と認知される。

　人間は、疾病や障害を自分から切り離して、健康な④＿＿＿＿＿＿を維持することはできない。病気になれば⑤＿＿＿＿＿＿は変化し、健康障害への適応を余儀なくされる。看護者は⑥＿＿＿＿＿＿に合わせた看護を行う必要がある。

2．次の文の正しいものに○印を、誤っているものに×印をつけなさい

（　　）①病気から疾病への移行期は不安を感じ、患者は軽い病気だとは考えられない。

（　　）②病気の受容期の患者は、医師の治療方針に従って身体機能に対しては関心を示さない。

（　　）③病気の受容期は、依存的行動が増加するにつれて退行現象を示すようになる。

2-08 疾病の各段階と看護

1．次の文章の空欄に適切な語句を入れなさい

❶①＿＿＿＿＿＿期は、健康状態が急激な変化を起こしている段階である。この時期は、②＿＿＿＿＿＿による症状の改善が最大の課題であることから、看護は③＿＿＿＿＿＿が中心である。しかし、看護師は医師の指示のままに動くのではなく、患者の状態全般を④＿＿＿＿＿＿する責任をもたなければならない。

❷症状が安定するが、一定の治療・ケアを必要とする⑤＿＿＿＿＿＿期は、患者が疾病を⑥＿＿＿＿＿＿しなければならない。このため看護では、患者に対する具体的な⑦＿＿＿＿＿＿が重要になる。⑤期の⑧＿＿＿＿＿＿の発現時期は一定せず、経過も長く、完全に⑨＿＿＿＿＿＿しないことが多い。患者は⑧と共存した生涯を過ごすことになるため、⑩＿＿＿＿＿＿の不安や⑪＿＿＿＿＿＿の恐怖などがあり、自暴自棄になりやすいことを理解してかかわらなくてはならない。

❸疾病や受傷の時期から脱した⑫＿＿＿＿＿＿期は、社会生活ができるように⑬＿＿＿＿＿＿の自立をはかる時期である。この時期の患者に対して医療従事者は、治療と平行して日常生活や⑭＿＿＿＿＿＿のための訓練、つまり⑮＿＿＿＿＿＿を行う必要がある。退院後も容易に日常生活ができ、⑯＿＿＿＿＿＿に戻ることができるように援助する。

❹リハビリテーションは、⑰_____から開始し、患者が⑱_____できるようになるまで⑲_____して行う。

❺死の過程にある⑳_____期の患者は、人生の終末をどのように㉑_____に迎えるかが重要になる。死にゆく人々へのケアは、科学的観点から評価すると同時に、㉒_____的にも配慮が必要である。看護師は確固とした㉓_____とともに、自分のもつ㉔_____、健康観に基づいて死への過程にある人の援助をしなければならない。

2．次の文の正しいものに○印を、誤っているものに×印をつけなさい

（　　）①急性期の患者は、適切な治療によって短い経過で治癒し、死に至ることはない。

（　　）②急性期の患者は呼吸・循環失調を伴い、病状の変化が激しく、死に至ることが多い。

（　　）③慢性期の患者は、症状の落ち着く寛解期と、症状の増悪する増悪期を繰り返しながら徐々に進行する。

（　　）④慢性期の患者は症状の発現時期が一定せず、経過も長く完全に治癒しないことが多い。

（　　）⑤リハビリテーションは、患者が障害を受けたときから組み込まれなければならない。

（　　）⑥リハビリテーションは、患者が拒否しても無理をするぐらいでなければならない。

2-09 健康状態と患者の心理

次の文章の空欄に適切な語句を入れ、また｛　｝内の適切な語句を選択しなさい

❶ノンコンプライアンス

医師や保健医療従事者が①｛　一方的に　　患者とともに　｝決定したこと、助言などに対して患者が②｛　従うこと　　従わないこと　｝。慢性期の患者や自覚症状がない患者にみられることが多い。

❷WHOの健康の定義が示す具体的な内容

③_____的健康：食事がおいしく食べられる、毎日快便がある、身体をスムーズに動かすことができる、良眠が得られる、朝、気持ちよく起きることができる、疲れを感じないなど。

④_____的健康：くよくよ悩まない、物事を前向きに考えられる、不安の解消方法を工夫できる、いつも気分よく過ごせるなど。

⑤_____的健康：友人との関係がスムーズである、学校・職場生活に充実感がもてて楽しい、余暇時間を趣味などで豊かに過ごせるなど。

以上のように、毎日、⑥_____を感じないで規則正しい生活ができ、⑦_____感に満ちた生活ができることが、その人にとって健康であるといえる。

4 国民の健康状態

2-10 人口の動向

1．次の文章の空欄に適切な語句を入れ、また｛ ｝内の適切な語句を選択しなさい

❶下図の人口ピラミッドについて答えなさい。

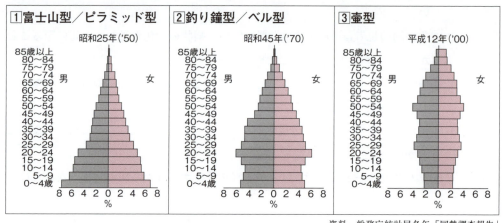

資料　総務庁統計局各年「国勢調査報告」

①富士山型／ピラミッド型は①_____で人口増加率が

②｛ 高い　低い ｝集団である。

②釣り鐘型／ベル型は、出生率・③_____ともに④｛ 上昇　低下 ｝し、

生産年齢人口と⑤_____が⑥｛ 増加　減少 ｝する集団である。

③壺型はベル型より⑦_____が低下し、将来人口の⑧｛ 増加　減少 ｝が

予想される集団である。

❷2018（平成30）年の総務省統計局によると、年齢3区分別人口の割合は年少人口（15歳未満人口）が⑨_____％、生産年齢人口（15～64歳）が⑩_____％、老年人口（65歳以上）が⑪_____％となっている。

2．次の文の正しいものに○印を、誤っているものに×印をつけなさい

（　）①国連の推計によると、2018（平成30）年の世界人口は推計76億3300万人で、人口の最も多い国はインドの13億6000万人、次いで中国の12億600万人である。

（　）②2018（平成30）年10月1日現在、わが国の総人口は1億2644万3千人で、

女性より男性のほうが多い。

（　　）③わが国の老年人口は、2010年には23.0％、2020年には29.1％に達すると推計されている。

（　　）④ヨーロッパの国々では老年人口の割合が7〜14％になるのに100年かかったが、わが国では15年で15％に達した。

2-11 健康に関する指標

1．次の文章の空欄に適切な語句を入れなさい

❶2016（平成28）年の厚生労働省「国民生活基礎調査」によると、国民の健康意識は、「よい」「まあよい」「ふつう」と思っている人が合計約①　　　　％、「あまりよくない」「よくない」と思っている人が合計約②　　　　％である。

❷国民の健康状態に対する意識（6歳以上）をみると、「自覚症状・生活への影響・通院なし」は約③　　　　％で、「自覚症状・生活への影響・通院のいずれかがあり」は約④　　　　％、「自覚症状・生活への影響・通院のすべてあり」は約⑤　　　　％である。

❸現在、入院患者の約⑥　　　　割は65歳以上の高齢者で占めているとされている。

❹2018（平成30）年の厚生労働省の人口動態統計によると、合計特殊出生率は⑦　　　　であり、減少傾向にある。

❺2018（平成30）年の簡易生命表によると、わが国の平均寿命は、男性⑧　　　　年、女性⑨　　　　年であり、世界の中で第⑩　　　　位である。

❻2018（平成30）年の厚生労働省「人口動態統計」によると、わが国の死因の第1位は⑪　　　　で、第2位は⑫　　　　、第3位は⑬　　　　であり、脳血管疾患、肺炎、不慮の事故および有害作用、自殺、と続く。

2．次の文の正しいものに○印を、誤っているものに×印をつけなさい

（　　）①わが国の出生率は、1973年（昭和48年）をピークとして低下し、人口増加率も低下してきている。

（　　）②わが国の平均寿命は1975年頃より欧米先進国と肩を並べ、今では世界一の長寿国になった。

（　　）③老年人口の比率が7％を超えると高齢社会といわれ、14％以上になると超高齢社会といわれる。

（　　）④傷病分類別外来受療率では、消化器系と循環器系疾患の受療率が高いが、近年では筋骨格系、および結合組織の疾患の増加がみられる。

（　　）⑤傷病分類別入院受療率では、消化器系疾患と循環器系疾患の受療率が高く、近年は精神障害の受療率が増加しつつある。

（　　）⑥人生80年が現実のものとなり、その80年をいかに健やかに有意義に生きるかという質的問題が重要になってきた。

2-12 高齢社会と看護

高齢社会を迎えたいま、看護職として考えなければならないことについて、次の文章の空欄に適切な語句を、語句群から選択して入れなさい

> 語句群：親和、参加、配偶者、体力、退職、社会

　高齢者には、次のような社会・心理的課題があり、これらをふまえ、高齢者が常に生き甲斐をもった生活ができるように援助する。

・減退する①_____と健康への適応
・②_____変化への適応
・③_____と収入減への適応
・仲間との④_____関係の構築
・可能なかぎりの社会⑤_____
・⑥_____の死へ適応すること

5 保健・受診行動

2-13 保健行動・受診行動

1．次の文章の空欄に適切な語句を入れなさい

❶医療・看護は、人間の①_____と②_____の問題に対処する実践活動である。対象が医療施設を訪れるのは、③_____になることが目的である。
❷人が健康の保持・増進や疾病予防を目的としてとる様々な行動を④_____という。④に影響する要因として、⑤_____の重要性の認識、予防やケアの可能性、⑥_____の可能性、疾病の重大性に関する認識の有無、保健医療に関する知識、⑦_____、価値観、習慣——など種々の要因が絡まり、行動を規定する。
❸健康のバランスが崩れて病的状態になり、医療サービスを受ける行動を⑧_____という。自分自身で⑧がとれない人には、健康に対する⑨_____の啓発や、対象者を正しい⑩_____に乗せる働きかけが重要である。

2．次の文の正しいものに○印を、誤っているものに×印をつけなさい

（　　）①健康障害は、健康診断によって発見されるより、何らかの自覚症状に伴う受診行動によって発見されることが多い。
（　　）②受診行動によって医療機関を訪れた患者は、身体的不安よりも生活への不安や将来への不安のほうが強い。
（　　）③療養行動、疾病管理行動、健康探求行動などをまとめて保健行動という。

（　　）④疾病予防や健康増進のためにとる保健行動（健康行動）は個人の責任であり、看護師の役割とはいえない。

（　　）⑤健康のレベルからみた保健行動として、健康増進行動、予防保健行動、病気回避行動、病気対処行動、ターミナル対処行動がある。

（　　）⑥予防保健行動とは、自覚症状が出た段階で受診行動に走り、正確な診断を受ける行動をいう。

2-14 病気行動・疾病行動

1．次の文章の空欄に適切な語句を入れなさい

❶自らを病気と認識した人がとる行動を①＿＿＿＿＿＿という。市販の薬を飲む、②＿＿＿＿をとる、学校や仕事を休む、③＿＿＿＿に行く、そのまま様子をみる、などのさまざまな行動がある。

❷医療機関などを受診し、診断によって④＿＿＿＿とみなされた人が、健康回復のためにとる行動を⑤＿＿＿＿＿＿といい、病気行動とは区別される。

❸疾病行動を引き起こす要因として、⑥＿＿＿＿に関する認識、外面に現れた重要な⑦＿＿＿＿＿、⑧＿＿＿＿＿や友人の勧め、⑨＿＿＿＿＿保障の有無、利用可能な⑩＿＿＿＿＿＿の有無などがあげられる。

2．次の文の正しいものに○印を、誤っているものに×印をつけなさい

（　　）①医学的診断がされ、医師によって患者といわれるようになった者が健康回復のためにとる行動を病気行動という。

（　　）②患者が正しい疾病行動をとるために、医療従事者が目的や効果、危険性について説明をし、それに患者が理解・納得して合意することを、インフォームド・コンセントという。

（　　）③「食欲がない」「疲れやすい」などの半健康状態に気づき、病気になることを回避しようとしてとる行動を病気回避行動という。

2-15 健康日本21

次の文章の空欄に適切な語句を入れなさい

　国民の健康への意識が高くなると、罹患(りかん)対策だけでなく疾病①＿＿＿＿や②＿＿＿＿増進対策に力を入れるようになる。その対策として「21世紀の国民健康づくり運動」、つまり③＿＿＿＿＿＿を挙げることができる。③は2000年から開始され、④＿＿＿＿年を目処に、⑤＿＿＿＿予防に重点を置いた活動が展開されている。「21世紀の国民健康づくり運動」がめざすのは、「壮年期死亡の減少」「健康寿命の延伸」「⑥＿＿＿＿＿の向上」である。

　2013（平成25）年度からは、新たな健康課題や社会背景などをふまえて、健康日本21

（第二次）がスタートした。

❶健康寿命の延伸・健康格差の縮小

健康寿命を⑦＿＿＿＿＿、各地で異なる健康格差を⑧＿＿＿＿＿していく。

❷生活習慣病の⑨＿＿＿＿＿予防と重症化の⑩＿＿＿＿＿の徹底

がんや循環器疾患など生活習慣病の予防と重症化の予防を行う。

❸⑪＿＿＿＿＿を営むために必要な機能の維持・向上

こころの健康、高齢者の健康（⑫＿＿＿＿＿）への取り組み。

❹健康を支え、守るための⑬＿＿＿＿＿環境の整備

お互いに健康を支えあう地域社会の活動への⑭＿＿＿＿＿を促す。

❺生活習慣病および社会環境の改善

・適正な⑮＿＿＿＿＿摂取と適正な⑯＿＿＿＿＿を維持する。

・健康を維持すための⑰＿＿＿＿＿の取り入れ。

・心と身体を休めるための睡眠指針を掲げる。

・その他、適度な飲酒、禁煙、歯・口腔の健康維持に努める。

2-16 受診行動を決定する要素

次の文章の空欄に適切な語句を、語句群から選択して入れなさい

> 語句群：医療、経済、場所、時間、社会

医療機関を受診するまでの、患者の行動を決定づける要素には以下のようなものがある。これらの条件を吟味したうえで、個々の信念や判断基準に基づき、受診行動をとるか否かが決定される。

❶医療施設の条件

①＿＿＿＿的条件：医療施設が受診しやすい場所にあるか。

❷対象者の条件

②＿＿＿＿的条件：医療機関を受診する時間的な余裕があるか。

③＿＿＿＿的条件：医療機関を受診する経済的な条件がそろっているか。

④＿＿＿＿的条件：受診することで妨げられる家庭生活や職業生活の程度と範囲がどれくらいか。

⑤＿＿＿＿に対する意識：医師に対する期待と不安、これまで受けた医療に対する不安。

実践問題　❷看護と健康

2-01 WHOの健康についてのとらえ方で誤っているのはどれか

1．健康とは病気でなく、身体が虚弱でない状態をいう。
2．健康は人間が持っている基本的権利の1つである。
3．健康は人類の平和と安全との達成の基盤である。
4．健康は個人の問題であり、国家の問題でもある。

[　　　]

2-02 プライマリ・ヘルスケアについて正しいのはどれか

a．患者の重症度に応じた医療を提供するシステムである。
b．高度特殊医療に対する看護を提供することである。
c．地域住民の生活に密着して保健サービスを提供することである。
d．プライマリ・ヘルスケアでは患者、家族の参加が大切である。

1．a、b　　2．a、d　　3．b、c　　4．c、d

[　　　]

2-03 ヘルス・プロモーションについて誤っているのはどれか

1．1986年、WHOのオタワ憲章による。
2．人々が自らの健康をコントロールし、改善する。
3．健康は身体的な能力であることを強調する。
4．保健医療部門だけでなく、経済・政治・環境部門との協力を強調する。

[　　　]

2-04 保健医療について（　）内に入る語句の適切な組合せはどれか

①第一次予防：健康の増進、（a．　　　）
②第二次予防：（b．　　　）、早期治療、障害防止
③第三次予防：（c．　　　）
④（d．　　　）：その人に必要なケアを、必要なときに必要な場所で、適切な人によって受けるシステム

	a	b	c	d
1．	早期発見	社会復帰	疾病予防	継続ケア
2．	社会復帰	早期発見	疾病予防	継続ケア
3．	疾病予防	継続ケア	社会復帰	早期発見
4．	疾病予防	早期発見	社会復帰	継続ケア

[　　　]

2-05 健康のそれぞれの段階にある人への援助として誤っているのはどれか
1. 健康保持・増進への援助―――――生活環境の整備、疾病の予防
2. 健康障害者への援助―――――――身体的苦痛を緩和、精神的不安を受容
3. リハビリテーション―――――――二次障害を予防、セルフ・ヘルプへの援助
4. 終末期への援助―――――――――診療の介助、患者への保健指導

[   ]

2-06 健康について正しいのはどれか
1. 健康と疾病は不連続的な概念である。
2. 健康とは全人的な生活概念である。
3. 身体的機能の有無・程度が健康指標になる。
4. 健康を自ら獲得するのは難しいことである。

[   ]

2-07 総合保健医療について正しいのはどれか
1. 診察、診断、治療行為の過程をいう。
2. 疾病の早期発見に力を入れることをいう。
3. 疾病だけでなく人間全体を把握し、治療することをいう。
4. 社会復帰した人の健康管理を考えることをいう。

[   ]

2-08 保健受診行動に関して誤っているのはどれか
1. 個人の健康上の認識から出発して健康問題を解決しようと努力する。
2. 対象が病院や診療所を訪れるのは、健康体になることが目的である。
3. 医療を受けるためには自己資源、社会資源をもっていなければならない。
4. 健康に対する意識の低い人は、意識が高まるまで待っていなければならない。

[   ]

2-09 継続看護について正しいのはどれか
1. 入院患者の退院時から始まる看護である。
2. 地域で行われる看護システムである。
3. WHOのアルマ・アタ宣言で定義された。
4. 人口の高齢化に伴い、重要性が高まった。

[   ]

3 看護と環境

目的・意義

人々の健康を考えるとき、生活している環境とのかかわりが大きい。健康は環境との調和によって保たれ、病気は環境との不調和な状態から起こる。健康が環境によって大きく左右されるため、人間は環境の変化に上手に適応したり、さまざまに調整しながら生活している。環境に関するさまざまな問題が生活を脅かすようになった現在、人間の英知によって環境を整え、人々の健康を守るために、よりよい環境を作り出す努力が必要になる。看護職の役割として健康問題に結びつく因子を理解し、人々を危険から守るため、健康的な環境を作り出すことを心掛けなければならない。

Key Word

- ・健康
- ・環境
- ・環境要因
- ・適応
- ・適応機制
- ・適応能
- ・不適応
- ・積極的適応
- ・消極的適応
- ・生物的適応
- ・社会的適応
- ・外部環境
- ・内部環境
- ・人為的適応
- ・恒常性
  （ホメオスタシス）
- ・対処（コーピング）
- ・防衛機制
- ・対処行動
  （コーピング行動）
- ・対処機制
- ・問題中心型対処
- ・情緒中心型対処
- ・逃避
- ・退行
- ・抑圧・置き換え
- ・投射
- ・昇華
- ・生体システム
- ・反動形成
- ・キャノン
- ・ジョンソン
- ・セリエ
- ・ベルナール
- ・ラザルス
- ・ストレス

1 人間と環境

3-01 環境とは何か

1．次の文章の空欄に適切な語句を入れなさい

❶環境とは、人の生存や①＿＿＿＿＿＿に関与する諸要因をいう。人間を含むすべての②＿＿＿＿＿＿は、環境の影響を受けて生存し、環境と③＿＿＿＿＿＿になって生きている。また、生存していること自体が環境にもなり、環境へ働きかけ、相互に④＿＿＿＿＿＿し合って存在している。

❷個人の健康や疾病は、環境に影響される。このように、直接、人体に何らかの作用を及ぼす要因を⑤＿＿＿＿＿＿という。生活環境というときは、身体にとっての⑤を表している。

2．次の文の正しいものに〇印を、誤っているものに×印をつけなさい

（　　）①環境は人間に一方的にかかわり、生活に大きな影響を与える。
（　　）②人間は環境に影響されて生きているが、この環境を変えることは難しい。
（　　）③直接、人体に何らかの作用を及ぼす要因を直接環境という。
（　　）④人と環境は連続的・創造的に変化する。
（　　）⑤環境は人間を支配する。
（　　）⑥環境問題は人間の生存にかかわる重要問題であり、わが国独自の問題として考えなければならない。

3-02 人間を取り巻く環境

1．次の文章の空欄に適切な語句を入れなさい

❶自然や社会のように、常に変化している環境を①＿＿＿＿＿環境という。①環境は、人間が生活するのに最も身近な②＿＿＿＿＿環境でもある。人間と①環境は相互関係にあり、物質や③＿＿＿＿＿、④＿＿＿＿＿の交換・交代が行われている。

❷①環境は常に⑤＿＿＿＿＿しており、人体にとって⑥＿＿＿＿＿な因子、危険な因子も多く含まれている。健康に及ぼす要因とし⑦＿＿＿＿＿・化学・⑧＿＿＿＿＿学的要因や社会的文化的要因がある。人間はこれらのなかから必要なものを取り入れ、不必要なもの、危険なものを遠ざけて⑨＿＿＿＿＿を守っている。

❸①環境に対して生体内にある環境を⑩＿＿＿＿＿環境という。⑩環境という概念は、フランスの生理学者、ベルナールによって初めて提唱された。ベルナールは、生体を構成する細胞や器官は⑩環境の恒常性を維持するために働いていると説いている。⑩環境は体内の安定した状態をつくる環境である。⑩環境は①環境が変動しても常に一定の状態が維持されるように調節される。この働きを⑪＿＿＿＿＿（恒常性）という。

❹ナイチンゲールは、看護では「新鮮な空気、⑫＿＿＿＿＿、暖かさ、清潔さ、⑬＿＿＿＿＿を適切に保つ」ことが重要であるとし、病人を取り囲む環境的諸問題を解決し、病人が持てる力を十分に発揮できるような⑭＿＿＿＿＿の必要性を説いている。

2．次の文の正しいものに〇印を、誤っているものに×印をつけなさい

（　　）①自然環境とは内部環境の一部である。
（　　）②社会環境は外部環境の一部である。
（　　）③人間に最も身近な環境は外部環境である。
（　　）④人間には一人ひとり固有の環境がある。

3-03 環境要因

人間を取り巻く環境要因の具体例について、適切な語句を語句群から選択して記入しなさい

> **語句群**
> 《具体例》動植物、宗教、ガス、土、振動、食物、家庭、習慣、粉塵、職場、空気、農山漁村、細菌、光、教育、ウイルス、金属、風俗、交通運輸、通信、気温、蒸気、都市、音、学校、微生物、水

《環境要因》　　　《具体例》

① 物　理　的環境要因：＿＿＿＿＿＿＿＿＿＿＿＿＿＿＿＿＿＿＿＿

② 化　学　的環境要因：＿＿＿＿＿＿＿＿＿＿＿＿＿＿＿＿＿＿＿＿

③ 生物学　的環境要因：＿＿＿＿＿＿＿＿＿＿＿＿＿＿＿＿＿＿＿＿

④ 文　化　的環境要因：＿＿＿＿＿＿＿＿＿＿＿＿＿＿＿＿＿＿＿＿

⑤ 社　会　的環境要因：＿＿＿＿＿＿＿＿＿＿＿＿＿＿＿＿＿＿＿＿

2 環境とホメオスタシス

3-04 内部環境の恒常性

1．次の文章の空欄に適切な語句を入れなさい

❶アメリカ生理学者のキャノンは、外部環境が変化しても生体の内部環境は一定の状態に保たれ、恒常性が維持されることを①＿＿＿＿＿＿＿＿＿＿＿＿とよんだ。生体は常に、合成と②＿＿＿＿＿＿、摂取と③＿＿＿＿＿＿、刺激と④＿＿＿＿＿＿という生理現象により、恒常性を保っている。

❷内部環境とは、生体を構成する細胞一つひとつの環境を指す。人間の体重の60％は⑤＿＿＿＿である。その内訳は、40％が⑥＿＿＿＿＿＿＿＿で、20％が⑦＿＿＿＿＿＿＿＿である。

❸大脳半球の下に間脳があり、間脳の視床下部があらゆる感覚情報の中継基地で、生物が生きるために必要な⑧＿＿＿＿＿＿＿＿＿＿＿の維持をつかさどっている。

❹外的な影響や生体内の変化により、生体の恒常性を維持する⑨＿＿＿＿＿＿＿＿能力

が失われたとき、⑩_____が崩れ、病気や⑪_____に至る。生体の恒常性に不可逆的変化をもたらす危険のある、不安定な内的・外的環境状態を⑫_____という。

2．次の文の正しいものに○印を、誤っているものに×印をつけなさい
(　　) ①人間の内部環境は、生理的に恒常性機能が働いているため、安定している。
(　　) ②人間を取り巻く外部環境は常に変化するが、その変化に合わせて生体の内部環境も変化する。
(　　) ③ホメオスタシスは生理的機能が安定することであり、形態的・機能的な安定には関係しない。
(　　) ④体液のホメオスタシスの維持とは、細胞内液環境と細胞外液環境を至適に維持することである。
(　　) ⑤ホメオスタシスの維持によって、体液の浸透圧や体温・食欲・性欲・睡眠などが正常に機能している。

3　環境への適応

3-05　適応と不適応

1．次の文章の空欄に適切な語句を入れなさい

❶人間を取り巻く環境が常に変化するなかで、生体が環境に順応し、新しい環境刺激や環境条件のもとでも①_____状態を獲得した状態を、②_____という。人間が複雑な社会に順応し、心身ともに幸福に生き続けられるのは、個人が内面的生活を保持しながら③_____なあらゆる環境に②しているからである。

❷適応が意識的・合理的であるのに対し、無意識的に適応することを④_____という。

❸⑤_____とは、適応がうまくいかず⑥_____にとって好ましくない状態になることである。あるストレスが加わったとき、正常な状態に立て直して恒常性を維持しようとする力を、⑦_____という。

❹D. E. ジョンソンは、「看護は、疾病により新しい環境に⑧_____しなければならなくなった患者に、不快や⑨_____を感じさせず、患者自らの力で安定した⑩_____を生み出していけるように援助すること」といい、環境への適応の大切さを述べている。

❺適応には⑪_____的適応と⑫_____的適応の2つの側面がある。人があるストレスに直面したとき、恒常性反応を示して順応することを⑪的適応といい、適応行動によっ

て順応することを⑫____的適応という。また、外的適応は外面的行動として表れ、内的適応は⑬_____や葛藤、思考、感情の偏りとして表れる。

❻他人との間に常によい関係性をつくっていけるのが⑭_____的適応で、常に協力的立場に満足し、受動的に周囲と調和していく関係が⑮_____的適応である。

❼人間は、自然環境にいかに適応して生きるかを模索してきたが、今日ではよりよい環境を作り出すという活動により、⑯_____的環境が加わるようになった。

2．次の文の正しいものに○印を、誤っているものに×印をつけなさい

（　）①人間を取り巻く外部環境の変化と、人間の内部環境の変動は相反するものである。
（　）②環境に順応するように努力することで人間の健康は維持できる。
（　）③健康観の基本的な考え方は、自然への適応を求めたものから始まった。
（　）④人間は同じ環境状況に置かれても同じ反応を示すとはかぎらない。
（　）⑤適応障害とは、健康が障害された状態である。

3-06 健康的な環境づくり

次の文章の空欄に適切な語句を、語句群から選択して入れなさい

語句群：ニード、環境因子、指導、サービス

患者に対する健康的な環境づくりについて、以下のことが求められる。

・社会環境を考慮した①_____を提供する。
・均一なヘルスサービスでなく、多様な②_____に応えるサービスを提供する。
・環境が原因で起こる不慮の③_____防止のため、患者の状況観察と適切な指導を行う。
・患者の健康問題に結びつく④_____因子を見極め、健全な環境に対する配慮を怠らない。

4 防衛規制、コーピング

3-07 防衛機制、コーピング

1．次の文章の空欄に適切な語句を入れなさい

❶ 人間は生活環境から受ける様々な①_____や変化に対して、これらを②_____的、心理的、社会的に統合して③_____している。

❷ コーピングとは、心理的な④_____や脅威的な状況に対面したときに、さまざまな⑤_____行動をとり、このような状況を克服しようとする、個人の速やかな⑥_____や努力である。

❸ 防衛規制とは、自己を脅かすものから自分自身を⑦_____ために働く⑧_____的なメカニズムである。防衛機制は⑨_____の1つである。

❹ 人間の防衛機制として逃避、⑩_____、抑圧、反動形成、⑪_____などがある。⑩とは、阻止された欲求を、幼い行動をとることによって⑫_____することである。抑圧とは、危険をまねくおそれのある⑬_____を無意識のうちに抑え込み、⑭_____に現れないようにする機制である。

❺ ストレスとは⑮_____の刺激によって引き起こされる、人間の心身の⑯_____の反応状態といえる。ストレスに関連した生体反応として⑰_____、胃・十二指腸潰瘍、胸痛、⑱_____、⑲_____などがあげられる。

❻ コーピング行動とは、⑳_____による防衛的な機制とは異なり㉑_____に基づく、意識的かつ目的的な㉒_____行動である。コーピング行動の効果は、脅威的状況の原因となっている㉓_____を緩和、または㉔_____することであり、生じている問題の解決をめざす。

2．次の文の正しいものに○印を、誤っているものに×印をつけなさい

（　）① ストレッサーに対するコーピングは、個人の価値観や経験によって大きく異なる。

（　）② 人間の適応機制行動には、防衛・逃避・攻撃機制がある。

（　）③ 防衛機制によって表現されるものは他者から見ると不自然な反応にみえる。

（　）④ コーピング行動とは、欲求不満や葛藤がある場合に、ほかのことに置き換えて満足することである。

（　）⑤ 対処機制は、現実的な処理ができずに問題を解決することができないため、欲求不満や葛藤を生じることが多い。

3-08 コーピング機能

ラザルスが示した2つのコーピング機能について、次の文章の空欄に適切な語句を入れなさい

❶① _____ 中心型コーピング

　直面している問題（ストレス）に対して積極的に行動化しないが、感情を調節する行動である。感情的な苦痛に対して人に同情を求めたり、飲む、食べる、運動するなどで気分転換をはかったりする。

❷② _____ 中心型コーピング

　直面している問題（ストレス）に対して現実的に解決しようとする行動である。抱えている問題（たとえば病気や苦痛）に対してあるがままを受け入れ、問題の原因を探求し、解決策を考えて冷静に問題の解決をはかろうとする行動である。

実践問題　❸看護と環境

3-01 次の組み合わせについて誤っているのはどれか
1. ベルナール―――――――――内部環境の概念
2. キャノン――――――――――ホメオスタシスの概念
3. セリエ―――――――――――外部環境の概念
4. ホメオスタシスの変化―――バイオリズム、加齢、ストレスなど

[　　　　　]

3-02 健康と環境について誤っているのはどれか

a. 個人の健康と疾病は環境によって大きく影響され、この環境を作り替えることは難しい。
b. 人間は健康的な生活保持のため、周囲の環境に自分の心身を適応させなければならない。
c. 個人の身近な環境は家族であり、社会生活の基本をここで学び、保健衛生習慣も身につく。
d. 人間は新しい環境刺激に対して常にその平衡を再建し、恒常性を維持しようとしている。

1. a、b　　2. a、d　　3. b、c　　4. c、d

[　　　　　]

3-03 ホメオスタシスに関する事項について誤っているのはどれか
1. 人体の細胞からなる組織、器官、系統による生理機能の営みは、すべて恒常性によって調節されている。
2. 体内の恒常性が保たれなくなると、神経系と内分泌系の調節機能が働き、恒常性を維持しようと反応する。
3. 恒常性機能は人間に共通であり、環境の変化をしっかり認識し、意識したうえで起こる反応である。
4. 人間は自己の生体システムの内部環境を一定に保ちながら、外部環境に働き掛けてこれを変化させ、利用している。

[　　　　　]

3-04 ストレスに関する記述で誤っているのはどれか
1. 人間はストレスに出合ったとき、それをどう認知するかによって行動を変え、コーピングしている。
2. 人間はストレスに出合うと、意識的・無意識的に、その原因となる問題を見い出してストレスを軽減させている。
3. ストレスを放置しても死に至ることはないが、健康との関係は切り離せない。
4. 何気ない生活のなかにも、ストレスになる小さないらだちが山積しており、それらが健康障害に結びつくことがある。

[　　　　　]

4 看護の対象

目的・意義

看護の対象は、さまざまな健康レベルにあるすべての人間である。これらの人々に満足のいく看護を提供するためには、対象を知り、その特徴を理解しなければならない。看護の対象となる人間は、自由意志をもち、自己実現をめざす主体的な存在である。また、胎生期から老年期まで成長、発達を続けている。対象に適切な看護を提供するため、各発達段階の特徴を理解するとともに、それぞれの段階に共通する点、また対象が個別的にもっている特徴を知る必要がある。対象の基本的ニード、自由意志、どのような自己実現をめざしているか——などを把握することで、個々に合わせた適切な看護を提供することができる。

Key Word

- 生活体
- 共通性と個別性
- 生物的欲求
- 精神活動
- マズローの基本的欲求
- 生理的欲求
- 安全・保障の欲求
- 愛情・帰属の欲求
- 自尊の欲求
- 自己実現の欲求
- 発達段階
- エリクソン
- ハヴィガースト
- レビィンソン
- フロイト
- 空の巣症候群
- キッチン・ドリンカー
- ソーシャル・サポート
- インフォームド・コンセント
- 心気傾向
- 自己中心的
- 攻撃性・猜疑心
- 被暗示性
- 依存性
- 医師への忠実性
- 劣等感
- 乳児期の特徴
- 幼児期の特徴
- 思春期の特徴
- 青年期の特徴
- 成人期の特徴
- 老年期の特徴

1 人間の理解

4-01 看護の対象となる人

1．次の文章の空欄に適切な語句を入れなさい

❶看護の対象である人間は、生物的、① ＿＿＿＿＿ 的、社会的存在であり、その統一体（統合体）として存在している。つまり、生命を維持するために呼吸、② ＿＿＿＿＿ 、運動、③ ＿＿＿＿＿ 、栄養摂取——などを行い、生物的欲求を満たしている。また、④ ＿＿＿＿＿ 活動によって心理・社会的役割を果たし、生物的・心理的・社会的に統合された⑤ ＿＿＿＿＿ として存在している。看護は、このような⑤としての人間に注目し、そのすべての機能・役割を尊重する。

❷看護の対象は健康・⑥_____を問わず、さまざまな健康レベルにあるすべての人々である。対象は家庭や⑦_____、職場にいる健康な人々、家庭や⑧_____で療養している人々などである。

❸A.H.マズローは、すべての人間に共通する⑨_____を5段階に分類し、上位の欲求が満たされるためには、下位の欲求が満たされなければならないとした。欲求の階層の第一段階は⑩_____欲求、第二段階は⑪_____の欲求、第三段階は愛を求め、どこかに所属していたいという⑫_____の欲求、第四段階は認められたいという⑬_____の欲求であり、最上位の欲求として⑭_____をあげている。

2．次の文の正しいものに○印を、誤っているものに×印をつけなさい

(　　) ①看護の対象は、病人、高齢者、小児で健康問題を解決できない人である。
(　　) ②健康へのニードが顕在化してはじめて看護の対象になる。
(　　) ③看護が対象を理解するときは、心理・社会的存在としてとらえるよりも、生物学的存在であることを優先して考える。
(　　) ④看護の対象は家庭生活を営み、職業生活や学校生活を営んでいる人たちである。
(　　) ⑤人間はみな同じ欲求をもち、その欲求を満たすために同じように行動する。
(　　) ⑥A.H.マズローは人間の基本的欲求の最上位を、自尊の欲求とする。
(　　) ⑦人間には共通の基本的欲求や行動の様式がある一方、個々の健康状態、医療や看護に対する考え方、受け取り方は人によって異なる。
(　　) ⑧人間は、思考や感情の変化などの心の活動を含め、絶えず行動している。この行動を推し進めているのが欲求である。

4-02 人間の発達

1．次の文章の空欄に適切な語句を入れなさい

❶人間は①_____・発達を繰り返し、そのなかで共通性、②_____性をもって生活している。人間は身体のみならず心理的（感じ方）にも、③_____にも全く異なる存在である。その個別性に影響を与えるものとして、④_____、社会・文化、地域性、職業、⑤_____、家族、出生順位などがあげられる。

❷人間の発達は、急激な発達時期と緩慢な発達時期があり、速度は一定でない。スキャモンの形態的発達によると、骨・筋・内臓系など一般系の発育は⑥_____期が目覚ましく、学童期は安定し、⑦_____期になって急激に上昇する。また、神経系は⑧_____期に加速的に発達し、生殖系は⑨_____期に急激な増加を示す。リンパ系は⑩_____歳前後で成人の倍近くに発達し、その後、減少する。

2．次の文の正しいものに○印を、誤っているものに×印をつけなさい

(　　) ①人間の成長は、臓器・組織別に一定の速度で発達する。
(　　) ②個人の健康問題に関与する場合、その人の家族背景を無視することはできない。
(　　) ③人間の成長発達の個別性は、遺伝子、自然、文化・社会的な環境の影響を受け、形成される。
(　　) ④人間の成長・成熟後の衰退過程で起こる生理的変化を自然現象という。
(　　) ⑤個人の健康レベルを評価する際、成長発達段階による区分や、同年代の人と比較検討するのではなく、個人として身体的・精神的に問題がないかをみる。
(　　) ⑥成長発達段階の各年齢層には一定の発達水準があり、その時期に特定の発達課題があり、また危機も内包している。

4-03 人間の共通性と個別性

次の文章の空欄に適切な語句を、語句群から選択して入れなさい

語句群：欲求、経過、成長、直立、行動、身体、発病、社会

❶人間の共通性
・① ＿＿＿＿＿ に長い年月を要する。
・精神活動をしている。
・② ＿＿＿＿＿ 姿勢をとり、手を使う。
・食物として動物・植物の両方を食べている。
・種々の③ ＿＿＿＿＿ をもっている。

❷人間の個別性
・人間は④ ＿＿＿＿＿ 的、心理的、⑤ ＿＿＿＿＿ 的に全く異なる独自の存在である。
・同じ外因によっても同じように⑥ ＿＿＿＿＿ しない。
・ある病気にかかっても同じ症状・⑦ ＿＿＿＿＿ をたどらない。
・特定の状況に置かれたとき、個々人は異なった⑧ ＿＿＿＿＿ をとる。

2 ライフステージの特徴と看護

4-04 発達理論

1．次の文章の空欄に適切な語句を入れなさい

❶人間は生まれてから年齢を重ねて壮年となり、やがて①＿＿＿＿＿になって一生を終える。その各期に、共通した身体的、心理的、②＿＿＿＿＿的特徴を示す。

❷正常な成長と発達は、人間の健康を考えるうえで重要である。人間の発達・成長に関する理論に、8つの発達段階を示した③＿＿＿＿＿の発達理論がある。また、D. レビンソンの発達理論は、生活構造の変化に焦点を当て、④＿＿＿＿＿期から⑤＿＿＿＿＿期の発達段階に有効な理論である。⑥＿＿＿＿＿の理論は、発達課題の観点から人間を捉えている。⑦＿＿＿＿＿は乳幼児期の性の発達を口唇期、肛門期、男根期、潜在期、性器期に分けて表し、⑧＿＿＿＿＿とともに性が始まることを明らかにした。

2．次の文の正しいものに○印を、誤っているものに×印をつけなさい

（　）①人間のライフサイクルとは、人間が生まれてから死ぬまでの生活周期のことである。

（　）②看護を実践する場合、ライフサイクルのどの時期にいる人であるのかを理解することが大切である。

（　）③フロイトは、思春期の性発達は口唇期、肛門期、男根期、潜在期、性器期に分けられるとした。

4-05 ライフステージの特徴

1．次の文章の空欄に適切な語句を入れなさい

❶幼児期は①＿＿＿＿＿への依存から抜け出して他人の行動を②＿＿＿＿＿したり、③＿＿＿＿＿主張の傾向が現れる時期である。

❷学童期は交友関係を経験して④＿＿＿＿＿意識が形成され、次第に⑤＿＿＿＿＿性を身につけていく時期である。

❸思春期は、少年から⑥＿＿＿＿＿に移行する生理的・⑦＿＿＿＿＿的変化の大きい時期である。自己の⑧＿＿＿＿＿意識に目覚め、勤勉性と⑨＿＿＿＿＿に揺れ動きながら⑩＿＿＿＿＿をつける時期である。

❹青年期は、知的発達において抽象的思考・⑪＿＿＿＿＿的思考能力が高まる時期である。⑫＿＿＿＿＿を課題とし、⑬＿＿＿＿＿などを通じて理想と現実を統合していく時期でもある。

❺⑭＿＿＿＿＿期は、人間のライフサイクルのなかで、身体的にも社会的にも責任をもつ、

最も⑮_____した時期である。

❻⑯_____期の女性は、内分泌系や自律神経系の⑰_____障害によってさまざまな⑱_____を訴え、精神状態も不安定で⑲_____的になることがある。

❼老年期は⑳_____的老化現象が現れ、それは㉑_____的側面にも大きな影響を与える。また、人生経験を結晶・㉒_____させ、人生の最高の英知をもって人生の完成をめざす時期でもある。

2．次の文の正しいものに○印を、誤っているものに×印をつけなさい

（　）①幼児期は絶えず成長発達を続けているので、疾病の進み方が早い。
（　）②学童期は性的成熟がみられ、精神的には自我に目覚めて批判や対立の意識が強まる。
（　）③老年期はうつ状態になり、空の巣症候群やキッチン・ドリンカーなどの行動がみられる。
（　）④青年期は心身ともに成熟し、社会的な責任を負う時期である。内面的な挫折に陥ることが少なく、自信のもてる時期である。
（　）⑤青年期の重要な発達課題である「アイデンティティの確立」は、エリクソンの提唱するものである。
（　）⑥成人期は、年齢とともに体力は低下するが、情緒的に安定してくる時期である。
（　）⑦老年期は、疾病が身体的・精神的衰退を早める時期であり、疾病による日常生活行動の規制があっても、すぐに順応できる。

4-06 エリクソンの発達課題

エリクソンのライフサイクル説について、表の空欄を埋めなさい

段階	時期	発達課題
第1段階	乳児期	① _____ の獲得
第2段階	幼児期前期	② _____ の獲得
第3段階	幼児期後期	③ _____ の獲得
第4段階	学童期	④ _____ の獲得
第5段階	青年期（思春期）	⑤ _____ の獲得
第6段階	成人期	⑥ _____ の獲得
第7段階	壮年期	⑦ _____ の獲得
第8段階	老年期	⑧ _____ の獲得

3 患者・家族と看護

4-07 患者と家族

1．次の文章の空欄に適切な語句を入れ、{ }内の適切な語句を選択しなさい

❶人々の健康問題を考えるとき、最も影響を及ぼしているのは、個人の属する
① { 家族　職場 }、② { 家庭　学校 } である。

❷家族には、自分が生まれ育った③ { 定位　生殖 } 家族と、結婚してつくる
④ { 定位　生殖 } 家族がある。

❸個々の生活態度、行動は、ほかの⑤＿＿＿＿＿＿に影響される。生活している家族を無視して人の考え方や行動を理解することはできない。

❹家族は個人の身体的・⑥＿＿＿＿＿＿状態、社会的状態をつくり、
⑦ { 保健医療　学習 } に対する教育をすると同時に、⑧ { 健康　経済 } を管理し、家族の疾病時には⑨＿＿＿＿＿する。

❺患者にとって家族は⑩ { 精神的　社会的 } よりどころであり、家族との
⑪ { 生活　社会 } 体験の共有者である。

2．次の文の正しいものに○印を、誤っているものに×印をつけなさい

（　）①家族の健康問題は、患者を含む家族全員の問題である。
（　）②家族の一員が健康障害に陥った場合、家族の絆は強くなる。
（　）③看護は患者だけでなく、患者を取り巻く家族全体を対象とする。
（　）④病気が患者にもたらす意味は、患者の人格、生活歴、過去の体験に加え、学校や職場など所属する集団の文化に規定される。
（　）⑤長期入院患者の場合、家族は面会を控えるようにしなければならない。

4-08 患者・家族への看護

1．次の文章の空欄に適切な語句を入れ、{ }内の適切な語句を選択しなさい

❶家族の一員に①＿＿＿＿問題が発生すると、家族のもっているさまざまな機能や
②＿＿＿＿に障害、喪失をきたし、ひいては③＿＿＿＿＿＿＿の原因にもなる。

❷④ { 医師　看護師 } は患者と⑤ { 家族　友人 } が接する機会を多くもつように努める。また、家族から⑥ { 患者　職場 } の情報を得るとともに、
⑦ { 友人　家族 } の指導を行う。

❸患者を抱えた家族の精神的・⑧＿＿＿＿＿＿負担は大きく、精神的支持や
⑨＿＿＿＿＿＿活用のための助言が必要になる。社会資源活用の1つとして
⑩ { ソーシャル・サポート　インフォームド・コンセント } がある。これは、問題を抱えた人々に物やサービスを与える⑪ { 有形　無形 } の援助である。

❹在宅での保健医療が推進されるようになり、在宅療養者が多くなってきた。同居する家族と在宅療養者の意見が異なるときは、⑫_____の意見を優先する。また、地域社会においては健康診断や⑬_____などが実施されている。地域の保健医療では、健康の保持・増進、また病気や障害の⑭_____に向けた種々の⑮{ サポート　ボランティア }が展開され、人々が所属する学校や⑯_____においても健康診断や⑰_____などのヘルスサービスが実施されている。

2．次の文の正しいものに○印を、誤っているものに×印をつけなさい
（　）①個人に対する看護サービスと、その家族の健康問題とは別の問題である。
（　）②家族の心理的動揺は入院患者にも反映し、回復意欲を低下させる原因になる。
（　）③看護活動を実践するとき、個人の住んでいる地域社会のことまで理解する必要はない。
（　）④学校や職場などの集団の健康上の問題は、個人の健康問題として考えなければならない。
（　）⑤個人にとっての身近な環境は家族であり、健康上最も重要な影響力をもっている。

4-09 家族が抱える問題

次の文章の空欄に適切な語句を、語句群から選択して入れなさい

> 語句群：心理、悪化、役割、生活、身体、物理、知識

❶家族員の健康問題は、患者を含む家族全体の問題になる。
・家族が心配し、家族員の①_____意識が低下する。
・家族間の②_____、人間関係が変化する。
・家族の行動に変化が起こる。
❷疾病や看護についての③_____・技術が不充分である。
・知識がないため悲観的に考えたり、間違った解釈をする。
・患者を過保護にしたり、患者にしてはならないことをする。また、患者に不安を与える。
❸発病・入院による④_____的動揺がある。
❹家族の⑤_____的負担（役割の代行や看病、付き添いなど）、⑥_____的負担（経済的な負担など）がある。
❺家族内の人間関係が⑦_____したり、家族機能の障害をきたすことがある。

4 患者の心理的特徴

4-10 健康障害と患者の心理
次の文章の空欄に適切な語句を入れ、{ } 内の適切な語句を選択しなさい

❶人間は病気や① _____ を自分から切り離して② _____ なパーソナリティを維持していくことはできない。病気になって③ _____ になれば、その人の④ { 生活　家庭 } そのものが変化し、種々の感受性も変化する。

❷健康を障害された患者は、身体的⑤ _____ や不快、病気に対する⑥ _____ ・不安、社会的・⑦ _____ 困窮など、さまざまな状況に適応していかなければならない。

❸看護の実践において患者の心理的背景を理解するには、患者の年齢、経済・⑧ _____ 的・文化的要因などにも配慮する必要がある。

❹患者の心理状態を左右する要因には、⑨ _____ 、性格、疾病の⑩ _____ と経過、⑪ _____ との人間関係などがある。

4-11 疾病の経過と心理的特徴
1．次の文章の空欄に適切な語句を入れ、{ } 内の適切な語句を選択しなさい

❶疾病を自覚して健康から移行する時期は、病気に対する① _____ を抑えるために② { 積極的　消極的 } 行動に出たり、不平を言ったり、③ { 読書　病気 } に逃避したり、個人によってさまざまな反応を示す。

❷病気を認識した患者の頭は疾病のことでいっぱいになり、④ _____ のことまで配慮できず、⑤ _____ 中心的な考えや⑥ _____ が多くなる。

❸健康な人は攻撃的行動を抑制して生活している。健康が障害されて患者になると、抑制心が⑦ { 弱まり　強まり }、疾病に対する不安などが加わって⑧ _____ 的態度を示すようになる。

❹疾病にかかると、患者の注意は身体の悪い部分に集中し、関係のない⑨ _____ を自覚したり発症したりする⑩ _____ に陥る。

❺回復期にある患者は、身体的健康と⑪ { 経済的　社会的 } 適応のための精神的健康が平衡しない心理的傾向がある。

2．次の文の正しいものに○印を、誤っているものに×印をつけなさい

（　　）①患者が病気を認識すると、身体面に関心が集中し、自己中心的傾向が現れる。

（　　）②心気傾向の強い患者は被暗示性の強い人に多く、医療従事者の説明で簡単にその傾向が治る。

（　　）③攻撃的な患者は自己中心的な人に多いので、看護者は毅然とし、強い態度で指導するとよい。

（　）④患者の攻撃的行動は、病院生活に慣れないことに合わせて医療従事者の態度からくるものである。

（　）⑤患者になると他人との接触が煩わしくなり、他者からあまり注意を向けてほしいと思わなくなる。

（　）⑥医療従事者の態度や言動が患者に猜疑心を抱かせることもある。

（　）⑦病気にかかると疾患をもつ患者の気持ちが理解できるようになり、他人を思いやるなど、自己中心的でなくなる。

（　）⑧病気や治療に対する不安が増して自制心が低下し、ほかの人を責めるような状態を自己中心的という。

（　）⑨患者が疾病を気にして落ち込んでいる場合は、気にしないで生活するよう指導する。

（　）⑩回復期の患者が健康時のような精神状態になるには、疾病の治癒よりも時間がかかる。

4-12 患者の心理的特徴

次の文章の空欄に適切な語句を、語句群から選択して入れなさい

語句群：協調、自己中心、劣等、反抗、自立、依存、優越、忠実、心気、攻撃、被暗示

❶① _____ 傾向：患者の注意が身体の具合の悪いところに集中する。全身の健康状態が気になり、直接関係ない症状が出たりする。また、生理的変化も病的だと感じ、ひどくなるとノイローゼ傾向を呈する。神経質な患者に多い。

❷② _____ 的：自己の欲求を主張してわがままになり、同情されないと恨みに思う。また、ほかの患者と比べて待遇が悪いと恨む。幼少期に甘やかされて育った患者に多い。

❸③ _____ 性：病気によって自分のとる行動への責任が軽減されると感じ、自分でできることも人の手を借りるようになる。自主的に行動できるようになっても、身体的・精神的依存性から脱却できない。自信のもてない患者に多い。

❹医師への④ _____ 性（小児様信頼心）：医師を盲目的に信頼し、信頼するあまり他の医療従事者の言うことを聞かなくなる。治療の変化に不適応を起こす。

❺⑤ _____ 性と猜疑心：暗示にかかりやすくなり、医師や看護師の言動から何かを得ようと探りを入れる。常に悪い方向に考え、必要以上に不安になる。

❻⑥ _____ 性：抑制力が弱くなり、欲求不満や不安、憂うつに対する防衛反応として反抗する。些細なことに不満を示し、暴言を吐いたり、攻撃的態度を示す。

❼⑦ _____ 感：健康者に対して抱く感情。病気を誇張して合理化したり、防衛的になる。

実践問題　❹看護の対象

4-01 看護の対象について誤っているのはどれか
1. 人間の欲求と行動は、皆同じであることを理解しなければならない。
2. 看護の対象は、あらゆる健康レベルにある個人または集団である。
3. 人間の集団としての家族や地域社会とのかかわりから対象を理解する。
4. 対象の欲求や行動が、健康障害時にどのように変化するかを知らなければならない。

[　　　　]

4-02 ライフステージの各期の特徴についてa、bともに正しいのはどれか
1. 小児期の特徴：a．乳児期の発達には個人差はあまりみられない。
                b．幼児期は交友関係を経験し、集団のなかで社会性を獲得していく。
2. 青年期の特徴：a．女子では第二次性徴が現れ始める。
                b．男子では体重の年間増加量が最大になる。
3. 成人期の特徴：a．一生のなかで心身両面において成熟し、最盛期を迎える。
                b．自己の欲求を抑えなければならない時期である。
4. 老年期の特徴：a．加齢の状態は皆一律にやってくる。
                b．心気傾向を示すようになる。

[　　　　]

4-03 患者の理解について正しい組み合わせはどれか

a．患者の行動を理解する手がかりとして、欲求理論を知ることも大切である。
b．個人の状況を知る手がかりとして平均値が利用される。
c．看護をするうえで重要なのは、個人を尊重するかどうかではなく、正しい技術の提供である。
d．患者を理解するために、まず面接をして訴えを聞くことから始める。

1. a、b　　2. a、d　　3. b、d　　4. c、d

[　　　　]

4-04 患者の心理について誤っているのはどれか
1. 病気による不安・苦痛によって自制心が弱まり、攻撃的な行動に走りやすい。
2. 病気を知ったときは身体に対する関心が高まり、心気傾向が強まる。
3. 患者の苦痛の表現には個人差があるので、傾聴することが大切である。
4. 患者が疾病を気にして落ち込んでいる場合は、気にしないで生活するよう指導する。

[　　　　]

4-05 疾病の経過と家族のかかわりの組み合わせで適切なのはどれか
1. 急性期————患者の機能回復に積極的にかかわる。
2. 回復期————病院の雰囲気に圧倒されて家族は緊張している。
3. 慢性期————要求の多い患者の存在が負担になる。
4. 終末期————家族の介護より、医師や看護師のかかわりが重要になる。

[　　　　]

4-06 最優先で対応する患者の欲求はどれか ▶第93回
1．帰属への欲求
2．自己実現の欲求
3．生理的な欲求
4．承認の欲求

[　　　]

4-07 社会的欲求はどれか ▶第101回
1．帰属の欲求
2．安全の欲求
3．睡眠の欲求
4．食の欲求

[　　　]

4-08 看護における人間のとらえ方で適切でないのはどれか ▶第96回
1．環境と相互作用する。
2．共通性と個別性をもつ。
3．身体と精神は互いに影響しあう。
4．生涯同じ速さで成長・発達する。

[　　　]

4-09 ノンコンプライアンス状態の患者への対応で適切なのはどれか ▶第93回
1．看護師が目標を設定して患者に示す。
2．疾病や治療以外の話題を避ける。
3．患者自身の責任を強調する。
4．病気についての受け止め方を知る。

[　　　]

4-10 患者を支えるための望ましい家族関係はどれか ▶第94回
1．従属
2．協力
3．依存
4．干渉

[　　　]

4-11 患者の権利主張を支援・代弁していくのはどれか ▶第99回
1．アドボカシー
2．リビングウィル
3．パターナリズム
4．コンプライアンス

[　　　]

4-12 インフォームド・コンセントの説明で正しいのはどれか ▶第100回
1．病歴を個室で聴取すること
2．処置の優先順位を判断すること
3．説明したうえで同意を得ること
4．障害者と健常者を区別しないこと

[　　　]

5 看護の実践

目的・意義

　専門職としての看護実践は、科学に裏付けられたものでなければならない。そのため、看護の理論が開発され、それを視点として看護過程が展開される。看護過程は、看護を行う方向性を理論的に示すものであり、看護過程によって科学的に裏付けのある看護が実践される。この看護実践とは、対象の健康維持・増進、健康回復に向けて、対象のニードを理解し、患者をより安全・安楽にする技術を提供することである。看護の実践に当たっては、人間の命の大切さを認識し、倫理観に支えられた看護活動を展開することが重要になる。

Key Word

- F.ナイチンゲール『看護覚え書』：自然治癒力、環境論
- V.ヘンダーソン『看護の基本となるもの』：14の基本的看護の構成要素
- E.ウィーデンバック『臨床看護の本質』：相互作用モデル
- F.G.アブデラ『患者中心の看護』：21の看護問題
- I.J.オーランド『看護の探究』：相互作用モデル、力動的看護師患者関係
- H.E.ペプロウ『人間関係の看護論』：発達モデル、人間関係の過程
- D.E.オレム『オレム看護論』：セルフケア理論
- D.E.ジョンソン『看護の科学の特性』：行動システムモデル
- S.C.ロイ『ロイ看護論』：適応モデル（生理的作用、自己概念、役割機能、相互依存）
- J.トラベルビー『人間対人間の看護』：相互作用理論
- B.ニューマン『ベティ・ニューマン看護論』：ヘルスケア・システムモデル
- M.ロジャース『ロジャース看護論』：生活過程モデル、ホメオダイナミクス
- R.R.パースイ『パースイ看護理論』：現象学的接近
- J.ワトソン『ワトソン看護論』：現象学的・実存的接近、ケアリング
- I.M.キング『看護の理論化』：目標達成理論、力動的相互システム
- アセスメント
- 看護診断
- 計画立案
- 看護実践
- 評価
- 保健師の業務
- 助産師の業務
- 看護師の業務
- 『看護師の倫理綱領』
- ナイチンゲール誓詞
- 自己決定権
- プライバシーの権利
- インフォームド・コンセント
- リビングウィル

1　看護理論

5-01　看護理論の変遷

次の文の空欄に適切な語句を入れ、{　}内の語句を選択しなさい

❶看護理論とは①_____という事象について、とくに重要で必要な因子（要因）を抽出し、②_____の特徴になる部分を記述して説明するものである。看護の理論化は、③{　第一次世界大戦　　第二次世界大戦　}後に看護サービスや看護教育のあり方について全米規模で行われた調査報告である④{　ブラウン・レポート

ゴールドマーク・レポート ｝における、⑤｛ 『これからの看護』　『すべての人々への保健サービスの提供』 ｝提起がきっかけになった。

❷⑥｛ F.ナイチンゲール　V.ヘンダーソン ｝は、『看護覚え書』（1860年）によって、世界で初めて看護理論を提唱した人物と評価されている。その100年後の1960年に、⑦｛ H.E.ペプロウ　V.ヘンダーソン ｝は、⑧｛ 『看護の基本となるもの』　『看護における人間関係』 ｝を著し、世界の看護師に確固たる方向を与えた。

5-02 近代の主な看護理論家と看護概念

1．次の文の空欄に適切な語句を入れ、｛　｝内の語句を選択しなさい

❶F.G.アブデラは①｛ 『看護ケアの意義』　『患者中心の看護』 ｝を著し、②｛ 21の看護問題の類型　行動システム ｝を提示した。

❷E.ウィーデンバックは③｛ 『臨床看護の本質』　『看護の哲学』 ｝を著し、患者援助へのニードを明確化することの必要性を説いた。E.ウィーデンバックの理論は、④｛ I.J.オーランド　F.G.アブデラ ｝や⑤｛ H.E.ペプロウ　I.M.キング ｝など、初期の研究者に影響を与えた。

❸D.E.オレムの理論は、人間は自分で自分の世話ができるという⑥＿＿＿＿＿＿理論のもと、自分のことができなくなったときに援助するのが看護であるとした。セルフケアの3つの要件は、⑦＿＿＿＿＿セルフケア要件、⑧＿＿＿＿＿セルフケア要件、⑨＿＿＿＿＿に対するセルフケア要件である。これにより、看護がいつ患者に手を差し伸べればよいかを明らかにした。

❹I.M.キングは、看護とは看護師と患者の⑩｛ 家族関係的　人間関係的 ｝プロセスであるとした。このプロセスを通して相手を知覚し、⑪＿＿＿＿＿を達成することで、健康維持を助けるのが看護であるとする目標達成理論を発表した。

❺J.トラベルビーは、看護の目的は人間対⑫｛ 人間　看護師 ｝の関係をとおして達成されるとする対人関係プロセスを提唱した。

❻M.E.ロジャーズは⑬｛ 生活過程　対人過程 ｝モデルを提唱し、そのなかで「人間は、⑭｛ 家族　環境 ｝と相互行為を営む⑮｛ 開放　閉鎖 ｝システムである」と説明した。

2．次の文の正しいものに○印を、誤っているものに×印をつけなさい

（　）①臨床看護から家庭や保健機関への広がりをもたせ、健康者の看護まで包括する方向性を示したのはブラウン・レポートである。

（　）②D.E.ジョンソンは『看護ケアの意義』を著し、看護師は行動システムの平衡維持・回復のために看護行為を実施すべきであるとした。

（　）③患者と看護師の相互関係におけるダイナミックな人間関係面から看護を提唱したのは、I.J.オーランドである。

(　　）④S.C.ロイは、適応モデルの枠組みを中心に据え、適応様式には①生理的作用、②自己概念、③役割機能、④目標達成、の4つのニードがあるとした。

(　　）⑤J.トラベルビーは『人間関係の看護論』を著し、患者―看護師関係の発展過程は、①方向づけ、②同一化、③開拓利用、④問題解決の過程を踏むとした。

(　　）⑥I.J.オーランドは『看護の探求』のなかで、「看護とは患者のニードを満たすために必要なあらゆる援助を提供することである」と提唱している。

(　　）⑦B.ニューマンは人間の全人的モデルを開発し、個人とストレスとの関係を示した。

(　　）⑧R.R.パースイはケアリングを看護の基礎とし、ケアリング反応は人間のあるがままを受け入れ、その人の可能性を探る反応だとした。

(　　）⑨M.E.ロジャーズは、人間を環境に統合された統一的存在であるとみて、人間は環境と相互作用をもつ開放系であるとした。

(　　）⑩R.R.パースイは、M.E.ロジャーズのホメオダイナミクスの原理（①統合性、②共鳴性、③らせん性）を用いて自分の理論を発展させた。

5-03 看護理論の必要性

次の文章の空欄に適切な語句を、語句群から選択して入れなさい

> **語句群**：人間、理論、目標、科学、看護研究、看護活動、行為、本質、自然

　看護職が専門職として看護を実践していくためには、①＿＿＿＿＿的知識に基づいた看護技術が必要である。その技術を獲得するために、看護を②＿＿＿＿＿的・合理的な実践とみなし、③＿＿＿＿＿科学や社会科学の知識を土台として理論化をはかったのが看護理論である。看護理論を用いると、次のことが実現される。

❶看護に関する④＿＿＿＿＿や要素を明確に説明できる。
❷看護を説明することにより、他の物事との比較検討ができる。
❸看護実践の構造や機能が明確にされているので、それをもとに検討でき、改善・修正ができる。
❹看護実践の方向性や視点が示されているので、それに基づいて看護が実践できる。

　看護理論は⑤＿＿＿＿＿を理解し、⑥＿＿＿＿＿＿＿を説明する手段であり、専門職としての看護実践の基盤になる。看護理論は⑦＿＿＿＿＿＿＿と看護実践が結びついた結果、得られたものであり、理論を用いることで看護実践の向上に役立つ。

　また、看護の⑧＿＿＿＿＿を達成するために看護師の行う⑨＿＿＿＿＿を導くもので、細部にわたって看護の方向性を実践的に示している。このような理論の開発は、看護学の成立には欠かせないものであり、看護学に貢献するものである。

2 看護過程

5-04 看護過程とは何か
次の文の空欄に適切な語句を入れなさい

　看護過程とは、看護の対象の①＿＿＿＿＿問題は何かを②＿＿＿＿＿の立場から判別する思考プロセスである。対象の①問題を解決するために、③＿＿＿＿＿を立てて実践し、その結果を④＿＿＿＿＿する知的活動の過程である。

　看護過程は、1.アセスメント、2.看護計画の⑤＿＿＿＿＿、3.看護の⑥＿＿＿＿＿、4.看護の評価の4段階のプロセスを踏む。看護過程を5段階で考えるときは、1.アセスメントの次に「看護問題の⑦＿＿＿＿＿（看護診断）」が入る。看護過程の各要素は、相互に関連しながら⑧＿＿＿＿＿している。

5-05 看護過程の5つのプロセス
次の文の空欄に適切な語句を入れなさい

❶「アセスメント」とは、対象が示す看護上の問題、あるいは起こる可能性のある問題を把握するため、①＿＿＿＿＿を収集し、分析・②＿＿＿＿＿する過程である。アセスメントを支える技術として、③＿＿＿＿＿技術、面接技術、④＿＿＿＿＿診査の技術などが必要になる。

❷「看護問題の明確化」の過程では、実際にある問題と、起こる⑤＿＿＿＿＿性のある問題を明らかにする。看護診断とは、対象の⑥＿＿＿＿＿問題をどう捉え、どのように援助を行うかについての看護の⑦＿＿＿＿＿である。

❸「看護計画の立案」は、対象の⑧＿＿＿＿＿上の問題が⑨＿＿＿＿＿によってどのように改善されるかを明確に表すものである。看護計画の立案のなかには、看護⑩＿＿＿＿＿の設定、⑪＿＿＿＿＿順位の決定、解決策が含まれる。

❹「看護の実践」の過程では、計画した⑫＿＿＿＿＿（具体策）に沿って看護を実践する。

❺「評価」の過程では看護過程の全体について、実施方法、目標の⑬＿＿＿＿＿、⑭＿＿＿＿＿の明確化、情報の⑮＿＿＿＿＿、情報収集、⑯＿＿＿＿＿の程度はどうだったかを評価し、その結果をもとに計画の⑰＿＿＿＿＿を行う。評価に当たっては客観性、⑱＿＿＿＿＿性、妥当性を判断する。

5-06 看護過程の展開

次の文の正しいものに○印を、誤っているものに×印をつけなさい

（　　　）①看護のアセスメントは、患者の健康問題による生活の変化を主とする。
（　　　）②入院時に立てた看護目標は一貫するもので、退院まで変更すべきではない。
（　　　）③情報収集において、客観的情報は主観的情報よりも優れている。
（　　　）④看護目標は、達成が不可能でも理想的な目標を立てなければならない。
（　　　）⑤看護計画は、医師の診断結果が出て診断名が明確になってから立案する。
（　　　）⑥具体策は現実的で実践可能なものを、患者個々の状態を考慮して立てていくことが大切である。
（　　　）⑦看護計画は情報の増加や患者の状態の変化に応じて修正しなければならない。
（　　　）⑧患者のもっている問題は、家族や医師との人間関係のなかからも見つけることができる。
（　　　）⑨看護実践では患者の了解を取り、計画したとおりに実行することを優先させる。
（　　　）⑩評価の過程では、目標達成の程度、その要因を明らかにする。

5-07 看護過程の意義

看護過程を用いることによって看護はどのように変わるのか、次の文章の空欄に適切な語句を、語句群から選択して入れなさい

> 語句群：一貫、科学的、系統的、ケア、経済性、経験的、順序性、心理的、社会性、専門職業人、知的、対象、同一性、方向性

❶看護を①＿＿＿＿＿、②＿＿＿＿＿に実践することができる。
❷看護ケアの③＿＿＿＿＿、④＿＿＿＿＿を理論的に示すことができる。
❸看護実践を知的な活動として、⑤＿＿＿＿＿にアプローチできる。
❹⑥＿＿＿＿＿の理解が深まる。
❺個別性を理解して⑦＿＿＿＿＿した看護ができる。
❻⑧＿＿＿＿＿の質的改善がはかられる。
❼⑨＿＿＿＿＿として成長できる機会になる。
❽無駄な労力を省き、看護の⑩＿＿＿＿＿を助ける。

3 看護活動

5-08 看護活動とは何か

1．次の文章の空欄に適切な語句を入れなさい

❶看護活動は①_____を達成するために行う活動である。看護の目標は、対象の②_____に合った看護を提供することにより、健康の③_____、④_____、回復、社会復帰を目指す。また、対象となる人々が自立して⑤_____できるよう、生活行動を整えるかかわりをする。

❷保健師助産師看護師法は、保健師の業務として⑥_____に従事することを、助産師の業務として⑦_____と妊婦・⑧_____・新生児に対する保健指導に従事することを定めている。看護師は傷病者、もしくはじょく婦に対する⑨_____または⑩_____を業とするものと規定している。

❸保健師助産師看護師法の看護師の業務規定から、看護活動は⑪_____行動への援助活動、⑫_____・治療に伴う援助活動、保健医療チームの活動への⑬_____と調整――に分けられる。

2．次の文の正しいものに○印を、誤っているものに×印をつけなさい

（　）①看護の最終目標は身体的・精神的自立である。
（　）②看護活動は人間の成長・発達を考えて実践する。
（　）③看護活動は人間の基本的欲求を充足する過程といえる。
（　）④基本的欲求は誰もが共通にもっているものであり、その欲求を満たすための援助も同じ方法で実践する。
（　）⑤疾病の回復に必要な身体的・心理的環境を保持するのも、看護活動の1つである。
（　）⑥患者のために出された医師の指示に対しては、疑問をもたないで実行する。

5-09 看護活動の内容

次の文章の空欄に適切な語句を入れなさい

❶日常生活行動への援助活動には、食事や排泄など対象者に代わって援助する①_____的援助活動、精神的に支える②_____的援助活動、知識や方法を教え、導く③_____的援助活動、対象の環境を整える環境の④_____活動がある。援助にあたっては個人の⑤_____を重んじ、生活環境や⑥_____を考慮して看護活動を実践する。

❷看護活動の1つとして集団教育を実施する場合、参加者の⑦＿＿＿＿＿感を取り除き、自由に話せたり⑧＿＿＿＿＿ができる環境を整える。また、参加者間で⑨＿＿＿＿＿がもてるような機会をつくる。

❸診断・治療に伴う援助活動を行う際は、患者が安全で⑩＿＿＿＿＿に診断・治療を受けられるように援助する。看護師も患者を⑪＿＿＿＿＿し、異常の早期発見に努めなければならない。また、医師に対しては診療活動がスムーズにいくように⑫＿＿＿＿＿する。医師の治療計画は⑬＿＿＿＿＿計画に盛り込んで援助する。

❹看護師は、患者の健康とその回復に有効な⑭＿＿＿＿＿を活用し、治療が受けられるよう支援する。同時に、それらに関係する保健・医療・福祉チームの医療活動を促進したり、⑮＿＿＿＿＿する役割がある。

5-10 患者への具体的な援助方法
次の文の正しいものに○印を、誤っているものに×印をつけなさい

（　　）①患者への援助の必要度は、医師の下した診断名によって判断しなければならない。

（　　）②患者への精神的援助の基本は、言語的・非言語的コミュニケーションである。

（　　）③教育的・指導的活動とは、対象の苦しみや悲しみ、落胆などを支えることである。

（　　）④患者の疼痛の表現には個人差が大きいので、看護に当たってはその個人の背景を考慮する必要がある。

5-11 看護活動
保健師助産師看護師法にあげられている、看護師の業務とされる看護活動について、次の文章の空欄に適切な語句を入れなさい

❶基本的生活行動への援助（①＿＿＿＿＿の世話）

人間本来の生命力、②＿＿＿＿＿力を助けて、人間らしい生活ができるように働きかける。具体的には、衣生活、身体の清潔、食事の世話、排泄の世話、睡眠・休養への援助、体位・運動への援助、環境の整備などがある。

❷治療場面における援助（③＿＿＿＿＿の補助）

治療、検査が複雑・高度化して人間的な交流が希薄になるなか、機械的に治療・処置が行われないよう援助する。具体的には、検査・治療についての説明を理解するように援助し、検査・治療への④＿＿＿＿＿を除去する。また、検査・治療中は⑤＿＿＿＿＿に受けられるように援助する。

4 看護倫理

5-12 看護の倫理規定

1．次の文章の空欄に適切な語句を入れなさい

❶倫理とは行動の①_____（従うべき基準）としての②_____観や善悪を判断する基準である。看護が専門職としての基準を満たすためには、職業生活の③_____や職業上の④_____規準が必要とされる。

❷看護倫理とは、看護職が担うべき役割の⑤_____や⑥_____とは何かを示したものである。

❸看護者の基本的責任は、国際看護師協会（ICN）の『看護師の倫理綱領』や日本看護協会の『看護者の倫理綱領』に示されているような、以下の4つである。看護職は、この責任を倫理規定に従って遂行する。

> **看護者の基本的責任**
> 1．人々の健康を⑦_____する
> 2．疾病を⑧_____する
> 3．健康を⑨_____する
> 4．⑩_____を緩和する

2．次の文の正しいものに○印を、誤っているものに×印をつけなさい

（　）①看護の仕事は人間の生死にかかわるものなので、豊富な経験や知識・技術だけでなく、人間としての倫理に則したものでなければならない。

（　）②看護師独自の職業的規範には『ヒポクラテスの誓い』『ナイチンゲール誓詞』『看護者の倫理綱領』などがあり、看護倫理の指針になっている。

（　）③日本看護協会の『看護者の倫理綱領』には、「看護師は常に看護水準を高めるような制度の確立に参画し、また、看護専門職のレベルの向上のために組織的な活動を行う」とある。

（　）④国際看護師協会の『看護師の倫理綱領』は、1973年に世界保健機関の代表者会議において採択されたものである。

（　）⑤看護の対象は人間であり、生命を預かるため事故や過失が絶対に許されない職業として、厳しい倫理が求められる。

（　）⑥ナイチンゲールによってつくられた『ナイチンゲール誓詞』は看護倫理の指針を示したものである。

（　）⑦『看護者の倫理綱領』には「看護師は、対象の国籍、人種、信条、年齢、性別、社会的身分、経済的状態の差に応じて対応する」とある。

5-13 看護者としての行動

次の文章の空欄に適切な語句を入れなさい

❶国際看護師協会は① _____ をもとに『看護師の倫理綱領』を発表した。日本看護協会でも『看護者の② _____』が提起され、看護者としての行動規範が示されている。

> **看護者としての行動規範**
> 1. 人間の権利を③ _____ する
> 2. 対象に平等に対応する
> 3. ④ _____ を保護する
> 4. 高度な⑤ _____ を提供する
> 5. 疎外された対象の⑥ _____
> 6. ⑦ _____ 決定への参画
> 7. ⑧ _____ 学習・研究——などの項目

❷デービスは、看護者が倫理的決断をする場合の原則として以下の7つの原則を提示している。

> 1. ⑨ _____ の原則：人間は自分自身を支配する能力を備えている
> 2. ⑩ _____ の原則：有害なことを行わない
> 3. ⑪ _____ の原則：善を創出して害を回避する
> 4. 正義（平等）の原則
> 5. 真実の原則：真実を語る
> 6. 忠誠の原則
> 7. ⑫ _____ を回避する原則

5-14 患者の権利

1. 次の文章の空欄に適切な語句を入れなさい

❶インフォームド・コンセントとは、患者に対して十分な① _____ を与え、①に基づいて患者が自由意志で② _____ することであり、患者の③ _____ を保障するものである。看護者は、患者が①を受けたことによる影響を理解し、患者の④ _____ のレベルを判断し、それに対処する必要がある。

❷アメリカ病院協会は患者の人権や⑤ _____ を明確に規定してこれを発表した。日本でも、1988年に『患者の権利宣言』が提示され、患者の権利として個人の⑥ _____、⑦ _____ な医療を受ける権利、最善の医療を受ける権利、知る権利、⑧ _____ 権、⑨ _____ の権利について記述されている。

❸リビングウイルとは患者自身による決断が不可能になったときのために、判断能力のある間に⑩_____介入の程度や死の迎え方などについて自己の意志を⑪_____に示しておくことである。

2．次の文の正しいものに○印を、誤っているものに×印をつけなさい

（　　）①アメリカで1973年に発表された『患者権利章典』は、患者や社会市民が患者の権利を明らかにしたものである。

（　　）②インフォームド・コンセントの目的は、医師や看護師の情報提供や説明を省略するためのものである。

（　　）③インフォームド・コンセントは、患者とともにケアを進めていくことをめざしている。

5-15 看護職の特性

看護職の特性について、次の文章の空欄に適切な語句を入れなさい

・人間の①_____の尊さに直面する職業である。
・精神的・②_____に欠陥をもった人間が対象である。
・③_____のみを目的とする職業ではない。
・社会の人々の④_____を守る義務がある。
・労働者としての⑤_____がある。

実践問題　❺看護の実践

5-01 看護理論家と著書の組み合わせで誤っているのはどれか
1．V.ヘンダーソン ────────『看護の基本となるもの』
2．F.ナイチンゲール ────────『看護覚え書き』
3．S.C.ロイ ────────────『看護論「適応モデル」』
4．D.E.ジョンソン ────────『看護の理論化』

［　　　　］

5-02 看護の理論について正しい組み合わせはどれか
1．I.M.キング ────────── 臨床看護の実践
2．D.E.ジョンソン ──────── 適応行動
3．I.J.オーランド ──────── 表出されたニード
4．M.E.ロジャース ──────── 看護問題の21の類型

［　　　　］

5-03 看護過程について適切な文の組み合わせはどれか

a．看護過程とは、看護上の問題解決的アプローチを行う一連の活動である。
b．情報の収集は看護記録、診療録などの記録類から行うことを原則とする。
c．看護上の問題は患者の希望を第一として優先度を決定する。
d．看護過程の評価は、看護計画の修正・追加を行うために必要である。

1．a、b　　2．a、d　　3．b、c　　4．c、d

［　　　　］

5-04 事例にあげた情報に基づいて問1〜問3に答えなさい

A氏、70歳、男性。軽い脳梗塞で昨日、入院した。右半身に軽い麻痺があり、座位が不安定で右側に傾きやすい。利き手は右手である。入院時から全粥食を摂取している。看護師が朝、訪室したところ、A氏のパジャマとシーツの襟元に食べ物の染みがあり、食事をほとんど摂取していないことに気づいた。A氏は恥ずかしそうに、「手がね……」と言ってうつむいた。A氏は、支えれば立位を保てる状態で、移動には車いすを使用している。現在は血圧が少し高い。

問1　A氏の看護上の問題（看護診断）と観察計画の組み合わせで不適切なものはどれか
1．利き手の麻痺による食事摂取困難 ──────── フォークやスプーンの形を観察
2．右半身麻痺に関連した転倒・転落の危険性 ─── 右手・右足の麻痺の程度を観察
3．利き手麻痺による抑うつ的状態 ────────── 睡眠状態の観察
4．脳梗塞による右手・右足の麻痺 ────────── 右手・右足の麻痺の程度を観察

［　　　　］

問2 清潔援助のT-P（実施計画）として適切なものはどれか
1．全面的に介助して口腔ケアを行う。
2．洗髪の前後に血圧を測定する。
3．端座位で足浴を行う。
4．寝衣は右袖から脱がせる。　　　　　　　　　　　　［　　　］

問3 A氏の安全について適切なのはどれか
1．ベッドは、端座位になったときに足底が床に着く高さにする。
2．立ち上がるのを介助した後は、車いすに移動するのを見守る。
3．ナースコールは利き手である右側の手元に置く。
4．ベッドアップしたときは左に枕を当てて寄りかからせる。　　［　　　］

5-05 看護活動について誤っているのはどれか
1．看護師は患者が闘病意欲をもつように援助する。
2．患者に安らぎと安楽を与えるように援助する。
3．患者が訴えてくるものすべてを満たすように援助する。
4．看護技術の実施においては、患者の安全の確保が大切である。
　　　　　　　　　　　　　　　　　　　　　　　　　　［　　　］

5-06 看護活動として（　）に入る適切な語句の組み合わせはどれか
a．疾病などで、自分で日常生活行動がとれない状態にある人への（　　　）活動。
b．苦痛や不安や絶望感にある人を支える（　　　）活動。
c．人間を取りまく物理的、化学的、人的環境を整備する（　　　）活動。
d．疾病を回復させ、健康を保持・増進するための（　　　）活動。
e．保健医療チームのなかで果たす医療介助と（　　　）活動。

［語句群］
A．教育・指導的援助　B．調整　C．身体的援助　D．環境の保持　E．支持的援助

```
      a       b       c       d       e
1.    E ───── A ───── D ───── C ───── B
2.    D ───── A ───── B ───── C ───── E
3.    C ───── D ───── E ───── A ───── B
4.    C ───── E ───── D ───── A ───── B
```
　　　　　　　　　　　　　　　　　　　　　　　　　　［　　　］

5-07 看護専門職業の特性として誤っているのはどれか
1．看護は医療以外の独自の機能を担っている。
2．高度に体系化された知識・技術の習得が必要である。
3．独自の判断をもって看護の援助を実施する。
4．職場に対する自主性・主体性が必要である。
　　　　　　　　　　　　　　　　　　　　　　　　　　［　　　］

5-08 看護目標の評価日で適切なのはどれか ▶第94回
1．長期目標は1か月後に設定する。
2．計画立案時にあらかじめ設定する。
3．業務に余裕のある日に設定する。
4．問題によらず同じ日に設定する。

5-09 看護計画の目標達成の評価で適切なのはどれか ▶第96回
1．評価指標を用いて達成度を判定する。
2．受け持ち看護師の満足度で評価する。
3．最初に設定した評価日は変更しない。
4．数値化できないものは評価に用いない。

5-10 看護過程で適切なのはどれか ▶第95回
1．短期目標の評価は退院時に行う。
2．看護計画は患者に開示しない。
3．複数の看護問題には優先順位をつける。
4．家族に対する指導は計画に含めない。

5-11 看護過程における看護上の問題で正しいのはどれか ▶第99回
1．問題の原因は1つにしぼる。
2．原因が不明な事象は問題でない。
3．危険性があることは問題になる。
4．優先度は問題解決まで変更しない。

5-12 主観的情報はどれか ▶第100回
1．腹部が痛いという患者の訴え
2．体重60.5kgという栄養士の記録
3．血圧126/72mmHgという自動血圧計の測定値
4．ドレーン刺入部の発赤という看護師の観察結果

5-13 主観的情報はどれか ▶第103回
1．呼吸数　　3．苦悶様の顔貌
2．飲水量　　4．息苦しさの訴え

6 看護と社会

目的・意義

　看護は、すべての人々の健康問題に焦点を当てた社会的な活動である。対象の人々が住む地域をはじめ、医療・保健・福祉施設、企業、学校などのさまざまな場面で、看護が展開される。看護師はより適切な保健・医療サービスを提供するため、看護活動の場の特徴を捉え、施設の人的・物的資源を活用して組織的に仕事をしなければならない。これには、施設内での看護業務の調整、教育・指導、人事などを行う看護管理が必要になる。看護管理は医療制度や看護行政のなかで、また、法律に規定された枠のなかで適正に行われる。

　少子高齢化、医療の進歩に伴う生命倫理の問題など、医療と健康をとりまく社会問題は、より複雑になっている。これからの看護は、高度な知識・技術を基盤に人間的な魅力を備え、社会の変化に柔軟に対応して展開していく必要がある。

Key Word

- 保健施設
- 医療施設
- 社会福祉施設
- 診療所
- 助産所
- 病院
- 特定機能病院
- 地域医療支援病院
- 在宅医療・看護
- 国民皆保険制度
- 社会保険制度
- 介護保険制度
- チーム医療
- 看護管理
- リーダー
- 個別看護
- 機能別看護
- チームナーシング
- プライマリナーシング
- 看護行政
- 日本看護協会
- 医療法
- 保健師助産師看護師法
- 名称独占
- 業務独占
- 基礎教育・継続教育
- 専門看護師
- 認定看護師
- 核家族
- 生命倫理
- ヘルス・フォー・オール政策
- ヒューマンライフ
- 国民健康づくり対策
- クオリティ・オブ・ライフ

1 看護活動の場

6-01 保健・医療・福祉施設

1．次の文の空欄に適切な語句を入れなさい

❶人々の健康な生活を支える施設には、健康な生活を守るための①＿＿＿＿＿施設、健康障害者に対する②＿＿＿＿＿施設、生活への依存を要する人々を対象とする③＿＿＿＿＿施設があり、各施設で看護職が活躍している。

❷保健施設は、病気にかからないように疾病を④＿＿＿＿＿し、不幸にして疾病にかかったときはこれを⑤＿＿＿＿＿する役割を担う施設である。保健施設には、国民の保健衛生をつかさどる⑥＿＿＿＿＿や市町村の保健センター、健康増進セン

ターのほか、学校に設置されている⑦_____室、事業所の⑧_____室などがある。

❸健康障害者に対する医療行為が主となる医療施設には、病床数が19床以下の（または病床をもたない）⑨_____、正常分娩を行う⑩_____、治療・看護が集中的に行われる⑪_____がある。

❹病院は機能に応じて役割を分担している。高度の医療を提供し、開発・評価する目的をもつのが⑫_____病院である。これに対し、救急医療を提供する能力があり、地域医療を確保するために、必要な支援を行うのが⑬_____病院である。

❺ハンディキャップをもつ人々を援護する目的で設置されているのが⑭_____施設である。⑭施設には、障害をもつ人々が残された能力を最大に生かした生活を送り、社会に復帰・適応できるように支援する⑮_____施設や、自立して生活できない人々を保護し、生活を保障する⑯_____施設（児童養護施設、母子生活支援施設、老人福祉関連施設など）がある。

2．次の文の正しいものに○印を、誤っているものには×印をつけなさい

（　）①保健施設の1つである保健所は、地方行政指導によって人口5万に対して1か所の割合で設置され、保健衛生を担っている。

（　）②学校保健室は、児童・生徒・学生・幼児およびそれらの家族、並びに職員の健康管理を担っている。

（　）③診療所とは、医師または歯科医師を中心として疾病の治療が行われ、19床以下のベッドをもつ（またはベッドをまったくもたない）施設をいう。

（　）④助産師が正常分娩を扱う場所で、9床以下の収容施設をもつ施設を助産所という。

（　）⑤社会福祉施設は、障害を抱えて自立できない人や老齢者を保護・収容し、機能訓練や日常生活の援助を行う施設である。

6-02 保健・医療・福祉チーム

次の文の空欄に適切な語句を入れなさい

❶保健・医療・福祉にかかわる活動は①_____で行うことが不可欠である。そのなかで看護師は、②_____としての役割を果たす責任がある。

❷保健・医療・福祉活動にかかわる人々は③_____と服従の関係ではなく、それぞれが専門職として、④_____をもっている。お互いを認め合い、⑤_____して対象の健康増進、疾病の⑥_____に向けて活動する必要がある。

6-03 地域と医療の連携

1．次の文の空欄に適切な語句を入れなさい

❶地域社会に住む人々の健康を①_____・増進、②_____するため、主に保健所、市町村の健康センターなどで③_____が行われている。

❷近年、高齢者の増加や④_____患者・⑤_____患者の増加、入院期間の短縮などにより、在宅で治療・看護・介護を受ける人々が増加している。家庭で行われる医療を⑥_____、その看護を⑦_____という。⑥や⑦では、医療機関から医師が往診し、⑧_____や理学療法士などがケアで訪問する。また、保健所や市町村の保健師は、⑨_____と連絡をとって家庭訪問を行っている。

❸地域での活動は、医療・看護・福祉が⑩_____してそれぞれの特性を生かし、⑪_____を活用して活動する必要がある。

2．次の文の正しいものに○印を、誤っているものには×印をつけなさい

（　）①在宅看護では、寝たきり患者をつくらないための機能訓練、補助具の選択など、理学療法士の活躍が期待されている。

（　）②社会福祉士は、身体的、精神的に障害があり、日常生活が困難な在宅患者に対し、入浴、排泄、食事、そのほかの介護を行う。

（　）③看護の継続性を確保するために、「地域機関－医療施設」や「病棟－病院外来」で連携し、連絡・協調することを継続看護という。

（　）④ソーシャルワーカーは、病院や地域の行政機関で、患者の抱える医療問題を中心とした生活上、心理上の問題を解決する相談役として活動している。

（　）⑤栄養士は、老人や成人を中心に、生活習慣病にならないためのカロリー計算を主とした業務を行っている。

6-04 保健・医療・福祉チームにおける看護

保健・医療・福祉チームにおける看護職の役割について、次の文の空欄に適切な語句を入れなさい

1．保健・医療・福祉チーム

看護職者は、保健医療・福祉チームの重要な構成メンバーである。対象者にいちばん近い立場にいるので、看護独自の活動を実践すると同時に、①_____的役割を担うことが期待されている。調整役は、対象者の気持ちを引き出して②_____できる能力と、③_____に対する幅広い知識が要求される。

看護師は、保健・医療・福祉チームのなかで④_____を組織し、次のような活動を行う。

2．看護チーム

❶優れた⑤_____を提供する。

❷対象者の⑥_____に関する相談相手になり、⑦_____教育をする。

❸観察によって得られた⑧_____を整理し、必要なメンバーに提供する。

❹チームメンバー、補助要員の⑨_____・訓練を行う。

❺保健上のニーズを分析し、⑩_____サービスの企画に参加する。

2 看護管理

6-05 看護管理の目的と役割

1．次の文の空欄に適切な語句を入れなさい

❶WHOの定義によると、「看護管理とは要求される①_____の仕事を最小限の②_____、エネルギー、経費、③_____をもって一般に承認されている程度の④_____で実行することである」とされている。これは、よりよい看護を⑤_____的に行う方策であり、人物、⑥_____、⑦_____などの管理が包含されている。

❷看護管理は、⑧_____、予算、施設、あるいは器械・器具を⑨_____的で効果的に運用し、よりよい⑩_____サービスを提供できるように調整することである。看護管理の評価は、看護の⑪_____状況や、患者と⑫_____の満足度、他部門の職員や一般社会人の意見、看護職員の⑬_____状態、態度、看護業務の失敗、停滞などで評価できる。

2．次の説明で正しいものには○印を、誤っているものには×印をつけなさい

（　　）①病院での看護組織は看護職のみで構成し、独自の業務の目的達成のために機能する。

（　　）②看護組織のなかで業務の分担が決められている場合、自己の分担業務を責任をもって行い、他者の業務を行うことは越権だとされる。

（　　）③看護教育活動は、サービスを提供する看護職員の能力開発のため、看護管理の重要な機能の1つである。

（　　）④看護職員に対する適切な採用、勤務体制、労働条件の整備は、病院事務部門の役割である。

（　　）⑤患者の在院日数の把握は、病院経営を管理するうえで重要であるが、看護サービスには直接関係しない。

（　　）⑥看護管理には、看護制度や看護行政は含まれていない。

6-06 看護チーム

1．次の文の空欄に適切な語句を入れなさい

❶チームをつくって仕事をする看護では、① ＿＿＿＿＿＿＿＿とメンバーの役割がある。①には，指導者としての役割を果たすための② ＿＿＿＿＿＿＿＿が必要になる。

❷リーダーになる者は，自らの③ ＿＿＿＿＿をもち，④ ＿＿＿＿＿能力やコミュニケーション能力，優れた管理能力をもっている必要がある。また，健康問題や⑤ ＿＿＿＿＿に対する深い洞察力があり，メンバーから信頼され，⑥ ＿＿＿＿＿を受けるような者でなければならない。

6-07 看護方式

看護方式の4種類をあげ、その長所、短所について空欄を埋めなさい

1. ① ＿＿＿＿＿看護方式：1人の看護師が数人の患者を受け持ち（受け持ち制），すべての看護を責任をもって行う。
   長所：患者と看護師の関係が蜜になり，② ＿＿＿＿＿看護を実践できる。
   短所：看護師の③ ＿＿＿＿＿差が提供する看護サービスに影響する。

2. ④ ＿＿＿＿＿看護方式：検温・与薬・処置など，機能ごとに看護業務を分担し，1人の患者の看護に数人の看護師が携わる。
   長所：・⑤ ＿＿＿＿＿が節約され，能率的に業務が運ぶ
   短所：・⑥ ＿＿＿＿＿関係が成立しにくい。
   ・業務を分担するため，⑦ ＿＿＿＿＿の所在が不明確になりやすい。
   ・患者はどの看護師に何を頼んでよいかわからない。

3. ⑧ ＿＿＿＿＿ナーシング：看護師，准看護師，看護助手などがチームをつくり，チームリーダーを中心に看護を行う。メンバーは⑨ ＿＿＿＿＿制で担当患者の看護を行う。看護計画の立案，実施，評価は⑩ ＿＿＿＿＿で行う
   長所：・患者のケアの⑪ ＿＿＿＿＿に応じてメンバーを割り当てるので，看護力を平均化できる。
   ・個々の看護職員の能力や技術を生かした看護を実践できる。
   ・患者中心の看護ができる。
   短所：・⑫ ＿＿＿＿＿の負担が大きい
   ・チームで行うため，⑬ ＿＿＿＿＿の所在が不明確になりやすい。また，看護師の個々の⑭ ＿＿＿＿＿性や⑮ ＿＿＿＿＿性が育ちにくい

4. ⑯ ＿＿＿＿＿ナーシング：1人の看護師が，患者の入院から退院まで一貫した看護を行う。看護師はすべての看護過程に責任をもつ。
   長所：・看護師の⑰ ＿＿＿＿＿能力を生かすことができる。
   ・責任の所在が明確になる。患者中心の看護ができる。
   短所：・プライマリナースに高度の知識，技術や⑱ ＿＿＿＿＿が求められる。

6-08 安全管理

次の文の空欄に適切な語句を入れなさい

❶医療事故の社会問題化に伴い、厚生労働省は2002年、① _____ 法施行規則を改正した。そのなかで、医療機関における② _____ 指針の整備、委員会の設置、職員の研修、③ _____ 報告の改善などに方策を講じることを義務化した。

❷ある医療従事者が医療事故を起こした場合、その背景には④ _____ 体制の不備、⑤ _____ 勤務、教育研修の不足、ルールの未確立、⑥ _____ の不備など、システム上の問題が潜んでいることが多い。

❸⑦ _____ は医療事故のなかで過失に起因するものを指す。⑧ _____(ヒヤリ・ハット)とは、誤った医療行為などが未然に防止されたため事故に至らなかった事例や、患者に影響を及ぼすに至らなかった事例をいう。医療事故の再発防止策として、事故や⑧を⑨ _____ 改善の見地から検討する必要がある。

3 医療制度・看護行政

6-09 医療・保険制度

次の文の空欄に適切な語句を入れ、{ }内の適切な語句を選択しなさい

❶社会保障制度のうち社会保険として、① _____ 保険、年金保険、労災保険、雇用保険、② _____ 保険がある。社会保険は働く人々とその家族の生活を維持するため、③ _____ の精神でつくられた公的制度で、疾病や失業、死亡など、突然の出来事が生じても安心して暮らせることを目的につくられた。社会保険は④ { 強制 任意加入 }で、保険料は本人と⑤ _____ が負担し、⑥ _____ が管轄している。

❷日本では医療提供体制と⑦ _____ が整備され、すべての国民がいつでもどこでも⑧ _____ に、医療を受ける機会が保障されている。

❸医療保険には、雇用されている人々が加入する⑨ { 被用者 国民健康 }保険(職域保険)と、自営業者や退職者などを対象とした⑩ { 被用者 国民健康 }保険(地域保険)がある。日本国籍をもつものは、何らかの医療保険に加入しなければならないが、これを⑪ _____ 制度という。

❹現在、少子高齢化による税収の減少や、⑫ _____ 費の増加によって国民医療費が増大し、医療保険財政はきびしい状況にある。

❺医療制度改革として、長期の⑬ _____ の是正、⑭ _____ の使用の適正化、医療機関の機能分担、および⑮ _____ 医療の推進策が実施されている。

6-10 WHOと看護職能団体

次の文の空欄に適切な語句を入れなさい

❶ WHO（世界保健機関）は、1948年に設立された①＿＿＿＿＿＿分野における国際連合の専門機関で、本部はスイスの②＿＿＿＿＿＿にある。すべての人々が、可能なかぎり最高水準の③＿＿＿＿＿＿に到達することを目的としている。

❷ 日本看護協会は、保健師・④＿＿＿＿＿・⑤＿＿＿＿＿・准看護師からなる看護職能団体である。質の高い看護サービスを提供するため、看護の⑥＿＿＿＿基準や⑦＿＿＿＿＿指針、医療や看護安全対策に関する⑧＿＿＿＿＿＿を作成し、その普及に努める。また、各種研修会も開催している。

❸ ⑨＿＿＿＿＿＿は日本看護協会の目的達成に必要な政治活動を行い、国民の健康と福祉の向上に寄与することを目的とする政治団体としてある。

6-11 看護と法

1．次の文の空欄に適切な語句を入れなさい

❶ 看護職の資質を向上させ、医療や公衆衛生の普及・向上をはかることを目的として①＿＿＿＿＿＿＿＿＿＿＿法が制定された。ここに保健師、助産師、看護師、准看護師の定義や免許、試験、業務、罰則など、看護実践上の基本になる法的規定が定められている。

❷ ②＿＿＿＿＿法はわが国の医療施設のあり方を定めた法律で、医療体制の確保に大きな役割を果たしてきた。

2．次の説明で正しいものには〇印を、誤っているものには×印をつけなさい

（　　）①保健師助産師看護師法には、保健師は名称独占であり、助産師・看護師は業務独占であると定められている。

（　　）②看護職者が罰金以上の処罰を受けた場合、保健師助産師看護師法によって免許の取り消し、業務停止の処分の責任を負うが、これを行政責任という。

（　　）③1992（平成4）年、女性の社会進出を見据えた職場確保のため、看護師等人材確保の促進に関する法律が制定された。

6-12 看護における法の重要性

1．看護における法の重要性について、次の文章の空欄に適切な語句を入れなさい

・看護職は人間の生命・身体・①＿＿＿＿＿に直接かかわる、責任ある職業である。

・看護職の知識・②＿＿＿＿をもって主体的に③＿＿＿＿＿し実施できる業務は、④＿＿＿＿＿＿＿＿＿＿＿に規定されている。

・医療にかかわる薬剤の取り扱い方や診療業務に対するかかわり方なども、⑤＿＿＿＿に則って行なわなければならない。⑥＿＿＿＿＿が生じたときには法がかか

わってくる。看護師として、法のなかでどうのようなことをすべきかをしっかりと意識し、行動するうえでも、⑦_____が重要となる。

2．保健師助産師看護師法に規定されている内容について、空欄に適切な語句を入れなさい
❶看護職の目的・意義
❷看護職の①_____について
❸②_____に関すること
❹③_____の登録・訂正・抹消に関すること
❺④_____に関すること
❻看護職の⑤_____に関すること

6-13 看護教育
次の文の空欄に適切な語句を入れ、{　}内の適切な語句を選択しなさい
❶看護教育には、看護師、保健師、助産師の資格を取得するための学校における①_____教育と、社会情勢や医療の進歩に伴って新しい知識を習得するための②_____教育がある。看護教育が目指すのは、③_____として社会的評価を受ける者の育成である。
❷継続教育の1つとして、日本看護協会の資格認定制度がある。ある特定分野において熟練した看護技術と知識を有する者を、④_____看護師として認定している。また、大学院修士課程で特定の専門看護分野の知識・技術を高め、卓越した看護実践能力を有することが認定された者を、⑤_____看護師として認定している。
❸3年課程の看護師養成機関は、1998（平成10）年をピークに若干⑥{　増加　減少　}傾向にある。また、短期大学は1997（平成9）年をピークに大学への移行や新設大学の増加に伴って⑦{　増加　減少　}傾向にある。

4　看護の動向・展望

6-14 私たちをとりまく社会の変化
1．次の文の空欄に適切な語句を入れ、{　}内の適切な語句を選びなさい。
❶近年、人口構成・疾病構造の変化は、急速に①_____社会が到来したことを示している。国民の疾病構造をみると、②_____、脳血管疾患、③_____と慢性疾患が増加している。一方、④_____数は1973（昭和48）年以降、一貫して低下しており、少子化傾向が続いている。これらの変化を受け、高齢者の介護を

社会全体で支えるため、2000（平成12）年度から⑤_____保険制度がスタートした。

❷就業者は⑥｛ 高齢　低年齢 ｝化や女性労働者の⑦｛ 増加　減少 ｝が顕著である。家族構造は⑧_____化が進み、一人暮らしや夫婦のみの高齢世帯が⑨｛ 増加　減少 ｝している。

❸所得の向上や余暇時間の拡大により、個人の⑩_____観は多様化している。また、国民の健康に対する意識が高まり、⑪_____に対するニーズが増大している。そのなかで安定した医療サービスを供給するため、医療システムの合理化、⑫_____化を考えていかなければならない。

❹科学技術の進歩によって医療内容は高度化し、遺伝子操作や脳死問題などのように、⑬_____倫理にふれる問題も議論されている。

2．次の文の説明について正しいものに○印を、誤っているものに×印をつけなさい

（　　）①新しい世紀に向けた看護として、ICNが示した「21世紀におけるヘルス・フォー・オール政策」を意識しなければならない。

（　　）②近年、家族構造の変化により、高齢社会における介護問題は解決されつつある。

（　　）③2018（平成30）年の簡易生命表によると、わが国の平均寿命は男性87.32年、女性81.25年であり、男性のほうが長寿傾向にある。

（　　）④近年の都市化、工業化などによる急激な環境変化は、身体的・精神的に健康を損ねる原因になっている。

（　　）⑤医療技術のめざましい進歩は、倫理という難しい問題も解決しつつある。

（　　）⑥体外受精、出生前診断、代理母など、技術的に可能になった生命操作と、社会の倫理的な通念にギャップがあり、問題となっている。

6-15 これからの看護

1．次の文の空欄に適切な語句を入れ、｛　｝内の適切な語句を選びなさい

❶今日の保健医療活動は、さまざまな専門職がそれぞれの①｛ 専門性　特技 ｝を生かしながら、協力、②_____することが不可欠になっている。

❷「21世紀におけるヘルス・フォー・オール政策」は、世界の貧困の増大、不平等の拡大、急激な③_____増加、④_____構造の変化、自然災害などを受け、1998（平成10）年に⑤_____が世界保健総会で示した政策である。

❸従来の看護は治療優先で、疾患に関心がいきがちであった。これからは⑥｛ 健康　経済 ｝問題にかかわる⑦｛ ヒューマンライフ　プライマリ・ケア ｝そのものに目を向ける必要がある。また今後、看護活動は病院などの施設内にとどまらず、⑧_____療養や地域で暮らす人々への⑨_____が重要になる。施設外での看護活動では医師がそばにいないため、正確な医学知識や⑩_____

能力が求められる。
❹専門職業人である看護職は、科学と技術に支えられた学問体系をもって看護を実践する。また、看護の⑪_____性を意識し、責任感、奉仕の精神、⑫_____感をもって看護を実践していかなければならない。

2．次の文の説明について正しいものに○印を、誤っているものに×印をつけなさい
（　）①クオリティ・オブ・ライフ（QOL）の考え方は、患者の生命の価値を絶対的なものとし、生命維持を第一に考える概念である。
（　）②日本での国民健康づくり対策として、2000（平成12）年から「健康日本21」が策定され、実行されている。2013（平成25）年から「健康日本21（第二次）」が実施されている。
（　）③医療が進歩してより高度・複雑な医療を提供するなか、看護業務は日常的な緊張状態が持続している。
（　）④保健医療の高度化に伴い、看護も質的な高度化が求められている。このため、広範囲で多様な看護業務を、いかに組織的に分担するかが課題である。

6-16 看護職の資質

専門職として看護職に求められる資質について、空欄に適切な語句を入れなさい
❶幅広い①_____を身につけている。
❷医学の進歩に合わせた高度な知識と②_____を身につけている。
❸③_____診断能力を身につけている。
❹チーム医療のなかで看護師として果たす④_____を認識している。
❺⑤_____の代弁者になることができる。
❻管理能力・教育指導能力を身につけている。

実践問題　❻看護と社会

6-01 保健・医療・福祉チームについて正しいのはどれか
1．保健・医療・福祉チームの構成に当たり、基礎になるのは保健医療の研究である。
2．保健・医療・福祉チームは病院内に存在し、お互いの情報を提供し合って協力する。
3．それぞれの専門分野のチームの情報は、常に記録を使って共有している。
4．各専門家はそれぞれの分野の代表者であり、独自の立場をもって対象を援助する。

[　　　　]

6-02 次の施設に関して誤っているのはどれか
1．特定機能病院は、厚生労働大臣の承認を受けて500人以上の収容ができる、高度医療を提供する病院である。
2．地域医療支援病院は、厚生労働大臣の承認を受けて300人以上の収容ができる、医療技術開発を実施する病院である。
3．病院とは、医師または歯科医師が、公衆または特定多数人のために、医業または歯科医業を行う場所で、20人以上の患者を入院させるための施設である。
4．ホスピスとは、治療を目的とするのではなく、臨死患者に対して可能なかぎり安らかで価値ある人生を生きぬくことができるよう援助する医療施設である。

[　　　　]

6-03 保健所の業務として誤っているのはどれか
1．衛生思想の普及、および向上に関する事項
2．人口動態統計に関する事項
3．環境の衛生に関する事項
4．健康障害の診断、治療に関する事項

[　　　　]

6-04 WHOの活動として正しいのはどれか
1．開発途上国の児童の教育支援
2．母子保健医療の提供
3．生活困窮者への経済的支援
4．ボランティア活動への支援

[　　　　]

6-05 事故防止に関する組み合わせで誤っているのはどれか
1．看護実践上の事故防止 ── 知識・技術の習得と熟練、注意喚起
2．医療器械・器具による事故防止 ── 定期点検、異常の早期発見
3．薬品の管理 ── 麻薬はほかの薬品と区別し、ガラス戸棚に保管してよく見えるようにしておく
4．災害防止 ── 避難場所の確認、災害時の伝達経路の確認

[　　　　]

□ **6-06** 看護方式について誤っているのはどれか
1．PPCとは、個別看護と機能別看護を組み合わせて行う看護方式である。
2．機能別看護とは、清拭係、与薬係、診療介助係など、看護の仕事を分担して行う方式である。
3．チームナーシングとは、各自の能力に応じ、リーダーのもとで協力して看護を行う方式である。
4．プライマリナーシングとは、1人の看護師が1人の患者の入院から退院までのすべての看護を責任をもって行う方式である。

[　　　]

□ **6-07**「21世紀におけるヘルス・フォー・オール政策」のビジョンとして誤っているのはどれか
1．健康の希求が基本的人権であることを重視する。
2．保健政策やサービスの提供に倫理の観点を強調する。
3．専門性を強調してそれぞれが独自の政策を実行する。
4．健康政策の中にジェンダーの観点を取り入れる。

[　　　]

□ **6-08** 近年の疾病構造の変化と、医療技術の革新を踏まえ、患者と医療従事者の関係で不適切なものはどれか
1．必要な医療情報の提供と患者の自己決定権が大事である。
2．全人的治療が必要である。
3．患者の主体的な治療への参加がよい。
4．医療者の主体的な治療姿勢がよい。

[　　　]

□ **6-09** 政府ベースによる国際保健医療協力について正しいものはどれか
1．国交のない国との連絡業務
2．開発途上国への援助活動
3．開発途上国からの研修員の受け入れ
4．紛争や戦争などによる難民の援護

[　　　]

□ **6-10** これからの看護に求められることとして不適切なものはどれか
1．専門職として、人間性よりも科学的に優れた看護技術熟練者であること。
2．あらゆる場面でリーダーシップとコーディネーターとしての役割がとれること。
3．看護実践の有効性を明らかにするために、看護研究を発展させていけること。
4．国際的に活動できる幅広い視野と、国際感覚を身につけていること。

[　　　]

6-11 看護方式について誤っているのはどれか
1．個別式看護方式 ———— 数人の患者の看護をすべて1人の看護師が行う。
2．チームナーシング ———— 個別性に富んだ患者中心の看護ができる。
3．機能別看護方式 ———— 患者に対して看護業務に主眼を置いて行う。
4．プライマリナーシング ———— チーム全員で患者の看護計画を立て実践する。

[　　　]

6-12 医療法に規定されている病院とは何人以上の患者を収容する施設か
1．10人　　3．50人
2．20人　　4．100人以上

[　　　]

6-13 2016（平成28）年のわが国の看護職就業者数について誤っているのはどれか。
1．保健師 ———— 約5.1万人　　3．看護師 ———— 約85.5万人
2．助産師 ———— 約3.5万人　　4．准看護師 ———— 約32.3万人

[　　　]

6-14 下記の職種で業務独占と名称独占が明記されていないで名称独占しか明記されていない職種はどれか。
1．医師　　3．保健師
2．看護師　4．助産師

[　　　]

6-15 地域包括支援センターの機能について誤っているのはどれか
1．児童やその家族を対象とした相談・支援
2．高齢者の権利擁護
3．包括的・継続的ケアマネジメント
4．介護ケアマネジメント支援

[　　　]

基礎看護技術

1 コミュニケーション

コミュニケーションの目的・意義

コミュニケーションとは、ある記号を媒体とし、一定の意味内容（情報）を、送り手から受け手に伝える過程をいう。ふつう人間は、言葉という記号を媒体として他者との意志疎通をはかり、社会生活を営んでいる。看護の実践場面でも、患者と十分な意思の疎通をはかり、よい人間関係を形成・維持することが、適切な看護の提供につながる。効果的なコミュニケーション技術を活用することは、よい人間関係形成の基盤になる。

患者の意志は、言葉だけでなく表情や身振りによっても表現され、それぞれに意味をもっている。看護師は、患者の真のニードを把握してそのニードを満たすため、専門的なコミュニケーション技術が必要になる。

適応

コミュニケーション技術が必要になるのは、視覚・聴覚・発語障害など、コミュニケーション機能に障害がある患者にかぎらない。看護実践において、患者との意志疎通は重要なことであり、すべての患者がコミュニケーション技術の適用になる。

看護師の役割

看護師は、患者の思いや感情の情報をいち早く、しかも正確に把握し、そのニードに応えていく必要がある。そのためには、意思の疎通がはかりやすい環境をつくること、つまり、信頼できる人間関係を築くことが大切になる。

実施のポイント

まず、患者が話しやすく、聞き取りやすい環境をつくる。患者の思いに共感し、傾聴に努め、よい聞き手になるよう心掛けることが重要である。看護師から話すときは、順序よく聞き取りやすい口調で話す。専門用語は極力避け、わかりやすい言葉で説明することもポイントになる。一方で、伝達者の意図と受容者の受け取り方は、それぞれの知識や経験、信念などによっても左右される。看護師の意図と、情報を受け取った患者の理解が、必ずしも一致しないということを考慮する。

Key Word

受け手、送り手、刺激、メッセージ、伝達経路、言語的・非言語的コミュニケーション、傾聴、共感、信頼関係　インフォームド・コンセント、説明、意思決定

1-01 コミュニケーションとは

コミュニケーションの基本的知識について、次の文章の空欄に適切な語句を入れなさい

❶ コミュニケーションが成立するための要素には、① _____ 、② _____ 、③ _____ 、④ _____ 、メッセージの5つがある。

❷ メッセージには、⑤ _____ などのような「言語的要素」と、⑥ _____ や音声言語などのような「非言語的要素」がある。

❸ 言葉を媒介としたコミュニケーションを⑦ _____ コミュニケーションといい、言葉以外の手段によるコミュニケーションを⑧ _____ コミュニケーションという。

❹ニュースのような事実的な情報や、具体的な事柄を伝達する場合には、⑨_____的コミュニケーションよりも⑩_____的コミュニケーションが正確であり、効果的な場合が多い。

❺非言語的コミュニケーションには、言葉以外の⑪_____やジェスチャー、視線、抑揚、身体接触、対人距離、空間行動などがある。非言語的コミュニケーションは、真の⑫_____や思いを伝えやすいとされている。

1-02 コミュニケーションを阻害する要因

コミュニケーションを阻害する要因について、次の文章の空欄に適切な語句を入れなさい

❶視覚・聴覚・発語の障害、意識障害など、①_____が制限される器質的因子

❷関心や考え方の相違、感情など、②_____な背景による因子

❸職業・地位・③_____や所属集団の違い、地域による言葉や風習の違い、家庭環境による習慣など、社会的、家庭的な背景による因子

❹知識や理解度、過去の④_____の相違などによる因子

❺地理・交通・通信などの因子

1-03 コミュニケーション技術

1. A群に示す効果的なコミュニケーション技術について、その具体例をB群から選び、記号を書きなさい

A群
- ①社交的コミュニケーションの活用 → _____
- ②非言語的な徴候・行動の言語化 → _____
- ③明瞭化 → _____
- ④焦点化 → _____
- ⑤言い換え → _____

B群
- ア．「それは退院したくないという意味でしょうか」
- イ．「あなたが言っている△△ということは、××ということですか」
- ウ．「つらそうですね。傷が痛みますか」
- エ．「今日は天気がいいですね」
- オ．「先程から□□□のことばかり話されていますね。よろしければ、もう少し詳しくお話していただけますか」

2．次のコミュニケーションのうち、「開かれた質問　open ended question」はどれか
　①「何か気になることはありますか」
　②「○○が問題だと考えているのですね」
　③「もう痛みはありませんね」
　④「○○さんですね」

解答［　　　　］

3．「傾聴」について誤っているのはどれか
　①先入観や自分の価値基準にとらわれない。
　②傾聴の欠如は、非治療的コミュニケーションである。
　③批判的な態度も必要である。
　④最後まで話せるように聞く。

解答［　　　　］

1-04　インフォームド・コンセント

次の文章の空欄に適切な語句を入れなさい

❶インフォームド・コンセントの基本概念は、医療従事者からの十分な①＿＿＿＿＿
と、患者側の理解・②＿＿＿＿＿・③＿＿＿＿＿・選択の2つの面から成り立っている。

❷インフォームド・コンセントは、患者・家族の権利を保障する④＿＿＿＿＿＿＿
である。

❸インフォームド・コンセントは、患者の⑤＿＿＿＿＿権利と患者の⑥＿＿＿＿＿
の過程を指す言葉である。

2 フィジカルアセスメント

フィジカルアセスメントの目的・意義

身体面、社会面、心理面など、人間の健康状態の全体をとらえるアセスメント（情報収集と判断）をヘルスアセスメントという。フィジカルアセスメントは、そのうち身体面のアセスメントを指す。

看護におけるフィジカルアセスメントは医師が行うものとは異なる。医師は医学上の問題を発見し、診断・治療するためにフィジカルアセスメントを行う。これに対して看護師は、あらゆる健康レベルにある人々を対象に、それぞれの健康状態を把握し、その人らしく生活するためにはどんな看護が必要かという視点から、フィジカルアセスメントを実施する。フィジカルアセスメントは、看護の必要性を的確に判断するうえで重要な技術である。

適応

フィジカルアセスメントは、対象の身体的な異常の有無・程度を把握し、看護の必要性を判断するために行う。従って、施設内・施設外を問わず、あらゆる年齢、性別、健康レベルにある人々が対象になる。

看護師の役割

フィジカルアセスメントの技術を用い、対象となる人々の身体面における健康状態を、正確に把握することが重要である。また、把握した情報を専門的知識に基づいて解釈し、看護の必要性を的確に判断する。

実施のポイント

身体計測や視診・聴診などの診断技術に習熟し、患者の情報を正確に把握する。また、得られた情報（数値や所見）が何を意味するのかを常に考える。

フィジカルアセスメントでは、正常か異常かの判断だけでなく、対象者の体内でどのようなことが起きているのか、解剖生理学、病態生理学などの知識を活用し、解釈する必要がある。

Key Word

計測方法、血圧、脈拍、呼吸、体温、フィジカルアセスメント

1 フィジカルアセスメントとは

2-01 フィジカルアセスメントの原則

次の文章の空欄に適切な語句を入れなさい

❶頭や顔から胸腹部、① ＿＿＿＿＿＿系、神経系の順にアセスメントを行う。

❷各アセスメントは、② ＿＿＿＿＿ → 視診 → ③ ＿＿＿＿＿ → ④ ＿＿＿＿＿ → 聴診の順に進める。

❸腹部のアセスメントは、⑤ ＿＿＿＿ や ⑥ ＿＿＿＿ によって腸の動きや腸音が影響を受けるため、順番を後にする。

❹聴診器の膜側では、腸音、肺音、正常心音のような⑦ ＿＿＿＿＿＿ を聴取する。

2-02 身体各部のアセスメント

1．眼・耳のアセスメントについて、次の文の空欄に適切な語句を入れなさい

❶遠見視力は標準視力表を用い、①＿＿＿＿メートルの距離から片眼ずつ検査する。

❷②＿＿＿＿反射は、患者の斜めから片目に光を当て、瞳孔の大きさの変化を観察する。

❸患者の鼻の近くに指をもって行き物を見つめたとき、眼球が内側に寄るのを③＿＿＿＿反射、縮瞳するのを④＿＿＿＿反射という。

❹⑤＿＿＿＿テストは、振動させた音叉を患者の頭の上に置き、どのように聞こえるか両側で同じように聞こえるかを確認する検査である。

❺⑥＿＿＿＿テストでは、振動させた音叉を患者の乳様突起に当て、聴こえなくなったら音叉を耳元に近づける。そして、骨伝導と気伝導で聴こえる長さを測る検査である。

2．胸部のアセスメントについて、**誤っているもの**ものはどれか

①胸部の打診音は左右対称で、共鳴音が聴かれる。

②横隔膜はほぼ第10胸椎の位置にあり、打診音は濁音が聴かれる。

③最大拍動点は、左鎖骨中線の第3肋間の位置で触れる。

④大動脈弁領域では、第2肋間胸骨右縁で心音のⅠ音（S1）＜心音のⅡ音（S2）と聴取できる。

解答［　　　　］

3．腹部のアセスメントについて、正しいものはどれか

①腹部の触診は膝を伸ばした状態で行う。

②腹部の触診では肝臓が触れるのが正常である。

③正常の腸蠕動音は、1分間に4〜12回の低音が聴かれる。

④腹部の打診を充実した臓器が存在する部位で行うと、鼓音が聴かれる。

解答［　　　　］

4．（特別に運動を行っていない）成人の関節可動域について、下記の測定結果で正常を逸脱しているのはどれか

①橈骨手根関節は掌屈80°、背屈120°であった。

②肩関節は外転150°、内転30°であった。

③股関節は内旋、外旋ともに30°であった。

④足関節は背屈15°、底屈30°であった。

解答［　　　　］

2 身体各部の測定

2-03 身体各部の測定方法

1．次の文章の空欄に適切な語句を入れなさい

❶身長は、① ＿＿＿＿＿＿や筋の発育状況の指標になり、栄養状態、生活環境、運動状況、② ＿＿＿＿＿＿などと関係する。

❷身長を測定する際には、脊柱の生理的彎曲を考慮に入れ、後頭部、③ ＿＿＿＿＿＿、④ ＿＿＿＿＿＿、踵部が支柱に密着していることを確認する。また、頭頂部は顎を少し引き、外耳孔上縁と眼瞼下縁を結んだ線が水平になるよう、⑤ ＿＿＿＿＿＿を保つようにする。

❸身長は一定の時間に測定することが望ましく、通常、⑥ ＿＿＿＿＿＿時前後が適当とされている。

❹体重は、身体の成長発達や⑦ ＿＿＿＿＿＿を知る目安になる。

❺体重測定前に⑧ ＿＿＿＿＿＿、⑨ ＿＿＿＿＿＿をすませ、薄い下着以外を脱衣して測定する。

❻胸囲は⑩ ＿＿＿＿＿＿の直下を基準にして計測する。胸囲の測定値は、⑪ ＿＿＿＿＿＿で読み取り、記録する。

❼腹囲は、仰臥位で膝を⑫ ＿＿＿＿＿＿した体位を取ったときの、⑬ ＿＿＿＿＿＿の位置の腹周囲径である。

2．握力の測定について正しいものはどれか

①両足をそろえた姿勢で測定する。
②握力計の外枠に母指と示指の付け根を押し当て、内枠が中指の第1関節に当たるように調節する（スメドレー式、升井式の場合）。
③片側の手で3回測定した後、反対側の手で3回測定する。
④3回測定したうちの最大値を読む。

解答［　　　　］

2-04 体格指数

痩せや肥満の程度を判断するために用いられるBMI（Body Mass Index）の計算式を書きなさい

BMI ＝ ＿＿＿＿＿＿＿＿＿＿＿＿＿＿＿＿＿＿＿＿

3 バイタルサイン

2-05 体温の測定

体温測定について、次の文章の空欄に適切な語句を入れなさい

❶体温は、①_____にある体温調節中枢によって調節され、体内における熱の生産と体外への熱放散の均衡が保たれている。

❷健康で妊娠可能な女性は、黄体ホルモンの働きによって基礎体温が変化し、月経から排卵前までは②_____温になる。

❸発熱とは、平常体温より体温が③_____℃以上高くなった場合をいい、臨床的には④_____℃以上に上昇した場合をいう。

❹体温は腋窩温、口腔温、直腸温、鼓膜温を測定するが、これらのうち最も高い値を示すのは⑤_____温であり、最も低い値を示すのは⑥_____温である。

❺片麻痺がある人の場合、体温は、⑦_____で測定する。

2-06 熱型

次の説明と図に当てはまる熱型の名称を書きなさい

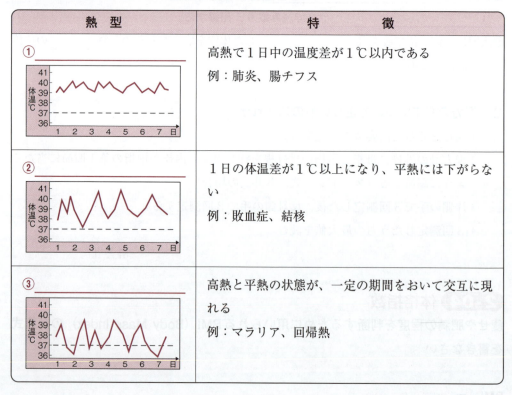

熱型	特徴
①_____	高熱で1日中の温度差が1℃以内である 例：肺炎、腸チフス
②_____	1日の体温差が1℃以上になり、平熱には下がらない 例：敗血症、結核
③_____	高熱と平熱の状態が、一定の期間をおいて交互に現れる 例：マラリア、回帰熱

2-07 脈拍の測定

1．脈拍測定について、次の文章の空欄に適切な語句を入れなさい

❶脈拍数は、年齢・性別・運動・疾患・発熱・精神状態などによって異なる。幼児は成人と比較して脈拍数が①＿＿＿＿＿い。

❷一般に、脈拍測定には②＿＿＿＿＿動脈が用いられる。

❸脈拍数が毎分60〜80回であった状態が、毎分100回を超えるようになった状態を③＿＿＿＿＿という。

❹脈拍数が毎分④＿＿＿＿＿回以下になった状態を徐脈という。

❺脈拍は、1分間の脈拍数を数えると同時に、大きさや⑤＿＿＿＿＿を観察する。

2．下図は脈拍を触知できる動脈を表している。図の空欄を埋めなさい

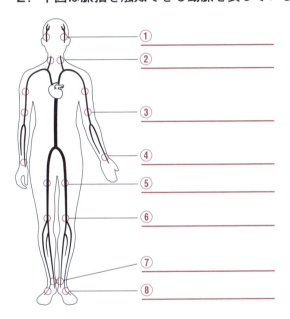

2-08 血圧

次の文章の空欄に適切な語句を入れなさい

❶血圧は、血液が①＿＿＿＿＿の内側に作用する圧のことをいい、通常は動脈の内圧のことを指す。

❷心臓が収縮し、血液が駆出された瞬間の血圧を②＿＿＿＿＿といい、心臓が拡張した瞬間の血圧を③＿＿＿＿＿という。

❸血圧維持に影響を及ぼす因子として、心臓の拍出量、動脈血管系の血液量、④＿＿＿＿＿、⑤＿＿＿＿＿、⑥＿＿＿＿＿などがある。

❹血圧を変動させる因子には、⑦＿＿＿＿＿、⑧＿＿＿＿＿、⑨＿＿＿＿＿、⑩＿＿＿＿＿、精神的興奮——などがある。

● 成人における血圧値の分類

分類	診察室血圧 (mmHg)			家庭血圧 (mmHg)		
	収縮期血圧		拡張期血圧	収縮期血圧		拡張期血圧
正常血圧	<120	かつ	<80	<115	かつ	<75
正常高値血圧	120-129	かつ	<80	115-124	かつ	<75
高値血圧	130-139	かつ/または	80-89	125-134	かつ/または	75-84
Ⅰ度高血圧	140-159	かつ/または	90-99	135-144	かつ/または	85-89
Ⅱ度高血圧	160-179	かつ/または	100-109	145-159	かつ/または	90-99
Ⅲ度高血圧	≧180	かつ/または	≧110	≧160	かつ/または	≧100
(孤立性)収縮期高血圧	≧140	かつ	<90	≧135	かつ	<85

（日本高血圧学会：高血圧治療ガイドライン2019）

2-09 血圧の測定

血圧測定の方法について、次の文章の空欄に適切な語句を入れ、また｛　｝内の適切な語句を選択しなさい

❶ マンシェットの幅は、測定部位の周囲長の約40％の幅を選択する。また、上腕で測定する場合は、上腕の2/3をおおう幅が目安になる。マンシェットの幅が広すぎると実際の血圧値より① ｛ 高く　低く ｝測定される。

❷ マンシェットの巻き方は、指が②＿＿＿＿＿＿＿＿入るくらいの巻き方が適当とされ、緩いと実際の血圧値より③ ｛ 高く　低く ｝測定される。

❸ 上腕で測定する場合、マンシェットの④＿＿＿＿＿＿＿＿の中心が上腕動脈にかかるように巻く。

❹ 測定部位は、⑤＿＿＿＿＿と同じ高さにする。

❺ 聴診法で聞こえる血管音は、聴診法を考案した人の名前をとって⑥＿＿＿＿＿＿＿音といい、音の変化を⑦＿＿＿＿＿点で示している。

2-10 呼吸の測定

呼吸および呼吸測定について、次の文章の空欄に適切な語句を入れなさい

❶ 呼吸のうち、主に①＿＿＿＿＿の運動による呼吸を胸式呼吸、主に②＿＿＿＿＿の運動による呼吸を腹式呼吸という。

❷ 呼吸筋は③＿＿＿＿＿筋であるため、意識的に呼吸を変えることができる。

❸ 呼吸状態として、回数、④＿＿＿＿＿、⑤＿＿＿＿＿＿＿を重点的に観察する必要がある。

❹ 呼吸性不整脈は生理的なもので、吸気時に⑥＿＿＿＿＿脈になる。

2-11 呼吸の型

次に示す呼吸状態の名称を記入しなさい

	① _____ 呼吸：深さは変わらないが、1分間に25回以上の呼吸。例：発熱、肺炎、代謝性アシドーシス、低酸素血症など
	② _____ 呼吸：深さは変わらないが、1分間に9回以下の呼吸。例：頭蓋内圧亢進、睡眠薬や麻酔の影響、糖尿病など
	③ _____ 呼吸：回数は変わらないが、1回の換気量が増加した呼吸。例：過換気症候群、神経症など
	④ _____ 呼吸：無呼吸の状態から急に4～5回の呼吸が続き、突然無呼吸になる状態だが、サイクル性はない。例：髄膜炎、脳腫瘍、脳外外傷、頭蓋内圧亢進など
	⑤ _____ 呼吸：回数や深さが次第に増加し、次に次第に減少して、無呼吸になるという状態を繰り返す。脳出血、重症心不全、脳の低酸素状態など
	⑥ _____ 呼吸：極端に深く、大きな呼吸が持続する。尿毒症、糖尿病性ケトアシドーシスなど

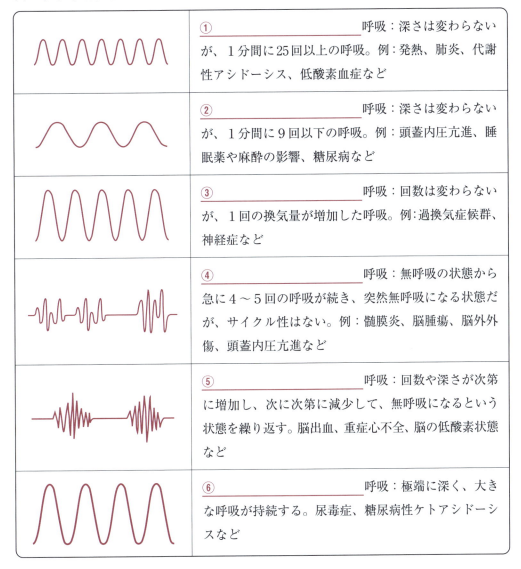

2-12 パルスオキシメータの特徴

次の文章の正しいものには○印を、誤っているものには×印をつけなさい

（　　）①パルスオキシメータは、経皮的に動脈血酸素飽和度（SpO_2）を測定する。

（　　）②パルスオキシメータは、血液の色を測定することで酸化ヘモグロビンと還元ヘモグロビンの割合を知り、酸素飽和度を求める装置である。

（　　）③脈波がほとんどみられない患者でも測定できる。

（　　）④経皮的動脈血酸素飽和度（SpO_2）が90％未満を示すことは、動脈血酸素飽和度（SaO_2）が90％未満であることを示しており、これは呼吸不全とされPaO_2が60mmHg未満の状態を示している可能が高いと評価することができる。

2-13 パルスオキシメータの適応

パルスオキシメータの適応で正しいものには○印を、誤っているものには×印をつけなさい

（　　）①集中治療室や手術室で用いられるほか、在宅医療でも用いる。
（　　）②睡眠時無呼吸症候群の精密検査のためのモニタリングとして用いる。
（　　）③ショック状態など、末梢循環障害を呈している患者はうまく測定できない。
（　　）④一酸化炭素中毒のおそれのある患者は、パルスオキシメータの適応ではない。
（　　）⑤プローブは、同じ位置に長時間装着する。

2-14 意識レベル

ジャパン・コーマ・スケール（JCS）を用いて意識レベルを表した場合、正しいものはどれか

① 「JCS Ⅲ-300」は、痛み刺激に対して全く反応しない状態を示す。
② 「JCS Ⅲ-200」は、痛み刺激に対し、払いのけるような動作を示す。
③ 「JCS Ⅱ-10」は、身体を揺さぶることによって開眼する状態を示す。
④ 「JCS Ⅰ-1」は、意識清明の状態を示す。

解答［　　　　　］

2-15 バイタルサイン測定

バイタルサイン測定について、次の文章で正しいものに○印を、誤っているものに×印をつけなさい

（　　）①片麻痺のある患者の場合は、患側で体温を測定する。
（　　）②電子体温計の多くは実測式である。
（　　）③腋窩温を測定する場合、発汗しているときは乾いたタオルで拭いてから体温計を挿入する。
（　　）④乳幼児や意識障害者、呼吸困難のある患者では、口腔検温に適さない。
（　　）⑤脈拍は、患者の動脈の拍動部位に自分の母指を当てて測定する。
（　　）⑥低調音（Ⅲ音やⅣ音）を聴くとき、聴診器はベル側よりも膜側のほうがよく聞こえる。
（　　）⑦触診法で測定できるのは拡張期血圧である。
（　　）⑧呼吸数を測定する際は、患者に測定することを説明してから行う。

3 安全管理

安全管理の目的・意義
「安全」とは、危害を受けるなどの危険がない状態である。医療現場では、安全な医療環境を提供することが理想である。しかし、医療現場にはさまざまな危険（リスク）が存在している。そのなかで医療を提供するには、危険をできるだけ排除する技術を個々人が身につけるだけでなく、組織的な体制を整える必要がある。「人は間違い（エラー）を起こす」という見地に立ち、患者の生命や健康状態を脅かす危険因子をどのように排除するか、また起きた場合には、どのような対応をとるべきかについて、日頃から準備しておく必要がある。

適応
人は日頃から危険性を予測し、回避するために、自己の安全を守るように行動している。しかし、医療現場では疾病や障害、環境、そのほか多くの安全を阻害する因子により、自ら安全を守れる範囲が狭くなっている場合がある。安全管理の技術は、医療現場において危険にさらされた状態にある、すべての人に適応される。

看護師の役割
医療現場で患者の安全を阻害する要因には、患者自身のもつ阻害因子、医療従事者による阻害因子、環境などそのほかの阻害因子がある。看護師はこれら阻害因子に関する専門知識と技術を身につけ、患者の健康・安全を阻害する因子を徹底的に排除する。また、事故が起きた場合は、患者への危害が最小限になるよう適切に対応する。

実施のポイント
起こりうる危険を予測して回避するために、患者の状態、および療養環境について注意深く観察する。また、医療従事者が安全のための対策を徹底して実施できるよう、体制を整える。さらに、安全管理に関する最新の知識を学習する。

Key Word
滅菌、無菌操作、感染、医療事故、医療過誤、責任、リスクマネジメント

1 無菌操作

3-01 無菌操作とは
次の文章の空欄に適切な語句を入れなさい

患者の体内に①_____が侵入するのを防ぐために、使用する②_____や適用部位の③_____状態に保ちながら行う操作である。物体の表面に病原微生物が付着していない状態を④_____、付着している状態を⑤_____とよぶ。

3-02 無菌操作の手順

次の文章で正しいものに○印を、誤っているものに×印をつけなさい

( ) ①無菌操作実施前には手指衛生を行い、サージカルマスクを装着した。
( ) ②滅菌包みに貼ってあったインジケーターで、滅菌状態を確認した。
( ) ③有効期限の確認はほかのスタッフが行った。
( ) ④滅菌包みに水濡れがないことを確認した。
( ) ⑤滅菌包みにシミがあったが、すでに乾いているので滅菌状態は保たれていると判断した。
( ) ⑥滅菌包みを開くテーブルの上に、水滴がないことを確かめた。
( ) ⑦看護師の出入りが多いところで操作を行った。
( ) ⑧患者とコミュニケーションをとりながら無菌操作を行った。
( ) ⑨滅菌パックから鑷子を取り出すとき、先端が汚染されないように先端を閉じて垂直に取り出した。
( ) ⑩滅菌パックから滅菌トレーに出した綿球を、再び滅菌パックに戻した。
( ) ⑪消毒綿球を鑷子で渡すとき、綿球の少し上側を把持して渡した。
( ) ⑫消毒綿球を渡すときに、鑷子と鑷子が接触したので、患者に使用している側の鑷子を交換した。
( ) ⑬鑷子の先端は、常に水平より低く保っていた。

3-03 滅菌包装の取り出し方

滅菌包みと滅菌パックの取り出し方で正しいほうに○印をつけなさい

❶滅菌包みを開ける

A [   ]   B [   ]

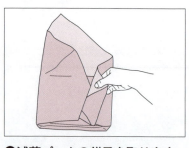
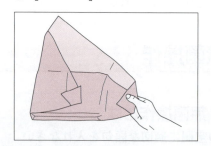

❷滅菌パックの鉗子を取り出す

A [   ]   B [   ]

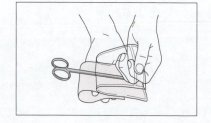
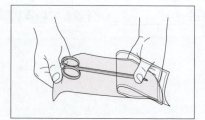

2 滅菌手袋の装着

3-04 滅菌手袋、未滅菌手袋の適応

滅菌手袋を使用する必要がある場面には○印を、未滅菌手袋を使用する必要がある場面には×印をつけなさい

① (　　) 手術
② (　　) 末梢静脈穿刺
③ (　　) 口腔ケア
④ (　　) 気管切開
⑤ (　　) 血液で汚染されたリネンの取り扱い
⑥ (　　) 排泄物の処理
⑦ (　　) 膀胱留置カテーテル挿入
⑧ (　　) 中心静脈穿刺
⑨ (　　) 口腔内吸引
⑩ (　　) 気管内吸引
⑪ (　　) 採血

3-05 滅菌手袋の装着方法

滅菌手袋の装着方法で正しいほうに○をつけなさい

❶袋を開ける

A [　　　]　　　　B [　　　]

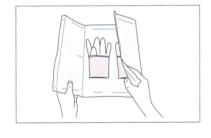 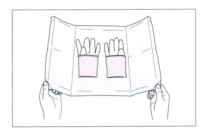

❷手袋を取る

A [　　　]　　　　B [　　　]

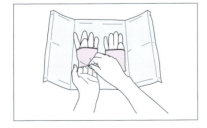 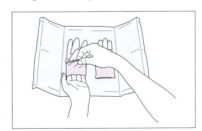

❸片方の手袋を着ける

A [　　　]

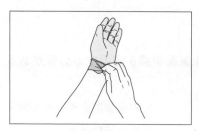

B [　　　]

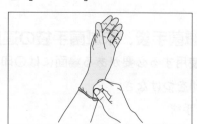

❹もう片方の手袋を取る

A [　　　]

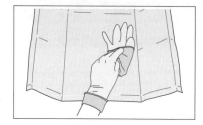

B [　　　]

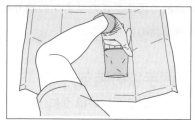

❺手袋を着けて伸ばす

A [　　　]

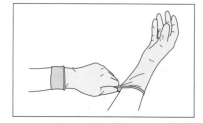

B [　　　]

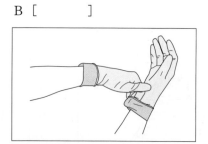

3 隔離・ガウンテクニック

3-06 隔離
隔離について、次章の文の空欄に適切な語句を入れなさい

❶ ① _____ を遮断する方法として、無菌操作と患者を隔離する方法がある。

❷ 隔離されたある空間（病室）を「汚染された区域」とみなし、そのほかを「清潔区域」として対応する方法を ② _____ 無菌法という。逆に、免疫機能が低下した患者を無菌室に収容する場合や、手術室のように、清潔な区域をつくって隔離し、患者を感染から守る方法を ③ _____ 無菌法という。

❸ 清潔区域に病原体を持ち込まない、あるいは汚染区域の病原体を持ち出さないための方法としては、手洗い、④ _____ の装着、⑤ _____ の装着があり、これらによって感染経路を絶つ。

3-07 ガウンテクニック
汚染区域内でのガウンテクニックで誤っているのはどれか

① 目的は病原体が伝播（でんぱ）するのを防ぐためである。
② ガウンの表側の襟元15cm以内は清潔部分として取り扱う。
③ 汚染区域外にガウンを掛ける場合は、ガウンの表を内側にする。
④ ガウンを脱ぐ場合は、胴と襟の紐をほどいてから手洗いをする。

解答 [　　　]

4 感染管理

3-08 感染の成立
1．感染成立の連鎖の図中に、感染が成立するための要素を書き込みなさい

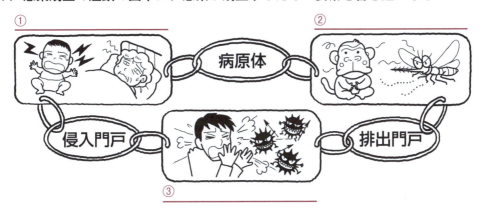

2．下記の感染防止の具体的な方法を書きなさい

❶感染源の除去 —— ④ _____
　　　　　　　　⑤ _____

❷宿主の抵抗力の増強 —— ⑥ _____
　　　　　　　　　　　　⑦ _____

❸感染経路の遮断 —— ⑧ _____
　　　　　　　　　　⑨ _____
　　　　　　　　　　⑩ _____

3-09 滅菌と消毒

1．次の文は滅菌と消毒、標準予防策（スタンダード・プリコーション）について書かれている。次の文章の空欄に適切な語句を入れなさい

❶細菌を除くすべての、または多くの病原性微生物を殺滅することを、① _____ という。

❷細菌芽胞を含むすべての微生物を殺滅除去することを ② _____ という。

❸標準予防策（スタンダード・プリコーション）は、「あらゆる患者の③ _____ を除くすべての体液・排泄物、④ _____ 、⑤ _____ 、損傷した皮膚には感染源がある」として、感染症の有無に関わらず ⑥ _____ を対象として取り扱いを一元化する考え方である。

2．次の滅菌・消毒方法について誤っているのはどれか
　①高圧蒸気滅菌法は手術機械の滅菌に適している。
　②放射線滅菌法には残留毒性がある。
　③EOガス滅菌法は、高温や湿度に弱い機械の滅菌に適している。
　④薬物消毒法は使用する薬剤の濃度や微生物の種類などによって効果が左右される。

　　　　　　　　　　　　　　　　　　　　　　　解答［　　　　　］

3-10 廃棄物処理

次の感染性廃棄物は、どの色のバイオハザードマークがついている容器に廃棄するべきか、線を結びなさい

①注射器・注射針　・　　　・　赤色

②血液が付いたアルコール綿・　　　・　橙色

③血液などの液体　・　　　・　黄色

5 医療事故防止

3-11 リスクマネジメント

1．医療事故・リスクマネジメントについて、次の文章の空欄に適切な語句を入れなさい

❶医療事故は、過失によるものと、①＿＿＿＿＿＿＿＿＿＿な不可抗力によるものに分けられる。

❷医療事故のうち、医療従事者の明らかな過失によって事故が発生した場合を②＿＿＿＿＿＿という。

❸看護職において医療過誤を起こした場合、③＿＿＿＿上の責任、④＿＿＿＿上の責任、⑤＿＿＿＿上の責任の3つの責任が問われる。

❹医療において、事故防止活動を通じて組織の損失を最小限に抑え、医療の質を保証するためのプロセスを、⑥＿＿＿＿＿＿＿＿＿＿という。

❺リスクマネジメントは「人間は⑦＿＿＿＿＿＿＿を起こす」ということを前提にしている。

2．看護師が関与する医療事故の発生要因を書きなさい

① _____
② _____
③ _____
④ _____

3-12 事故報告、事故防止対策

医療事故に関する次の問いに答えなさい

1．事故報告やヒヤリ・ハット報告の目的について**誤っている**のはどれか
　①個人的責任を追及するため。
　②何が起きたかという客観的事実を解明するため。
　③安全対策につなげるため。
　④なぜ起きたのか、その背景を分析するため。

　　　　　　　　　　　　　　　　　　　　　　　　解答［　　　　］

2．転倒について**誤っている**のはどれか
　①転倒は高齢者の骨折の原因になることが多い。
　②大腿骨の骨折は、寝たきりになる危険性がある。
　③転倒を経験すると転倒への恐怖心が強まる。
　④転倒をする原因は環境要因のみである。

　　　　　　　　　　　　　　　　　　　　　　　　解答［　　　　］

3．針刺し事故を起こさないための対策として**誤っている**のはどれか
　①採血時は真空管採血で行う。
　②使用済みの針など、鋭利な器具は、本人が破棄する。
　③使用後の針は必ずキャップをする。
　④床に落ちている注射器などは直接手で触らない。

　　　　　　　　　　　　　　　　　　　　　　　　解答［　　　　］

4 記録・報告

記録・報告の目的・意義

医療上必要な記録には、診療録や看護記録、体温表、検査記録などが存在し、診療を通じて得た患者の健康状態に関する情報が記載されている。このうち看護記録は、看護実践やそのときの患者の反応などを、看護師の責任において記した公的な記録である。記録することにより、看護チームや医師をはじめとする医療従事者が患者に関する情報を共有でき、一貫した医療を提供することにつながる。また、実践した看護の評価や、新たな実践への計画を立てることにも役立てられる。

報告は、事実を他者に知らせることである。各人の判断ではなく、組織として事実を判断し、機能するために重要な意味がある。

適応

記録は日々変化する「患者個人の経過」であり、今後の「治療・看護計画」「実施と評価」「スタッフ・患者との共通理解」のための資料になる。従って、医療上必要な検査や治療、看護実践などによって得られた情報すべてが、記録・報告の内容になる。

看護師の役割

看護師には、実施した看護実践や患者の状態を記録として残すことが義務づけられている。そのため、事実を正確に記載することが重要である。1998年の「カルテ等の診療情報の活用に関する検討会」報告書では、看護記録を含めた診療録の開示と法制化が提言され、情報の開示が進められている。今後は、医療従事者以外の者が閲覧しても、その内容を理解できるように記載することが求められる。

また、看護記録の記載と同時に、記録の管理も看護師の重要な役割である。看護師は個人情報の流出にも細心の注意を払う必要がある。

実施のポイント

記録は公的な証拠書類にもなるため、後日内容を修正できないように、また修正した場合にはそれが実証できるように、注意して記載する。また、事実をありのままに記載する。記録の内容は、看護チームやほかの医療従事者と共有するためのものであり、共通理解できる内容になるよう記載する。

Key Word

看護記録、診療録、公的証拠書類、医師法、医療法施行規則

4-01 看護記録

1．看護記録の目的について、次の文章の空欄に適切な語句を入れなさい

・看護行為を①＿＿＿＿するための資料とする。

・看護行為の結果を②＿＿＿＿するための資料とする。

・保健医療従事者に診断・治療、あるいは③＿＿＿＿などをするための資料を提供する。

・管理・運営上の資料を提供する。

・教育や研究の資料となる。

・法律上の④＿＿＿＿書類となる。

2．看護記録に用いられるSOAPについて、次の文章の空欄に適切な語句を入れなさい

S = Subjective：患者の訴えなど、患者が直接提供する① _____ 情報である。
O = Objective：バイタルサインや心雑音など、② _____ 情報である
A = Assessment：記入したS、Oすべてについての③ _____ を行う。
P = Plan：Aに応じた④ _____ を立案する。

3．看護記録について誤っているものはどれか。

①看護記録には責任の所在を明らかにするために署名は必ず行う。
②看護記録は、患者の秘密厳守に留意しなければならない。
③看護記録は実施した看護を評価する資料になる。
④血圧を測定した際、高血圧症などを診断し、今後の予測、想定を記載する。
⑤看護記録は医療過誤訴訟の証拠書類になる。
⑥看護実践を行った内容やその時間は正確に記載する。

解答［　　　］

4-02 医療記録

次の文章の空欄に適切な語句、または数字を入れなさい

❶医療記録には、診療録（カルテ、診療記録、病歴）と① _____ 、体温表、諸検査記録など、医療に関するものすべてが含まれる。
❷看護職者が行う記録のなかで、記録が法的に義務づけられているのは② _____ である。
❸医療法施行規則によると看護記録は、診療に関する③ _____ に含まれている。
❹看護記録は、医師法では④ _____ 年間、医療法施行規則では⑤ _____ 年間の保存義務がある。
❺看護記録は、看護師の責任で記載する公的な⑥ _____ の経過記録であり、⑦ _____ の記録である。

4-03 記録の留意事項

次の文章の空欄に適切な語句を入れなさい

❶記録は公的な証拠書類になるため、原則としてインクまたは① _____ ではっきりと書く。文字は、② _____ で書く。
❷文字の訂正は、間違った文字の上に③ _____ を引き、欄外に訂正内容を示す。
❸記録を簡略化するため、施設・看護単位ごとに決められた④ _____ を使用する。
❹責任の所在を明らかにするために、記録者は必ず⑤ _____ する。

4-04 報告

1．看護において報告する目的について、次の文章の空欄に適切な語句を入れなさい

・看護業務の① _____ 状況を伝える。
・看護業務を実施するための相談をしたり、指示・指導を受ける。
・② _____ をほかの看護師に伝え、同一方針のもとに看護を行う。
・医師、看護師からの指示や、患者、家族からの依頼の実施状況や、③ _____ を伝える。

2．報告時の留意事項について、次の文章の空欄に適切な語句を入れなさい

❶内容に間違いがないか① _____ する。大切な事項は② _____ をし、それとともに報告する。

❷定期的な報告でよいのか、③ _____ に報告しなければならないのか判断する。

❸内容を④ _____ 、⑤ _____ に話す。意味を正しく伝え、相手に⑥ _____ 言葉を用い、対象を考えて言葉づかいに注意する。相手が理解できる⑦ _____ と⑧ _____ で話す。

❹簡潔にして要を得た内容とし、また職業上で得た情報または⑨ _____ がある。

実践問題　❶看護の基本

☐ **1-01** 患者とのコミュニケーションについて適切でないのはどれか
1．患者の話すことにすぐさま結論を出したり、価値判断をしない。
2．患者の言葉と、表情・行動は常に一致しているとはかぎらない。
3．正確に状況を伝えるために専門用語を用いる。
4．会話を多くするほど信頼関係が深まるとはかぎらない。

[　　　]

☐ **1-02** インフォームド・コンセントについて適切でないのはどれか
1．医療従事者は、インフォームド・コンセントによって同意を得て初めて、医療行為を行うことができる。
2．緊急事態で患者に説明して同意を得る時間的な余裕がない場合は、省略してもよい。
3．医薬品の臨床試験においてもインフォームド・コンセントを行う。
4．幼児や精神障害者など、自己の意思を表明できない場合には、行わなくてもよい。

[　　　]

☐ **1-03** 患者とのコミュニケーションで適切なのはどれか ▶第104回
1．専門用語を用いて説明する。　　3．沈黙が生じたら会話を終える。
2．視線を合わせずに会話をする。　4．患者の非言語的な表現を活用する。

[　　　]

☐ **1-04** 患者と看護師の関係において、ラポールを意味するのはどれか ▶第106回
1．侵されたくない個人の空間　　3．意図的な身体への接触
2．人間対人間の関係の確立　　　4．自己開示

[　　　]

☐ **1-05** 体温の1日の差が1℃以上で、低いときでも正常に戻らない熱型を何のいうか
1．間歇熱　　3．稽留熱
2．弛張熱　　4．分利

[　　　]

☐ **1-06** 体温について誤っているのはどれか。
1．腋窩温の左右差は0.1～0.4℃程度ある。
2．同じ人でも1日の内で体温に差が生じるが、その差は1℃未満である。
3．体温は直腸温、口腔温、腋窩温の順に低くなる。
4．体温が1℃低下すると代謝は増加する。

[　　　]

☐ **1-07** 上腕での血圧測定で収縮期血圧が正確な値より低くなるのはどれか
1．上腕を心臓より低い位置に置く。　　3．マンシェットを緩く巻く。
2．マンシェットの幅が狭すぎる。　　　4．マンシェットの脱気を速くする。

[　　　]

□ **1-08** 脈拍について誤っているのはどれか。
1．発熱時、体温は増加する。
2．脈拍数は年齢・性別・運動・疾患・精神状態などが影響する。
3．立位のときよりも座位、座位のときよりも臥位のときのほうが増加する。
4．高血圧や動脈硬化のときには硬く、緊張した感じの硬脈が触れることがある。

[　　　]

□ **1-09** 成人で高血圧だと判断されるのはどれか。
1．100/56mmHg　　3．128/96mmHg
2．128/78mmHg　　4．130/82mmHg

[　　　]

□ **1-10** 呼吸について誤っているのはどれか。
1．通常、成人で呼吸数が1分間に8回以下では必要な酸素を取り入れることはできない。
2．呼吸数は変わらないが、深さが増した呼吸を過呼吸といい、過換気症候群でみられる。
3．異常に深く規則的な呼吸はクスマウル呼吸といい、代謝性アルカローシスでみられる。
4．浅い呼吸から深く速い呼吸へ、続いてゆっくりと浅い呼吸になった後、無呼吸状態になることを繰り返す呼吸をチェーン-ストークス呼吸といい、重症心不全、脳出血、脳の低酸素状態のときにみられる。

[　　　]

□ **1-11** 救急で搬送されて来た患者に話しかけに応答はなく、痛み刺激で目を開き、理解できない発声と共に刺激した部分を払いのけるような行動をとった。この患者の状態をGCSで表記せよ。

グラスゴー・コーマ・スケール（GCS、Glasgow coma scale）

観察領域	反応	スコア
開眼（E）	自発的に開眼	4
	呼びかけにより開眼	3
	痛み刺激により開眼	2
	全く開眼しない	1
言語反応（V）	見当識がある	5
	混乱した会話をする	4
	意味のない不適切な言葉を発する	3
	理解できない発声のみ	2
	発声が全くみられない	1
運動反応（M）	命令に従う	6
	痛み刺激部位に手足を持ってくる、払いのける	5
	痛み刺激を逃避する	4
	痛み刺激で四肢を異常屈曲する	3
	痛み刺激で四肢を伸展する	2
	痛み刺激で全く動かさない	1

開眼（E）、言語反応（V）、運動反応（M）の評価点の合計をもって意識障害の重症度とする。(E)＋(V)＋(M)＝15～3点。
意識清明はGCS 15点（E4 V5 M6）、昏睡状態はGCS 3点（E1 V1 M1）と表記

GCS[　　　点]　（E　　、V　　、M　　）

□ **1-12** パルスオキシメータが有用なのはどれか ▶第94回
1．鉄欠乏性貧血　　3．気管支喘息
2．一酸化炭素中毒　4．CO_2ナルコーシス

［　　　］

□ **1-13** 下記のうち正常な状態を示すものはどれか
1．患者の斜めから光を当てたところ、瞳孔が散大した。
2．30〜40cm離れたところから当てたペンライトの光を見てもらったところ、片側で瞳孔から光が外れていた。
3．顔を横に向けて外眼角から角膜頂点まで計測すると、距離が20mmあった。
4．患者に遠くを見るよう伝えたところ、瞳孔が散大した。

［　　　］

□ **1-14** 次の身体各部の測定方法について正しいものはどれか
1．身長や座高を測定するとき、頭部は耳鼻水平位とする。
2．身長を測定する時刻は、午前7時前後が適当とされている。
3．乳房が膨隆している女性の胸囲は、前面の乳頭の位置で測定する。
4．腹囲は、仰臥位で膝を伸ばした状態のとき、臍の位置で測定する。

［　　　］

□ **1-15** アセスメントとそれに用いる物品の組み合わせで<u>関係しない</u>のはどれか
1．ウェーバーテスト ─── 舌圧子
2．視力検査 ─────── ランドルド環
3．深部知覚検査 ───── 音叉
4．二点識別覚検査 ──── ノギス

［　　　］

□ **1-16** 次の消毒液のうち消毒対象が誤っているのはどれか
1．3％グルタラール ─────── 内視鏡の消毒
2．10％ポビドンヨード ────── 手術前の皮膚消毒
3．0.5％次亜塩素酸ナトリウム ── 粘膜の創傷部位の消毒
4．70％エタノール ──────── 手指の消毒

［　　　］

◻ **1-17** 滅菌手袋を外す手順を示した1～4で誤っているのはどれか

1.
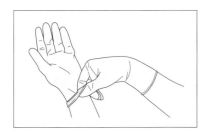

2.
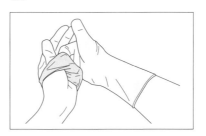

3.
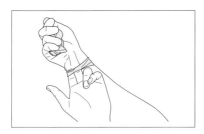

4.
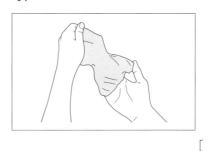

[　　　]

◻ **1-18** 5％グルコン酸クロルヘキシジンを用いて0.2％希釈1,000mLをつくるのに必要な量はどれか ▶第95回
1. 10 ml　　3. 40 ml
2. 20 ml　　4. 50 ml

[　　　]

◻ **1-19** スタンダードプリコーションで感染源とされるのはどれか ▶第98回
1. 爪　　　　3. 血液
2. 頭髪　　　4. 傷のない皮膚

[　　　]

◻ **1-20** 血液の付着した注射針を廃棄する容器はどれか ▶第104回
1. 黄色バイオハザードマーク付きの容器　　3. 赤色バイオハザードマーク付きの容器
2. 橙色バイオハザードマーク付きの容器　　4. 非感染性廃棄物用の容器

[　　　]

◻ **1-21** 院内感染予防について誤っているのはどれか
1. 複数の患者の創傷処置を行う場合は、患者ごとに手袋を交換する。
2. 看護師が流行性結膜炎に罹患したときは、出勤させない。
3. 滅菌手袋を装着して創傷処置を行った場合は、手洗いをする必要はない。
4. 患者との直接的な接触だけではなく、治療や検査なども院内感染の要因になる。

[　　　]

1-22 無菌操作で正しいのはどれか

1．消毒薬の綿球の渡し方 2．滅菌手袋の取り出し方

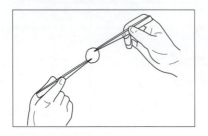 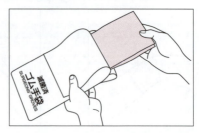

3．滅菌包みの開け方 4．ディスポーザブル注射針の取り出し方

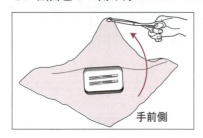 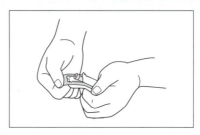

[　　　　]

1-23 医療過誤で正しいのはどれか ▶第95回
1．医療機関・医療従事者の過失による。
2．事故に至らなかったものも含まれる。
3．非侵襲的行為によるものは含まれない。
4．被害者に医療従事者が含まれる。

[　　　　]

1-24 入院患者の本人確認の方法で最も適切なのはどれか ▶第100回
1．病室でのベッドの配置
2．ベッドネーム
3．ネームバンド
4．呼名への反応

[　　　　]

1-25 看護記録の内容として適切でないのはどれか
1．患者が背部の瘙痒感を訴えていることを記した。
2．午前中に石鹸を用いて全身清拭を行ったことを記した。
3．清拭時、手際が悪かった自分の反省内容を記した。
4．清拭後、患者が「背部の瘙痒感が消失した」と話したことを記した。

[　　　　]

1-26 看護記録の内容で適切でないのはどれか
1．ボールペンで事実を記載した。
2．施設で決められた略語を使用した。
3．記録の最後に捺印した。
4．間違えた箇所に紙を貼り、その上に記した。

[　　　　]

1 環境調整

環境調整の目的・意義
人は、常に環境と相互に影響し合いながら生活している。人は、常に快適で健康的な環境において生活することを願っており、環境調整は基本的欲求でもある。環境の適否は健康に影響を及ぼし、快適な環境の刺激を受けることにより、自然治癒力や免疫力を高めるともいわれる。患者の生活環境・療養環境を良好に整えることは、健康の維持・増進、疾病予防、健康回復を支援することにつながる。

適応
環境を調整することが健康の維持・増進、疾病の回復、疾病の予防につながることから、環境調整の技術は、すべての患者に適用される。とくに、障害や疾病によって自ら環境を調整できない患者にとって、快適な環境で生活したいというニーズを満たすために重要な技術である。

看護師の役割
環境の調整は、障害や疾病をもつ患者の回復を支援するための重要な技術である。人にとって健康的で快適な環境条件や、それぞれの環境要因が健康に及ぼす影響、症状緩和・健康回復のための環境調整の方法など、専門的知識をもとに個々の患者の健康状態に応じて適切な環境を整えることが重要である。

実施のポイント
環境因子には物理的要因・化学的要因・生物的要因・社会的要因、経済的要因などがあげられる。このうち、物理的要因は、身体的な健康状態と密接なかかわりをもつ。すなわち、照明、色彩、音、室内気候、患者の生活する病床に着目し、患者の知覚状態を観察し、要望にも耳を傾けながら、環境を整える。さらに、転倒や感染を起こす要因を除去するように努める。

Key Word
採光、照明、色彩、騒音、室内気候、病床、ベッドメーキング、環境整備

1 療養環境の整備

1-01 環境調整とは
次の文章の空欄に適切な語句を入れなさい

生活環境の調整とは、①＿＿＿＿、②＿＿＿＿、③＿＿＿＿などの室内の気候、空気の④＿＿＿＿性やにおい、光や音などの⑤＿＿＿＿条件を整えることである。

1-02 物理的環境条件
次の文章の空欄に適切な数字を入れなさい

❶病室の面積は、医療法施行規則第16条により、患者1人当たり①＿＿＿＿㎡以上と規定されている。

❷冷房を行う場合には、外気温との差を②_____℃以内に抑えることが望ましい。

❸騒音にかかわる環境基準として、夜間は③_____dB（デシベル）以下、昼間は④_____dB以下が望ましいとされている。

❹病院、診療所における病室の有効採光面積は、建築基準法第28条により、床面積⑤_____以上が必要と規定されている。

❺病室や居室の照明基準からみると、読書時に必要な照度は、⑥_____～_____ルクスが適当とされている。

❻室温は、人為的要素がない場合には日の出前が最低になり、日の出後⑦_____時頃、最高に達する。また、湿度は室温とは逆に、日の出前が最高になり、日の出後⑦時頃に最低になる。

❼日本人にとって、身体活動をしていないとき、普通着衣で3時間以上在室している場合に快適な状態と感じる快感域は、一般的に冬季では実効温度＝⑧_____±2℃（気湿40～60％）であり、夏季では⑨_____±2℃（気湿45～65％）である。

❽温湿度計は、一般の室内では床から⑩_____cmの高さに置かれるが、病室では、患者の寝ている高さでの温湿度をみることが大切である。

1-03 環境因子の人体への影響

環境因子の人体への影響について、次の文の空欄に適切な語句を入れなさい

❶嗅覚は機能が低下しやすく、同じにおいを持続してかいでいると、徐々に、においを①_____なる。

❷騒音による人体への影響として、聴力低下、耳鳴、②_____散漫、不快感、消化液の分泌不良、睡眠障害などがあげられる。

❸強すぎる冷房による人体への影響として、頭痛、疲労感、風邪、③_____炎などがあげられる。

❹高齢者は、青年に比べると同じ照度でも④_____く感じるので、夜間の歩行などに注意する。

❺人間の身体に感じる体性感覚として、「暑い」「寒い」といった温度感があるが、その感じ方には⑤_____差がある。

1-04 においの発生源

病棟・病室におけるにおいの発生源を3つ以上あげなさい

_____

_____

_____

1-05 採光と照明

採光と照明について、**誤っている**ものはどれか

①光を天井や壁に反射させて照明する方法を間接照明という。
②必要に応じた照明を得るためには、全般照明と局所照明を併用する。
③病室の明るさに必要な照度は、医師や看護師の行う治療、処置、看護行為などを行う際の必要性のみを考慮して決定する。
④採光は、カーテンやブラインドを開閉して調節する。

解答［　　　　］

1-06 色彩

色彩について、**誤っている**ものはどれか

①色彩は、人間に生理的・心理的な影響を及ぼす。
②冬に黄系統などの暖色の薄い色を使用すると、視覚的にも暖房効果が上げられる。
③緑系統の色は眼を疲れさせない。
④手術室などで緑色の布を使用するのは、出血した血液を見分けるためである。

解答［　　　　］

1-07 騒音

病棟・病室において患者が不快に感じる音の発生源を3つ以上あげなさい

―――――――――――――――――――――――――
―――――――――――――――――――――――――

1-08 環境条件

環境条件について、次の文章の｛　｝内の適切な語句を選択しなさい

❶ウェスティン（Westin, A. F）のプライバシー分類からみて、「孤独」というプライバシーが守られにくいのは、① ｛　個室　　多床室　｝である。
❷多床室の患者が同室者の存在を気にする程度として、② ｛　大便や小便　　食事　｝をするときに気にする人が多い。
❸人工照明のうち、光の利用度は高いが、まぶしさや影が生じやすいのは、
③ ｛　直接照明　　間接照明　｝である。
❹太陽光線の透過率が低く、明るさが減少しても安静にしたいときなどに有効なのは、
④ ｛　透明ガラス　　すりガラス　｝である。
❺寒い地方では、⑤ ｛　赤　　緑　｝系統の薄い色を使用すると、視覚的にも暖房効果があがる。

2 ベッドメーキング

1-09 ベッド、マットレス
次の説明で正しいものに○印を、誤っているものに×印をつけなさい

( ) ①離床できる患者が使用するベッドの高さは、腰掛けやすくて立ちやすい、膝下より少し高い程度が適している。

( ) ②患者用ベッドのキャスターは、直径が小さいほうが移動時の振動が少ない。

( ) ③頭部や足もとのボードが取り外し可能なベッドは、頭部・足部の治療が必要な患者に使用する。

( ) ④ベッド用マットレスは、従来のポリエステルやポリウレタン・マットレスから、スプリング・マットレスに変更されてきている。

( ) ⑤畳の上に直接、敷き布団を敷く場合は、掛け布団の放熱量が大きいので、保温効果からみると敷き布団より掛け布団を厚くするほうがよい。

1-10 ベッドメーキング
次の説明で正しいものに○印を、誤っているものに×印をつけなさい

( ) ①マットレスパッドがマットレスの長さよりも少し短い場合には、マットレスパッドの端を頭側に合わせる。

( ) ②マットレスの下にシーツを入れるときは、逆手で行う。

( ) ③基本的にすべての患者に防水シーツを使用する。

( ) ④防水シーツをおおう横シーツは、肌触りをやわらげたり、摩擦を少なくするだけでなく、患者の不感蒸泄や水分を吸収する役割もある。

( ) ⑤掛けシーツの足元に緩みをもたせるのは、下肢の動きを制限しないためである。

( ) ⑥マットレスの角を外見上四角につくると、内側の布がバイヤスになるので緩みやすい。

( ) ⑦毛布は、上シーツと同様に足元に緩みをつくる。

( ) ⑧スプレッドは足元のコーナーを三角につくった後、側面の余分なスプレッドをマットレスの下に入れる。

( ) ⑨ベッドメーキング中、看護師は関節の伸展・屈曲の動作によって作業するが、ときには座り込んで作業する。

( ) ⑩動線を少なくするため、片方の側をつくってから反対側をつくる。

2 体位変換

体位変換の目的・意義

人間は疲労を感じたとき、無意識に自身の身体が安楽であるような姿勢をとる。また、同じ姿勢を保ち続けることによる苦痛を緩和するために、体位を変換する。このような体位の保持や変換がスムーズに行われることは、個人の心身の安楽を保つうえで、とても重要になる。

適応

疾病や障害のない健康な人は、自力で体位の保持や変換が可能である。体位変換の援助は、何らかの原因によって自ら体位を変換することができない人々に対して行う、重要な看護技術になる。とくに、定期的に体位を変えることで循環・呼吸機能を促進し、廃用性症候群（褥瘡、関節拘縮、静脈血栓症、起立性低血圧、筋・骨の萎縮、沈下性肺炎など）を予防する手段になる。

看護師の役割

患者の体位が安全・安楽に保持・変換されるためには、看護師自身も安全・安楽な動作で行うことを心掛けなければならない。看護師自身が不適切な姿勢をとり、疲労を感じる動作であれば、援助を受ける患者も同様に苦痛を感じることになる。患者・看護師双方の身体に負担をかけないようにするため、看護師はボディメカニクスの知識を基盤に、個々の患者に合わせた安全・安楽な体位の保持、変換を行う必要がある。

実施のポイント

体位の保持、移動・移乗動作、体位変換の技術には、患者の健康レベルに応じてさまざまな方法がある。患者の身体的状況に関する自立の程度を判断し、患者にとって安全・安楽な方法を工夫する必要がある。さらに、患者・看護師双方のボディメカニクスを適切に活用することが、実施のポイントになる。

Key Word

ボディメカニクス、体位保持、移動動作、体位変換

1 安楽な体位

2-01 体位を保持する筋肉

1．体位の保持について、次の文章の空欄に適切な語句を入れなさい

人間の体位の保持には① ＿＿＿ が大きな役割を果たしている。①の運動は屈曲（前屈）、② ＿＿＿ 、側屈、③ ＿＿＿ の4種類からなる。この運動に働く筋を④ ＿＿＿ という。④は背部の最深部にあり、浅層にある長背筋群と深層にある⑤ ＿＿＿ に区分される。長背筋群のうち棘筋、腸肋筋、最長筋は⑥ ＿＿＿ とよばれ、主に①を伸展させ、背骨を骨盤の上に保つ作用をしている。

2．抗重力筋とは何かを記述しなさい

抗重力筋とは、①＿＿＿＿に対して②＿＿＿＿を保持するために働く筋肉のことである。

2-02 体位の種類
次に示す体位の特徴について、当てはまる体位を語句群から選択しなさい

> **語句群**：立位、椅座位、正座、長座位、あぐら、半座位、仰臥位、側臥位、シムス位、半側臥位、腹臥位、起座呼吸体位、膝胸位、截石位、骨盤高位

❶背部を床に着けてあおむけになり、下肢を伸展させた体位　（　　　）
❷足底部を基底面にして立っている体位　（　　　）
❸身体の左右どちらかを下にして臥床した体位　（　　　）
❹ベッドの上部を上げ、上体を15〜45度起こした体位　（　　　）
❺顔を横に向け、うつ伏せになる体位　（　　　）
❻下半身は片膝屈位をとり、ややうつ伏せ状態にした体位　（　　　）
❼身体を横に向けた位置から約45度、背部のほうへ倒した体位　（　　　）
❽ベッドに上体を起こして足を伸ばした体位　（　　　）
❾ベッド面に膝と胸をつけ、殿部を挙上した体位　（　　　）
❿頭部を腹部や下肢より低くした体位　（　　　）

2-03 体位の安定性
体位の安定性について、次の文章の｛　｝内の適切な語句を選択しなさい
❶支持基底面の面積が①｛ 広い　狭い ｝ほど安定性がよい。
❷重心線が支持基底面の中心に②｛ 遠い　近い ｝ところにあるほど安定性がよい。
❸重心の位置が③｛ 高い　低い ｝ほど安定性がよい。
❹外力が加わった場合、質量が④｛ 大きい　小さい ｝ほど安定性がよい。
❺床との接触面に生じる摩擦係数が⑤｛ 大きい　小さい ｝ほど安定性がよい。

2-04 安楽な体位の保持
安楽な体位保持について、次の文章の空欄に適切な語句を入れなさい
●体重のかかる①＿＿＿＿＿＿は広くする。
●体幹および四肢の②＿＿＿＿＿に合わせる。
●ベッドと身体の③＿＿＿部に支え物を置く。
●④＿＿＿＿の起こりやすい部位を保護する。
●対象の⑤＿＿＿に応じて体位を保持する。

2-05 体位保持の原則

次の文の正しいものには〇印を、誤っているものには×印をつけなさい

(　　) ①患者をいすに座らせる場合、いすの高さはつま先が床に着くようにする。
(　　) ②安楽な体位を保持するために、仰臥位では膝の下に枕を入れるとよい。
(　　) ③臥床している患者を安楽な体位に整えるときは、脊柱の彎曲を生理的に保つ。
(　　) ④臥床している患者の足関節は底屈位とする。
(　　) ⑤仰臥位時に褥瘡が最も発生しやすい部位は、腓骨外果部である。
(　　) ⑥安楽な側臥位を保持するためにはやや大きめの枕を胸に抱くようにする。
(　　) ⑦安楽な半座位を保持するためには上半身を60度まで上げる。

2 体位変換

2-06 体位変換の目的

体位変換の目的について、次の文章の空欄に適切な語句を入れなさい

- 同一部位の①＿＿＿＿＿による苦痛と障害を予防する。
- 長期間の臥床状態による障害を②＿＿＿＿＿する。
- ③＿＿＿＿＿活動を活発にする。
- 患者への看護、治療、検査に必要な④＿＿＿＿＿をとる。
- 日常生活動作を手助けし、⑤＿＿＿＿＿を促す。

2-07 体位変換実施時の注意点

次の文章の空欄に適切な語句を入れなさい

　体位変換を行うときは、できるだけ患者の①＿＿＿＿＿を得る。重症患者の場合には、患者の状態に合わせ、②＿＿＿＿＿の人数を増やすことを検討する。

　体位変換にあたっては③＿＿＿＿＿＿＿＿＿を活用する。とくに長期に臥床している患者をはじめて起こす際は、循環動態が変化するので、④＿＿＿＿＿や⑤＿＿＿＿＿の状態を観察する。姿勢を安定させるために、支持面を広くとると⑥＿＿＿＿＿＿＿が広がり、安楽な体位になる。

2-08 褥瘡予防

1. 褥瘡の発生要因を3つ以上あげなさい

① ② ③

2. 褥瘡予防対策の具体的な方法について、空欄に記述しなさい

予防対策	具体的な方法
除圧	①
湿潤対策	②
摩擦・ずれ	③
栄養	④

3 ボディメカニクス

2-09 ボディメカニクスの原則

体位変換時のボディメカニクスについて、正しいものには○印を、誤っているものには×印をつけなさい

( ) ①看護師は足をそろえ、両膝や腰を伸ばした状態で行う。
( ) ②患者の四肢はできるだけ伸ばした状態で行う。
( ) ③患者を手前に引く時は、水平移動を行う。
( ) ④看護師の重心と患者の重心は、できるだけ離した状態で行う。
( ) ⑤できるだけ看護師の正常作業域内で援助を行う。

2-10 ボディメカニクスを活用するための法則

看護場面でのボディメカニクスの法則について、表の空欄を埋めなさい

原理・考え方	看護師の動作
①＿＿＿＿の原理	支点、力点、重力の位置関係を利用する
②＿＿＿＿の法則	動作に逆らわず協働する
③＿＿＿＿の有効利用	大きな筋肉を活用する
④＿＿＿＿を少なくする	水平移動する

3 移動・移送

移動・移送の目的
人間は自分が存在する場所を移動して生活空間を維持・拡大しながら、社会とのつながりをもち、生活している。疾患や障害によって自力で移動できなくなった場合、移動・移送の援助が必要になる。適切なタイミング、方法で移動・移送を行うことで、患者個人のもつニードが満たされる。また、個人の尊厳を守ることにもつながる。

適応
心身ともに疾病や障害のない健康な人間は、自ら意思決定し、目的の場所に移動することが可能である。移動・移送の援助は、何らかの原因によって自ら移動することができない人々に対して行う、重要な看護技術である。たとえば、手術前後、緊急時、検査時の移動やリハビリテーションなどで適応される。また、精神が疲弊し、それが身体面にも悪影響を及ぼしていると思われる患者にとって、移動・移送の援助は気分転換をはかる有効な手段になる。

看護師の役割
患者の移動を制限することは、生活空間が縮小することを意味する。患者が自らどの程度移動できるのかを観察することが大切である。その結果に基づき、歩行支援の方法や輸送手段など、輸送の方法を選択・決定する。個々の患者に合わせ、生活空間を拡大できるように援助することが、看護師の役割である。

実施のポイント
援助の際は、患者の身体的・精神的な機能を改善して生活空間を拡大するとともに、自立への意欲を高めることが大切である。また、患者の安全・安楽に配慮して援助を行うことが実施のポイントになる。

Key Word
移動動作、歩行、車いす、ストレッチャー

1 歩行介助

3-01 歩行開始の条件
歩行を開始する条件について、次の文章の｛　｝内の適切な語句を選択しなさい

❶① ｛　姿勢　　体位血圧　｝反射が保たれており、② ｛　座位　　立位　｝に耐えられる。

❷体重を支える③ ｛　骨格　　筋力　｝がある。

❸④ ｛　股関節　　肩関節　｝、⑤ ｛　肘関節　　膝関節　｝、⑥ ｛　手関節　　足関節　｝の可動域が保たれている。

❹歩行に対する⑦ ｛　身体　　心　｝の準備ができている。

3-02 歩行動作

歩行動作の流れについて、次の文章の空欄に適切な語句を入れなさい

❶体重は左下肢にかかっている。

　① ＿＿＿＿＿＿＿を前に出すと、身体の重心は徐々に前方・右側へ移動する。

❷はじめに② ＿＿＿＿＿＿が地面に接地する。このとき、身体の重心は両足の中心に移動する。

❸出した下肢の③ ＿＿＿＿＿＿全体で体重を支える。

　④ ＿＿＿＿＿＿が地面から離れる。

❹④を前方に踏み出す。体重は右下肢にかかる。

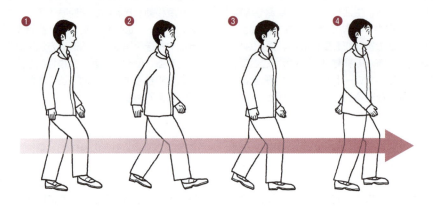

3-03 歩行支援時の留意点

歩行支援時に留意する点について、次の文章の空欄に適切な語句を入れなさい

❶歩行に適した① ＿＿＿＿＿＿と履き物であるかを確認する。その際の履き物は、② ＿＿＿＿＿＿が高く、すべりにくい③ ＿＿＿＿底を選択する。また、④ ＿＿＿＿が濡れていないことも確認する。

❷患者に障害がある場合、看護師は患者の⑤ ＿＿＿＿＿＿側に立つ。患者が杖を使用する場合は、看護師は杖の⑥ ＿＿＿＿＿側に立つ。患者に障害や特別な条件がない場合は、看護師は患者の⑦ ＿＿＿＿手の反対側に立つ。

❸患者が転倒しそうになったら、看護師は無理に患者の体勢を整えようとするのではなく、ゆっくりと⑧ ＿＿＿＿＿＿＿＿＿＿＿＿＿＿。

3-04 歩行補助具の特徴

歩行補助具の名称について表の空欄を埋めなさい

使用する歩行補助具	患者の状態
①	筋力とバランス感覚は不十分だが、荷重をかけてもよい場合に使用
②	患肢に十分な荷重ができない場合に使用
③	ほとんど独歩は可能だが、少しバランスが悪い場合に使用

2　車いすによる移動

3-05　車いす各部分の名称

車いす各部分の名称について、適切な語句を、語句群から選択して入れなさい

語句群：大車輪　背もたれ　にぎり　肘当て　フットレスト　ブレーキ　座席　小車輪　ティッピングレバー

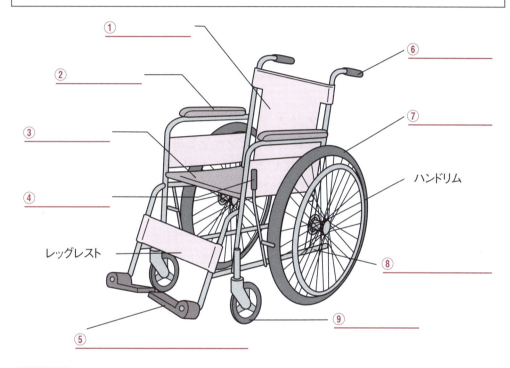

3-06　ベッドから車いすへの移乗時の留意点

ベッドから車いすへの移乗（とくに障害のない患者の場合）について、次の文章の正しいものには○印を、誤っているものには×印をつけなさい

（　　）①事前に移動する場所の気温や湿度・所要時間を考え、移動可能かどうか患者の状態を判断する。

（　　）②車いすは患者を移乗させる直前に整備する。

（　　）③車いすが入りやすいように、ベッドとベッドの間隔はあらかじめ空けておく。

（　　）④患者が安全・安楽に移乗するために、車いすはベッドの頭側約30度に置く。

（　　）⑤フットレストは患者が乗りやすいように下げたままにする。

（　　）⑥立位時、患者が履きやすいようにスリッパを足元に準備する。

（　　）⑦看護師は患者の体位を変えるとき、循環動態を常に観察する。

（　　）⑧看護師はほとんどすべての患者に対して全面介助で車いすへ移乗させる。

3-07 車いすでの移送時の留意点

車いすで移送時の留意点について、次の文章の空欄に適切な語句を入れなさい

車いすで移送する間は、極力、①＿＿＿＿＿＿を抑えて走行する。下り坂の場合は、患者がずり落ちないように蛇行しながら速度を調節するか、車いすを②＿＿＿向きにして下る。段差がある場合は、③＿＿＿＿＿＿に足をかけて踏み込み、④＿＿＿＿＿を浮かせて段上に乗せる。停車中は必ず⑤＿＿＿＿をかける。

3 ストレッチャーによる移動

3-08 ベッドからストレッチャー移動時の留意点

ベッドからストレッチャーへの移動（4人でシーツを用いる場合）について、次の文章で正しいものには○印を、誤っているものには×印をつけなさい

（　）①ストレッチャーは必要時、すぐに使えるように日頃の点検が大切である。

（　）②ストレッチャーは、ベッドの足元に頭側が来るように90度の角度で置く。

（　）③ストレッチャーは、ベッドと高さを合わせたほうが作業しやすい。

（　）④看護師A、B、C、Dの配置にはとくに取り決めはない。

（　）⑤看護師A、B、C、Dは両足をそろえて立つ。

（　）⑥看護師A、B、C、Dは腕を肩幅に広げた位置に置く。

（　）⑦看護師A、B、C、Dは手掌を上にしてシーツを握り、患者の身体からなるべく離れた部分をもつ。

（　）⑧看護師A、B、C、Dは患者の身体を引きずるようにしてストレッチャーに移動する。

（　）⑨患者をベッドからストレッチャーに移動する場合は、頭部、腰部、足部の順に降ろす。

3-09 ストレッチャー移送時の留意点

ストレッチャー移送時に留意する点について、次の文章の空欄に適切な語句を入れなさい

- ストレッチャーは平坦な場所では患者の① _____ 側から先に進む。
- 坂を昇るときは、② _____ 側から先に輸送する。
- 坂を下りるときは、③ _____ 側から先に輸送する。
- 方向を変えるときは、ゆっくり、大きな④ _____ を描くように曲がる。
  移送中の振動は不快感や⑤ _____ 感をまねくので、静かに移送する。
- 移送時は常に患者を観察するため、熟練度の高い看護師が⑥ _____ 側に位置して移送する。
- 移送時は、患者の身体を⑦ _____ 、または安全ベルトで保護・固定する。

4 休息・睡眠

休息・睡眠の目的・意義
　人間は一定期間、仕事や運動を継続すると、疲労を感じる。睡眠や休息はこの疲労を取り除くとともに、次の活動に向けて内部環境を整えるための行為である。睡眠や休息を適切にとり、身体の内部環境を整えることは、生活および生命を維持していくうえで重要である。

適応
　健康な人であれば、活動して疲れていても休息・睡眠をとることにより、ある程度、疲労を回復することが可能である。しかし、健康を障害された人々は恒常的に体力が低下しているため、心身が回復しにくい状況にある。とくに、昼間の傾眠傾向、活動量低下、薬剤の副作用、入院による不安などがあると、入眠困難や不眠を訴えることが多い。このような患者にとって、休息・睡眠の援助は症状を軽減する手段になる。

看護師の役割
　看護師は、睡眠のメカニズム、不眠が心身に及ぼす影響などの専門的知識を基盤に、それぞれの患者に対し、適切で的確な休息・睡眠の援助を行う必要がある。たとえば、昼間の傾眠を避ける、罨法・足浴・マッサージなどを実施する、睡眠薬の処方を医師に依頼する、不安を傾聴する、疼痛があれば疼痛を緩和するなどの援助がある。

実施のポイント
　眠るという行為は、心身両面における安楽な状態を保障するとともに、次への活力源につながっていく生活行動である。したがって、安眠できる睡眠環境を調整していくことが重要になる。そのためには、患者の睡眠行動（睡眠パターン、不眠の原因、入眠時間、睡眠時間など）を把握し、支援することが実施のポイントとなる。

Key Word
　サーカディアンリズム、睡眠周期、睡眠障害、休息、疲労、安静

1 休息・睡眠

4-01 睡眠のメカニズム
睡眠のメカニズムについて、次の文章の空欄に適切な語句を入れなさい

❶生体リズムには年単位、月単位などさまざまな種類があるが、その中で「朝起きて、夜眠る」という1日のサイクルのことを①＿＿＿＿＿＿＿＿＿＿＿＿＿＿リズムとよんでいる。この生体リズムは1日を約②＿＿＿＿＿時間とする「覚醒－睡眠リズム」を作り出している。②時間のリズムで生活すると、実際の時間と生活時間がずれてしまうが、朝、③＿＿＿＿＿の光を浴びることの他、社会的要因、食事などのタイミングで、時間がリセットされる。

❷ヒトの睡眠状態を調べる方法として脳波測定がある。睡眠中の脳波は、その脳波のパターンによって④＿＿＿＿＿睡眠と⑤＿＿＿＿＿睡眠の2つに分類できる。

❸⑥＿＿＿＿＿睡眠中は、眼球の急速回転運動が観察される。この睡眠では、身体は⑦＿＿＿＿＿の緊張が解けて弛緩しているが、脳は覚醒に近い状態になっているため、⑧＿＿＿を見ていることが多い。また、呼吸数・⑨＿＿＿＿＿の増加、血圧の一過性の上昇など、⑩＿＿＿＿＿系の変調もきたしている。

❹一方、レム睡眠以外の睡眠を⑪＿＿＿＿＿睡眠といい、脳波は4段階に分類される。この睡眠の初めには、手足からの⑫＿＿＿＿＿の放散が増加し、呼吸数、脈拍数は減少し、血圧は⑬＿＿＿する。

4-02 小児の睡眠周期

下図は、成長段階別の睡眠周期を表している。①～③で小児期の睡眠周期はどれか

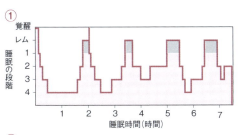

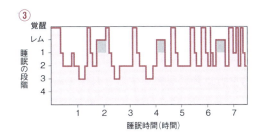

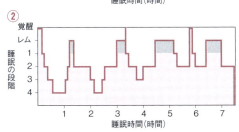

（①～③の図　大地陸男著:生理学テキスト第4版、p210、文光堂、2003より転載）

解答［　　　　　］

4-03 睡眠障害の種類と特徴

睡眠障害について、次の文章の最後に適切な語句を入れなさい

❶睡眠時間は十分であるにもかかわらず、深く眠った感覚が得られない状態を①＿＿＿＿＿障害という。

❷消灯後、入眠するまでの時間が延長し、寝つきが悪くなる状態を②＿＿＿＿＿障害という。

❸入眠した後、夜中に目が覚めてしまい、再入眠に困難を覚える状態を③＿＿＿＿＿覚醒という。

❹通常の起床時刻の2時間以上前に覚醒してしまい、その後入眠できず苦痛に感じている状態を④＿＿＿＿覚醒という。

4-04 睡眠障害の原因

睡眠障害の原因について、次の文章の空欄に適切な語句を入れなさい

- **身体的要因**：① ＿＿＿＿＿、かゆみ、咳、頻尿など身体疾患に伴う症状は、睡眠に影響を与える。
- **生理的要因**：② ＿＿＿＿＿や騒音、体温、入眠時刻、昼寝の仕方などが睡眠に影響する。
- **心理的要因**：悩みや③ ＿＿＿＿＿は不眠を引き起こす。
- **生活習慣**：④ ＿＿＿＿＿の作用は入眠を妨げ、中途覚醒を増加させる。⑤ ＿＿＿＿＿は寝つきはよくなるものの、夜間睡眠の後半部での睡眠を浅くし、中途覚醒・早朝覚醒の原因になる。タバコは⑥ ＿＿＿＿＿神経系の働きを活発にし、睡眠を妨げる。
- **精神疾患**：精神疾患の症状として睡眠障害が起こることがある。

4-05 睡眠・休息の援助

睡眠・休息の援助について、次の文章の｛　｝内の適切な語句を選択しなさい

❶太陽光・高照度光は①｛ 交感神経　副交感神経 ｝の働きを活発にするため、②｛ 体外時計　体内時計 ｝のメリハリがつけられる。

❷夕方以降に昼寝をすると日頃の就床時刻に眠れなくなってしまうので、昼寝をする場合は③｛ 15時以降　15時前 ｝に眠り、④｛ 30分以内　30分以上 ｝に留めたほうがよい。

❸起床後に強い光を浴びてから、およそ⑤｛ 15～16　7～8 ｝時間後に自然な眠気が出現する。したがって、同じ時刻にスムーズに入眠するためには、毎日⑥｛ 違う　同じ ｝時刻に起床するようにする。

❹睡眠は深部体温と密接な関係にある。⑦｛ 交感神経　副交感神経 ｝系の活動が低下し、⑧｛ 交感神経　副交感神経 ｝が優位になると、深部体温は低下するため、入眠しやすくなる。

2　活動

4-06 活動・運動の効果

活動・運動の効果について、次の文章の空欄に適切な語句を入れなさい

❶運動時は安静時に比べてより多くの① ＿＿＿＿＿を消費する。活動や運動によって適度な疲労を得ると、良好な② ＿＿＿＿＿へとつながる。

❷運動は健康の維持・増進の効果があるだけでなく、③ ＿＿＿＿＿疾患の予防や改善にも役立つ。また、繰り返し運動することにより、④ ＿＿＿＿＿の拘縮、筋萎縮、⑤ ＿＿＿＿＿の低下を予防する。

❸運動によって⑥_____量の減少を予防する。また、運動することで呼吸筋の収縮力が増強し、⑦_____が増大する。

❹運動は、胃腸の蠕動運動を活発にするため、食欲が増進し、⑧_____が順調になる。さらに、病気に対する防衛力や⑨_____力を高める。

4-07 廃用性症候群

廃用性症候群について、次の文章の空欄に適切な語句を入れなさい

- 廃用性症候群とは、全身の臓器・器官や精神機能を使用しないために起こるさまざまな①_____障害である。症状は全身性、局所性に現れる。
- 全身性の症状としては、②_____低血圧、易疲労性、心肺機能の低下（心1回拍出量の減少）などが現れ、精神症状として③_____状態、意欲・感情の鈍麻、知的活動の低下などがみられる。局所症状としては、④_____、関節拘縮、筋肉・骨萎縮、静脈血栓症、沈下性肺炎などがある。
- 過度の⑤_____が原因で起こるため、できるだけ臥床早期から身体・精神機能を使った訓練を行い、症状の発現を防止することが重要である。

4-08 長期臥床が生体に及ぼす影響

長期臥床が及ぼす影響について、次の文章の空欄に適切な語句を入れなさい

- **循環器系**：体液の頭方移動による顔のむくみや頭が重たい感じがする。起立時に血圧の①_____がみられる。
- **骨カルシウム代謝**：尿中へのカルシウム排泄量が②_____する。
- **筋肉**：筋肉の③_____が起こる。姿勢を保つ抗重力筋の萎縮が著しい。
- **血液・免疫系**：④_____になる。白血球の機能がやや低下する。
- **精神心理面**：長期間にわたる閉鎖環境で⑤_____がたまる。
- **消化器系**：吐き気、嘔吐、⑥_____を起こす。

4-09 エネルギー消費量

下記の患者の1日のエネルギー消費量を求めよ。

25歳男性、体重60Kg、生活の身体活動は大部分を座位で静的に過ごしている。メッツ値を1.5、基礎代謝基準値は24.0kcal/kg/日とする。

1日の基礎代謝量＝　　　　×　　　　＝　　　　（kcal/日）

1日のエネルギー消費量＝　　　　×　　　　＝　　　　（kcal/日）

解答［　　　］

5 清潔

清潔の目的・意義
身体の清潔を保つことは、人間の基本的ニードであり、次のような3つの意義がある。

1. 生理的意義
皮膚および粘膜には、身体内部の組織の保護、分泌、吸収、呼吸、知覚などの機能がある。身体を清潔にすることにより、皮膚粘膜の生理作用を正常に保ち機能を高めることができる。また、皮膚の抗菌作用を助け、感染を予防する。さらに、温熱刺激やマッサージ効果によって血液循環や代謝を促し、疾病を予防する。

2. 心理的意義
身体を清潔にすることで爽快感が得られ、気分転換になる。また、健康感を意識して活動意欲を高める効果がある。

3. 社会的意義
身体を清潔にすることが、人々に積極的にかかわる原動力になる。

適応
健康が障害されると、身体の清潔を自ら保持できなくなる。また、障害によっては、健康時に比べて汗や分泌物で身体が汚染しやすい場合もある。このような人々に対して清潔ケアを行うことは、重要な援助である。

看護師の役割
清潔にかかわる行動は、患者の身体に大きな負荷を与えることがあるため、障害の状況を的確に把握して適切な方法を選択する。また、全身状態を観察する機会になるため、この機会を利用して正確に情報収集を行う。清潔になって爽快感や解放感を得られると、患者の緊張が解け、より深い会話が可能になる。実施時のコミュニケーションをとおして信頼関係を築くことも、看護師の重要な役割である。

実施のポイント
患者の清潔習慣を重視し、それまでの習慣が保持できるように援助を行う。また、ケアによる疲労感や患者の羞恥心を考慮し、短時間に手早く行うことが必要である。実施時は患者のケアに集中するだけでなく、ケアによる爽快感を患者が十分に感じ、回復への意欲を高められるように援助する。

Key Word
皮膚の生理機能、基本的ニード、生活習慣、清拭、入浴、口腔内ケア、洗髪

1 皮膚の清潔

5-01 全身清拭の目的
全身清拭の目的について、次の文の空欄に適切な語句を入れなさい
- 全身の皮膚・粘膜に付着している汚れを除去し、心身の① _____ を得られる。
- 皮膚を清拭し摩擦することによって、血液循環や② _____ を促進する。
- ③ _____ を観察する機会になる。
- コミュニケーションが円滑になり、④ _____ を築ける。
- 筋肉を刺激し、他動的運動を行うことで、⑤ _____ や関節拘縮を予防できる。

5-02 清拭の手順

清拭の方法について、次の文の空欄に適切な語句を入れなさい

❶清拭は、入浴よりも体力やエネルギーの消耗が① _____ 。

❷清拭には、全身を拭く全身清拭と、上半身清拭・背部清拭・陰部清拭のような
② _____ がある。

❸用意する湯の温度は、準備中の温度低下を考え、③ _____ ℃が適温とされている。

❹拭き方は、④ _____ 部位を大きく支え、血管や⑤ _____ の走行に沿って拭く。

❺拭き方の順序は、⑥ _____ の消耗を最小限にするため、⑦ _____ を最小にした順番で行う。仰臥位で顔 → 首 → ⑧ _____ → ⑨ _____ →腹部→下肢の順に拭き、側臥位にして⑩ _____ → ⑪ _____ の順に拭くとよい。

❻石けん分を取り除くには、ウォッシュクロスをすすいで⑫ _____ 回以上拭き取る必要がある。石けん分が残ると、⑬ _____ や⑭ _____ などの皮膚トラブルの原因にもなる。

❼腹部の拭き方については、⑮ _____ を促進するため、⑯ _____ に沿って円を描くように拭く。

❽背部を拭くときは、患者を⑰ _____ 位にして肩から腰へ大きく⑱ _____ し、少し力を加えて拭く。

❾腰部・背部のマッサージ効果は、毛細血管が拡張して⑲ _____ が促されることにある。⑳ _____ は、一定の圧迫を加えた連続の動作で摩擦する方法で、軽擦法といわれるマッサージ法の1つである。

❿手や足部をベースンの湯につける㉑ _____ や㉒ _____ を取り入れると、入浴と同様の爽快感が得られる。

5-03 清拭時の注意点

清拭時の注意事項について、次の文章の正しいものに○印を、誤っているものに×印をつけなさい

(　　) ①室温は、22～26℃に調節し、すきま風を避ける。

(　　) ②食前食後1時間以内の実施は避ける。

(　　) ③不必要な露出は避け、拭いていない部分の皮膚はバスタオルなどで必ずおおい、保温に留意する。

(　　) ④ウォッシュクロスが皮膚に当たる温度は42℃～46℃にする。

(　　) ⑤環境整備を含めて準備を十分に行い、手順よく40分くらいですませるようにする。

5-04 シャワー浴の特徴と注意点
シャワー浴について、次の文章の空欄に適切な語句を入れなさい

❶シャワー浴は入浴と同様に、身体に① _____ による作用をもたらす。

❷シャワー浴は入浴と比較すると、エネルギー消費量、② _____ や③ _____ への影響は少ない。

❸シャワー浴では、浴室の④ _____ に注意し、患者が寒気を起こさないようにする。

5-05 入浴が身体に及ぼす影響
入浴が身体に及ぼす影響を3つあげなさい

① _____ 作用
② _____ 作用
③ _____ 作用

5-06 入浴時の注意点
入浴時の注意事項について、次の文章の空欄に適切な語句を入れなさい

❶浴室と脱衣室は、温度差がないように① _____ 〜 _____ ℃に調節する。

❷入浴許可が出てから初めて入浴するときの湯の温度は、健康時の好みの温度よりやや② _____ がよいとされている。

❸一般に準備する湯の温度は、③ _____ 〜 _____ ℃にする。

❹浴室に入り、足元から腰に④ _____ を行うのは、急激な温熱刺激の影響を避けるためである。

❺入浴後は⑤ _____ を補給し、⑥ _____ を促す。

2 頭皮の清潔

5-07 頭皮の清潔の目的
頭皮を清潔の目的について、次の文章の空欄に適切な語句を入れなさい

❶頭皮・頭髪の汚れを除去し、① _____ を予防する。

❷頭皮のマッサージ効果により、② _____ を良好にする。

❸外観を美しく整え、気分を③ _____ にする。

5-08 洗髪の適応

洗髪の適応ついて、正しいものに○印を、誤っているものに×印をつけなさい

( ) ①バイタルサインで発熱がみられない場合、洗髪の適応になる。
( ) ②疾病や機能障害によって自力で洗髪できない場合、洗髪を援助する。
( ) ③温湯を使用できない患者の場合、洗髪は実施できない。
( ) ④頭皮に創傷や発疹がみられない場合、洗髪の適応になる。

5-09 洗髪の原則と方法

洗髪の原則について、次の文章の空欄に適切な語句を入れなさい

- 洗髪の方法は患者の状態に合わせ、洗髪台、①＿＿＿＿＿＿＿、洗髪車の使用などを選択する。
- 洗髪によって疲労を与えないよう、実施時間は②＿＿＿分以内にする。
- すすぎの際は、温湯を少量にすることで体熱の③＿＿＿＿を防ぐことができる。
- 室温は、④＿＿＿～＿＿＿℃に調節し、気流に留意し寒気を感じないようにする。
- 湯の温度は⑤＿＿＿～＿＿＿℃に調節し、熱い湯による急激な毛細血管の拡張を防ぐ。
- アルコール洗髪は、⑥＿＿＿％アルコールをつけたガーゼなどで頭皮を拭きとる。

3 粘膜の清潔

5-10 口腔ケアの目的

口腔ケアの目的について、次の文章の空欄に適切な語句を入れなさい

❶口腔内の①＿＿＿＿＿を減少し、②＿＿＿＿＿や中耳炎、③＿＿＿＿＿、気管支炎、④＿＿＿＿＿などの二次感染を予防する。
❷口臭を除去して気分が爽快になることで、⑤＿＿＿＿＿につながる。
❸歯牙や歯肉を清潔にすることで、う歯や⑥＿＿＿＿＿を予防する。
❹血行を良好にし、唾液の分泌を促進して口腔内の⑦＿＿＿＿作用を促進する。
❺口唇や口腔内の異常の早期発見のため、口腔内の⑧＿＿＿＿＿を行う。

5-11 口腔ケア実施時の注意点

口腔ケア実施時の注意点について、正しいものに○印を、誤っているものに×印をつけなさい

(　　) ①健康なときの習慣を続けられるように援助する。
(　　) ②重症者の場合は、呼吸状態に注意しながら頭部を少し低くして行う。
(　　) ③座位になれない患者は仰臥位で行い、誤嚥に注意する。
(　　) ④歯牙を傷つけないよう、強くこすらずに歯肉に沿って歯ブラシを上下に回転させる。
(　　) ⑤口腔内を確実に観察するため、舌圧子を使用する。

5-12 陰部の清潔ケアの原則

陰部洗浄について、次の文章の空欄に適切な語句を入れなさい

❶陰部は、①＿＿＿＿＿、湿潤など、細菌が繁殖する条件がそろっている。
❷陰部を清潔にすることによって②＿＿＿＿＿を予防する。
❸石けんを使用すると③＿＿＿＿＿が上がる。
❹石けんを使用した場合は、石けん成分を④＿＿＿＿＿に除去する。
❺陰部のケアは羞恥心が強いため、その必要性について⑤＿＿＿＿＿を行う。

5-13 陰部洗浄・陰部清拭の原則

陰部洗浄・陰部清拭の原則のうち、正しいものに○印を、誤っているものに×印をつけなさい

(　　) ①原則として、1日1回必ず行う。
(　　) ②陰部の異常の有無を観察するため、看護者が実施する場合もある。
(　　) ③陰部は汚れが強いので、しっかりとこすって汚れを洗い落とす。
(　　) ④陰部洗浄、陰部清拭を実施している間は保温に留意し、寒気を覚えないよう注意する。
(　　) ⑤女性の陰部清拭の場合は、肛門部から恥骨部に向かって拭く。

6 衣生活

衣生活の目的・意義
　人が衣服を身につけて日常生活を送るという行為は、外部環境への適応や身体を保護するという生理的意義のほかに、自己を表現する手段としての心理的意義、さらに社会生活に適応するという社会的意義がある。衣類には汗や垢を吸着させる働きがあるため、適切な衣服内気候を生み出すことで、発汗や不感蒸泄を少なくし、皮膚の汚染を防ぐ効果がある。

適応
　健康な人は、好みの衣服を自ら選択し、着用することが可能である。入院生活における衣生活の援助では、衣服を自由に選択して着用できない人々に対し、適切な衣類の選択、寝衣交換の援助を行う。

看護師の役割
　患者にとって安楽な衣服を選択し、安全に着脱する手助けをする。このため、看護師は疾患・障害の程度を把握し、適切な寝衣を選択・指導する必要がある。また、本人の好む色・柄・形を考慮して援助することも重要である。

実施のポイント
　患者の健康レベルを正確に判断し、また、患者の希望を取り入れながら、寝衣の機能性・素材を適切に選択することが実施のポイントになる。発汗が著しかったり、排尿・排便で皮膚や寝衣が汚れた場合は、清拭と合わせて速やかに寝衣を交換する。また、患者の生活習慣にもよるが、毎日寝衣を交換することが望ましい。

Key Word
　衣服、衣服内気候、寝衣

1 寝衣

6-01 衣服着用時の留意点
衣服を着用するときの留意点について、次の文章の空欄に適切な語句を入れなさい

❶快適な衣服を着用するためには、望ましい①＿＿＿＿気候を保つ必要がある。材質面からは②＿＿＿性、③＿＿＿＿性、含気性などに優れており、④＿＿＿＿への刺激が少なく、洗濯や摩擦に強く、変質しないものがよいといわれている。

❷形・デザイン面からは、⑤＿＿＿＿＿＿が容易で身体を締め付けすぎず、適度に⑥＿＿＿＿＿があるものが適している。

❸色・柄に関しては、出血や浸出液などによる寝衣の⑦＿＿＿＿＿＿がわかりやすいという点から、⑧＿＿＿＿＿色が好まれる。また、着用する患者が不快に思わないように、色・柄・⑨＿＿＿＿＿に配慮する。

6-02 繊維の種類と特徴

衣類に用いられる繊維の種類について、次の文章で正しいものに○印を、誤っているものに×印をつけなさい

( ) ①毛は保温性が高く、弾力性に富み、しわになりにくい。
( ) ②木綿は洗濯に弱い。
( ) ③ナイロンは軽く、乾きが早く、丈夫である。
( ) ④麻は、通気性・吸水性に欠ける。
( ) ⑤絹はしなやかで、上品な光沢がある。

6-03 衣服の働き

衣服の働きについて、次の文章の空欄に適切な語句を入れなさい

・衣服は、① _____ の調節を補助する働きがある。
・衣服は、② _____ を保護する働きがある。
・衣服は、③ _____ の清潔を保つ働きがある。
・衣服は、④ _____ という心理的意義がある。

6-04 寝衣の形

寝衣の形として、好ましい条件をあげた。次の文章の空欄に適切な語句を入れなさい

・ほどよい① _____ があり、軽くて動きやすい。
・装飾や縫い目が② _____ を圧迫しない。ゴムなどで身体を締めつけない。
・③ _____ が容易である。
・着崩れしにくい。
・④ _____ の妨げにならない。

2 寝衣の交換

6-05 寝衣交換の手順

和式寝衣の援助方法について、次の文章の正しいものに○印を、誤っているものに×印をつけなさい

( ) ①事前に患者に説明し、承諾を得る。
( ) ②寝衣交換中、患者の皮膚を傷つけないように、看護師は爪をあらかじめ切っておく。
( ) ③寝衣交換中、患者の皮膚を傷つけないように看護師は腕時計を外す。
( ) ④必要物品は、清潔な場所であればどこへ置いてもかまわない。

(　) ⑤看護師の手を寝衣の袖口から通しておき、患者の手を引き抜くと袖を通しやすい。
(　) ⑥寝衣に付着している落屑がシーツや新しい寝衣に広がらないように、脱がせた寝衣は内側へ巻き込むようにする。
(　) ⑦患者にとって安全・安楽に寝衣の交換を終了するために、体位変換は患者の希望に合わせて行う。
(　) ⑧褥瘡をつくらないために、背中のしわはきちんと伸ばす。

6-06 寝衣交換時の原則

寝衣を交換するときの原則について、{ 　 }内の適切な語句を選択しなさい

❶通常、看護師の①{ 向こう側　手前側 }から着脱する。
❷寝衣交換の援助時、側臥位にする場合は患者の体位が安定するように基底面積を
　②{ 広く　狭く }とる。
❸麻痺や骨折などの障害がある患者の場合は、③{ 患側　健側 }から脱ぎ、
　④{ 患側　健側 }から着るようにする。
❹和式寝衣を交換する場合、⑤{ 右前身頃　左前身頃 }の上に、
　⑥{ 右前身頃　左前身頃 }を重ねる。
❺丸首のパジャマを脱ぐ場合、最初に脱ぐのは⑦{ 頭　上肢 }である。
❻ひもの結び目は⑧{ 横結び　縦結び }にする。

6-07 失禁のある患者の寝衣の条件

長期臥床中で失禁のある患者の寝衣として、適切なものはどれか

①糊が効いたもの。
②撥水性のある材質のもの。
③気密性がよい材質のもの。
④上下別々になった型の病衣。　　　　　　　　　解答〔　　　　〕

6-08 寝衣交換時の留意点

次の文章で正しいものには○印を、誤っているものには×印をつけなさい

(　) ①寝衣は、吸湿性・通気性に優れた材質のものが適している。
(　) ②寝衣は、身だしなみが整うように、糊付けされたものにする。
(　) ③リハビリテーションを行っている患者には、和式の寝衣を用いる。
(　) ④寝衣交換時は、患者が埃を吸引しないよう窓を開けて行う。
(　) ⑤寝衣交換は関節を支えながら行う。
(　) ⑥片麻痺のある患者の寝衣交換は、患側から脱ぎ、健側から着る。
(　) ⑦和式寝衣の場合、えもんは第7頸椎に、背縫いは脊柱に合わせる。
(　) ⑧褥瘡予防のため、身体の下になっている寝衣のしわをよく伸ばす。

7 栄養・食生活

栄養・食生活の目的・意義
　食べることは人間の基本的ニードの1つであり、人は食事によって体内に栄養を取り入れ、生命・健康を維持している。栄養・食生活には以下の3つの意義がある。

1. 生理的意義
　外界から食物によって栄養を摂取し、消化・吸収して体内に取り入れる。これにより生命を維持するとともに、身体の成長・発達を促す。

2. 心理的意義
　食事は生活活動の1つであり、生活上の楽しみでもある。個人の嗜好を満足させ、生活を豊かにする。

3. 社会的・文化的意義
　食事は社交の場でもある。食事をともにした相手を受け入れ、人間関係を円滑にする。また、食生活には地域の文化・習慣が反映する。

適応
　体内に栄養を取り入れるためには、①視覚や味覚などの感覚機能、②食事動作、③嚥下機能、④消化・吸収機能が正常に働くことが必要である。これらの機能が障害され、栄養をとることが困難な患者が、援助の対象である。また、慢性の疾病や障害により、各栄養素の摂取に条件や制限のある患者も対象になる。

看護師の役割
　患者の栄養状態を評価し、それぞれの患者が適切に栄養を摂取できるように援助、指導する。そのためには、食物の消化・吸収・代謝、食物と栄養素、栄養と疾病の関係などの専門的知識が必要である。また、日常生活に与える食事の影響を理解し、適切に栄養摂取できるよう援助する。必要な栄養摂取量や制限が守られ、満足感が得られる摂取状態を支援し、患者に合わせて適切な指導を行う。

実施のポイント
　食事制限のある患者には、制限の範囲内で最大限に満足できるように援助する。また、食事介助の際は環境整備を行い、補助具を使用するなど、可能なかぎり患者が自力で摂取できるように工夫する。これまでの食習慣や嗜好を考慮することも重要である。

Key Word
　栄養素、消化・吸収、患者食、食事の援助、嚥下機能、誤嚥予防

1 栄養素と患者食

7-01 栄養素

1. 次の文の正しいものに○印を、誤っているものに×印をつけなさい

（　）①五大栄養素は糖質、脂質、蛋白質、無機質、ビタミンの5種類である。

（　）②五大栄養素5種類はすべてエネルギー源になる。

（　）③エネルギー供給源となる栄養素を熱量素という。

（　）④熱量素1gから得られる熱量は糖質9kcal、脂質4kcal、蛋白質4kcalである。

（　）⑤無機質は、蛋白質や水とともに組織の構成や消耗物質の再生を行う。

2．6つの基礎食品群について、表の空欄に適切な語句を入れなさい

食品群と働き		食品に含まれる栄養素
1群	魚・肉・卵・大豆・大豆製品 • 骨や筋肉をつくる • エネルギー源になる	①＿＿＿＿＿＿の供給源 **副次的にとれる栄養素** ➡脂質、ビタミンA、B₁、B₂、鉄、カルシウム
2群	牛乳・乳製品・海藻・小魚類 • 骨や歯をつくる • 身体の各機能を調節する	②＿＿＿＿＿＿の供給源 **副次的にとれる栄養素** ➡良性蛋白質、ビタミンB₂
3群	緑黄色野菜 • ③＿＿＿＿＿や粘膜を保護する • 身体の各機能を調節する	ビタミンA（カロテン）の供給源 **副次的にとれる栄養素** ➡ビタミンB₂、カルシウム、鉄
4群	淡色野菜・果物 • 身体の各機能を調節する	ビタミンCの供給源 **副次的にとれる栄養素** ➡カルシウム、ビタミンB₁、B₂
5群	砂糖・穀類・イモ類 • エネルギー源になる • 身体の各機能を調節する	④＿＿＿＿＿＿の供給源 **副次的にとれる栄養素** ➡ビタミンB₁、C
6群	油脂類・脂肪の多い食品 • エネルギー源になる	⑤＿＿＿＿＿＿の供給源 **副次的にとれる栄養素** ➡ビタミンA、D

3．ビタミン、無機質について、次の文章の空欄に適切な語句を入れなさい

❶ビタミンの種類は、水溶性と①＿＿＿＿＿に分けられる。

❷ビタミン②＿＿＿＿群は水溶性ビタミンであり、そのほとんどは体内で活性型になる。

❸ビタミンC（アスコルビン酸）には、還元型と③＿＿＿＿型がある。

❹体内の組織を構成する元素のうち、④＿＿＿＿＿、炭素、⑤＿＿＿＿＿、窒素以外を無機質という。

❺無機質のカルシウム、リン、マグネシウム、ナトリウム、カリウムと⑥＿＿＿＿＿、ヨウ素、マンガン、銅、⑦＿＿＿＿＿、セレン、クロム、モリブデンの合計13種類は、体内の生理機能を維持するために必須であり、体外から摂取しなければならない。

7-02 患者食

1. 患者食の説明について、次の文章の空欄に適切な語句を入れなさい

❶ 口腔内に障害がある、消化吸収機能が低下しているなどの患者の場合、一般食の① _____ 食・流動食を勧める。

❷ ①の主食になり、米と水を1：5で炊いた米20％の粥を② _____ 粥という。

❸ 重湯とは、米と水を1：③ _____ で炊き、こしたものである。

❹ 七分粥、五分粥、三分粥とは④ _____ 粥と重湯の割合を示しており、七分粥は⑤ _____ 粥7に重湯3の割合で炊く。

❺ 患者食のうち、⑥ _____ の⑦ _____ 箋に基づいて提供される食事を治療食という。治療食には、調乳、離乳食、幼児食などの乳幼児食や、検査時の⑧ _____ 食も含まれる。

2. 患者食の条件について、次の文章の空欄に適切な語句を入れなさい

・疾病や病態に応じて適切な① _____ とカロリーを摂取できるもの。

・消化・② _____ されやすい食事であること。

・嗜好や③ _____ を尊重したもの。

・調理法による④ _____ が工夫がなされていること。

・食事の温度を⑤ _____ にする。

3. 成人の特別食の内容について正しい組み合わせを線でつなぎなさい

①肝臓病食　　　　・　　　　・a．カロリー制限

②心臓病食　　　　・　　　　・b．塩分・水分制限

③糖尿病食　　　　・　　　　・c．塩分・水分・蛋白質制限

④腎臓病食　　　　・　　　　・d．高カロリー

2 食事の援助

7-03 栄養摂取
エネルギーおよび栄養摂取について正しいものに○印を、誤っているものに×印をつけなさい

( ) ①「日本人の食事摂取基準（2015年版）」では、エネルギーおよび栄養素の算定について「参照体位」と「身体活動レベル」を基準にしている。

( ) ②身体活動レベルⅠ（低い）とは、「日常生活の大部分が座位で、静的な活動が中心の場合」をいう。

( ) ③身体活動レベルⅡ（普通）とは、Ⅰ（低い）の日常生活の内容に立位作業が加わる場合をいう。

( ) ④身体活動レベルⅢ（高い）の成人男性の場合、〔18～29歳〕と〔30～49歳〕のエネルギーの摂取基準は異なる。

7-04 栄養状態の評価
栄養状態の評価に用いる指標を、下記の項目からすべて選びなさい

---
a．血清脂肪（総コレステロール）　　f．BMI
b．WBC　　g．インスリン
c．血清蛋白　　h．血清電解質
d．中性脂肪　　i．CK（CPK）
e．腫瘍マーカー

解答

7-05 摂食・嚥下の過程

摂食・嚥下の過程について、次の文章の空欄に適切な語句を入れなさい

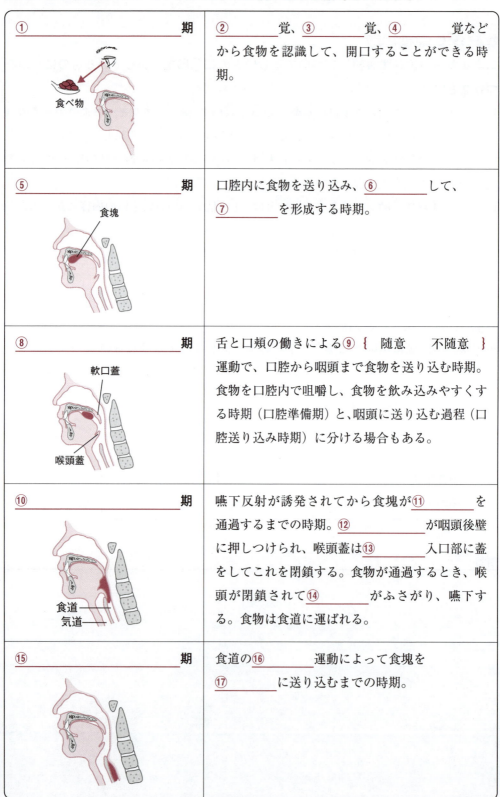

① _____ 期	② _____覚、③ _____覚、④ _____覚などから食物を認識して、開口することができる時期。
⑤ _____ 期	口腔内に食物を送り込み、⑥ _____ して、⑦ _____ を形成する時期。
⑧ _____ 期	舌と口頬の働きによる⑨ { 随意　不随意 } 運動で、口腔から咽頭まで食物を送り込む時期。食物を口腔内で咀嚼し、食物を飲み込みやすくする時期（口腔準備期）と、咽頭に送り込む過程（口腔送り込み時期）に分ける場合もある。
⑩ _____ 期	嚥下反射が誘発されてから食塊が⑪ _____ を通過するまでの時期。⑫ _____ が咽頭後壁に押しつけられ、喉頭蓋は⑬ _____ 入口部に蓋をしてこれを閉鎖する。食物が通過するとき、喉頭が閉鎖されて⑭ _____ がふさがり、嚥下する。食物は食道に運ばれる。
⑮ _____ 期	食道の⑯ _____ 運動によって食塊を⑰ _____ に送り込むまでの時期。

7-06 食事の援助

1. 食事の援助における看護師の役割について、次の文章の空欄に適切な語句を入れなさい

❶食事がおいしく楽しくとれるよう、環境を整備し、① _____ を引き出す。

❷② _____ の維持・促進のための食生活支援や指導、教育を行う。

❸治療と健康の維持・促進のため、③ _____ 所要量に合った食事内容を提供する。

❹食事動作や④ _____ 機能をアセスメントし、障害・問題に応じて適切な援助方法を選ぶ。

❺患者の食事動作の自立に向けて、⑤ _____ 機能を生かした食事の方法を考え、意欲を引き出す。

❻食後の⑥ _____ ケアや環境整備を行う。

2. 食事の介助について、次の文章の正しいものに○印を、誤っているものに×印をつけなさい

(　　) ①患者が自分で食事ができるときは、誤嚥を防ぐために体位は可能なかぎり座位にする。

(　　) ②体位が制限される患者の場合は、看護師が介助しやすい体位を優先する。

(　　) ③運動障害があって利き手や箸などが使えない場合、自力で摂取できるように適切な自助具を選択して使用する。

(　　) ④視力障害がある場合は、確実に食事摂取できるよう看護師が介助する。

(　　) ⑤患者が自分で食事ができないときには、患者の食べる速度に合わせて介助を行う。

8 排泄

排泄の目的・意義
人は常に生命を維持するために、身体にとって必要な物質を摂取し、新陳代謝の結果、不要になった老廃物を体外に排出している。排泄の種類には、排尿・排便、呼吸に伴う水分や二酸化炭素の排出、発汗、月経血などが含まれる。疾病や障害によって排泄行動に障害がある患者に対して排泄介助を行うことは、身体の内部環境を整え、生命を維持していくうえで重要になる。

適応
健康な人は、自らの排泄欲求を満たすために、自立的に排泄行動をとることが可能である。排泄の援助は、何らかの原因によって自ら排泄できない、もしくは排泄行動がとれない人々に対して行う、重要な看護技術になる。とくに、排尿・排便困難などの症状を訴える患者にとって、自然な排泄のための援助（腹部マッサージ、腹部温罨法）は症状を軽減する手段になる。

看護師の役割
身体の内部環境を整える排泄の援助は、患者の健康回復を支援するための重要な技術である。看護師は、排泄のメカニズムを理解し、排泄援助が患者に与える心理的な影響を配慮したうえで、それぞれの患者に対して適切で的確な援助を行う必要がある。

実施のポイント
排泄をするという行為は、通常なら第三者に見せることのない、きわめて個人的な生活行動である。患者にとって排泄の援助を受けることは、羞恥心を伴い、心理的な苦痛になる。したがって、プライバシーを保護し、すみやかにケアすることが重要になる。援助の実施方法は、患者の健康レベルによって異なる。そのため、排泄動作に関する患者の自立度を診断し、排泄場所、使用器具を適切に選択・決定することが実施のポイントになる。

Key Word
排泄習慣、排泄動作・行動、便器・尿器、おむつ、腹部マッサージ、腹部温湿布、摘便

1 トイレ・ポータブルトイレによる排泄介助

8-01 排泄介助の留意点
排泄介助の留意点について、次の文章の空欄に適切な語句を入れなさい

❶トイレの環境は、安全に排泄できるよう①＿＿＿＿＿＿がなく、滑りにくい材質の②＿＿＿＿＿＿であること、便器の前や横に③＿＿＿＿＿＿があること、連絡用の④＿＿＿＿＿＿が整備され、介助しやすい広さであることなどが望ましい。

❷高齢の患者、長期臥床患者などで、起立性低血圧または⑤＿＿＿＿＿＿の危険があれば付き添う。

❸トイレまでの歩行は不可能だが、ベッドから降りられ、自力で⑥_____を保つことができる人は、⑦_____トイレを使用することができる。

❹⑦トイレは室内で排泄するので、⑧_____が問題になる。⑧の対策として⑨_____を使用し、排泄後はすぐに蓋をして⑩_____をする。

2 床上排泄・おむつ交換

8-02 便器の種類・特性・適応
便器の種類について表の空欄を埋めなさい

種類	特性	適応
①_____便器	挿入しやすい	・小柄な人 ・腰上げができる人
②_____便器	空気でふくらませるので、肌への当たりがやわらかい	・腰上げが困難な人
③_____便器	面積が広く安定性がある	・大柄な人 ・多量の排泄が予想される場合

8-03 床上排泄を援助するときの留意点
床上排泄の援助時の留意点について、次の文章の空欄に適切な語句を入れなさい

❶患者から便意・尿意の訴えがあったときは、①_____応じる。援助するときの動作は②_____、確実に行う。

❷患者のプライバシーを守るため不必要な③_____は避け、実施中はスクリーンまたは④_____で遮蔽する。

❸室内での排泄になるので⑤_____にも配慮する。

8-04 尿器使用時の留意点
女性患者が尿器を使用するときの留意点について、次の文章の空欄に適切な語句を入れなさい

❶①_____をかけやすく、排尿しやすい体位にする。

❷尿器の受尿口の先端を②_____下部に密着させる。

❸陰部に折りたたんだトイレットペーパーを当て、尿の③_____を防ぐ。

❹自分で④_____を保持できなければ、看護師が保持して援助する。

8-05 便器使用時の留意点

便器を使用するときの留意点について、次の文章で適切なものには○印を、不適切なものには×印をつけなさい

( ) ①仙骨の突出がある患者の場合、ゴム便器の使用が望ましい。
( ) ②殿部の挙上が困難な場合は、側臥位にして便器を正しい位置に当てる。
( ) ③冷感による便意の消失や痛みを防止するため、便器カバーを使用する。
( ) ④男性が便意を訴えた場合、便器のみ準備する。
( ) ⑤排泄時、体位は水平仰臥位にする。
( ) ⑥排泄後の女性の陰部を拭く場合は、肛門から尿道口に向かって拭く。

8-06 よいおむつの条件

よいおむつの条件について、次の文章の空欄に適切な語句を入れなさい

- ①_____能力が高く、②_____性があり、③_____への刺激性がない。
- ④_____の動きを妨げない。

8-07 おむつ使用時の留意点

おむつ使用時の留意点について、次の文章の空欄に適切な語句を、語句群から選択して入れなさい

> **語句群**：尿路、体動、認知、瘙痒感、発赤、汚れ、排泄物、陰部、褥瘡、寝たきり

❶テープ式のおむつのテープをきつく閉めすぎると、①_____を制限し、患者の苦痛になる。

❷おむつ使用時は、②_____による長時間の③_____、ムレによる殿部や④_____の⑤_____、皮膚の⑥_____、びらん、⑦_____などの皮膚病変、⑧_____感染を引き起こす危険が高い。

❸高齢者に安易におむつを使用すると、⑨_____状態や⑩_____障害の悪化をまねきやすい。

3 自然排便への援助

8-08 自然排便を促す方法

自然排便を促す方法について、次の文章の空欄に適切な語句を入れなさい

- ①_____があったら、すぐに排便する。
- ②_____の補給と食事の調節に努める。
- 適度な③_____をする。
- 精神の緊張を④_____する。

8-09 便秘の種類と特徴

便秘の種類について表の空欄を埋めなさい

① _____ 性便秘	大腸壁の緊張低下や中枢神経系の障害などによって起こる便秘
② _____ 性便秘	横行結腸以下で結腸が痙攣性に収縮し、大腸の内容物の通過が阻害された場合に起こる便秘
③ _____ 性便秘	直腸に糞便が移送されて便意を感じたときに排便行動をとらず、便意を我慢し続けることによって起こる便秘

8-10 便秘の評価

日本語版便秘評価尺度（深井ら、1995）の質問項目で不適切なものはどれか

①おなかが張った感じ、ふくれた感じ　③便の回数
②排ガス量　　　　　　　　　　　　　④運動量

[　　　　　]

8-11 下痢の定義

下痢の定義について、次の文章の空欄に適切な語句を入れなさい

　下痢とは糞便中の①_____が増加し、②_____状または③_____状で排出している状態をいう。

8-12 下痢の種類と特徴

下痢の種類について表の空欄を埋めなさい

① _____ 性下痢	腸管内に存在する高浸透圧物質により、水分の吸収が阻害される病態。下剤の乱用やアルコールの飲み過ぎなどが原因で起こる
② _____ 性下痢	毒素やホルモンの影響で、水分が腸管内へ分泌される病態。コレラ、黄色ブドウ球菌食中毒、病原性大腸菌感染症などで起こる
③ _____ 性下痢	クローン病や潰瘍性大腸炎などの炎症性腸疾患、細菌性赤痢などで起こる

9 罨法

罨法の目的・意義
罨法は苦痛の緩和と安楽を目的として行われる。身体の一部に温熱刺激、または寒冷刺激を加え、循環器系・神経系・筋系に作用させる。主に血流と細胞の活性に変化を与えることで、消炎、鎮痛、体温調節などの効果が得られる。

適応
温罨法の適応は、慢性痛（筋肉痛、関節痛、癌性疼痛など）、機能訓練前の前処置、身体および病床の保温が必要な場合などである。

冷罨法の適応は、急性期の消炎、疼痛の緩和、止血、皮膚温や体温が上昇した場合などである。

看護師の役割
罨法は局所への刺激であるが、その作用は局所にとどまらない。寒冷・温熱刺激は中枢へ伝達され、自律神経系に影響して全身的に作用する。看護師は罨法の生体への影響や、生理的・心理的効果を科学的な側面から理解し、方法を正しく選択して実施・評価することが重要である。罨法は、身体に直接かかわるケアなので、低温熱傷などに至らないよう安全な技術を提供する。

実施のポイント
皮膚に直接的・間接的な温度刺激が加わるため、皮膚の状態をアセスメントし、全身状態も観察しながらケアを計画・実施する。

意識レベル、知覚鈍磨や知覚麻痺、運動麻痺の有無とその程度を把握し、患者が自ら温度刺激を回避できないようであれば、低温熱傷を予防するために罨法は見合わせる。また、罨法では快適感覚を重視するため、患者の希望を聞きながら、個々にケア計画を立てていく。

Key Word
温罨法、冷罨法、温熱刺激、寒冷刺激、低温熱傷

9-01 温罨法・冷罨法の効果

1. 温罨法について、次の文章の空欄に適切な語句を入れなさい

❶温熱刺激は、局所の血管を①＿＿＿＿＿させ、血液やリンパ液の循環を促進させる。

❷温罨法は知覚神経に作用して②＿＿＿＿＿作用をもたらすため、機能訓練の前処置としても適応される。

❸温罨法は、悪寒・戦慄や四肢の冷感に対し、全身または四肢の③＿＿＿＿＿に用いられる。

❹温罨法は、手術後などの④＿＿＿＿＿の促進にも適応される。

2. 冷罨法について、次の文章の空欄に適切な語句を入れなさい

❶冷罨法は、皮膚温を低下させ、表在する血管を⑤＿＿＿＿＿させる。

❷寒冷刺激を受けると血液やリンパ節の循環が低下し、組織の⑥＿＿＿＿＿は低下する。

❸捻挫や打撲の外傷直後に冷罨法を行うと、局所の疼痛が⑦＿＿＿＿＿される。
❹冷罨法による解熱効果は、⑧＿＿＿＿＿血の冷却による効果である。
❺解熱を期待するときは、⑨＿＿＿＿動脈、⑩＿＿＿＿動脈、⑪＿＿＿＿動脈など、表在の太い血管の冷却が効果的である。

9-02 罨法の留意点
次の文章の空欄に適切な数字を入れなさい

❶温度刺激が①＿＿＿＿℃以上になると熱痛が生じ、皮膚に接する表面温度が43℃以上で皮膚組織は変生し始める。
❷直接皮膚に用いると、局所の温罨法は効果を発揮できるが、乳児や高齢者・意識不明者・麻痺患者の場合、低温熱傷を引き起こすおそれがある。このため、温罨法を行うときは皮膚面から②＿＿＿＿cmほど離す。
❸氷に水を加えたものの温度は③＿＿＿＿℃である。温度刺激は④＿＿＿＿℃以下のものに長く触れていると冷痛が生じるので、冷罨法を行うときは、ガーゼやタオルで温度調節する。

9-03 罨法の実施方法
罨法の実施方法について、{　}内の語句を選択しなさい

❶湯たんぽの表面温度が体温よりも低下したときは、①{ 温感　冷感 }が生じるので、湯の交換を行う。
❷温罨法を直接皮膚に貼用すると、44℃で低温熱傷を引き起こす可能性があるため、温熱器具の表面温度は42℃②{ 以下　以上 }で用いることが望ましい。
❸湯たんぽでは、空気層は熱伝導効果を③{ 上げる　下げる }ため、空気は抜くようにする。
❹冷罨法では、皮膚と罨法器具の間にできる空気層が④{ 加熱　冷却 }されると露が生じ、表面が湿潤する。冷罨法のカバーが湿潤すると水の熱伝導効果は⑤{ 高く　低く }なり、寒冷刺激が⑥{ 増強　低下 }して凍傷の危険もあるため、カバーの交換が必要である。

9-04 温湿布・冷湿布の実施方法
次の文章の空欄に適切な語句を入れなさい

❶温湿布とは、温湯に浸した布を固く絞り、局所に①＿＿＿＿＿を与えるために貼用するものをいう。
❷温湿布を作成するときは、②＿＿＿＿＿予防のため、必ず湯の温度を計測する。
❸温湿布の貼用部位には、皮膚を③＿＿＿＿＿するため、オリーブ油を塗布する。
❹冷湿布は、④＿＿＿＿＿炎症時の腫脹・充血の軽減、鎮痛を目的に行う。

実践問題　❷日常生活援助

☐ **2-01** 環境調整について<u>誤っている</u>ものはどれか
1．悪臭に対してほかの香りを用いて何らかの変化を起こし、気にならなくさせる方法をマスキングという。
2．不快指数85以上では、ほとんどの人が不快を感じる。
3．不快な音は個人によって異なり、音の大きさや強さだけで推し量ることはできない。
4．人工的に換気が行われている施設では、窓を開けて清浄な外気を取り入れる必要はない。
[　　　　]

☐ **2-02** ベッドメーキングについて正しいものはどれか
1．吐気・嘔吐を訴える患者の頭部に防水シーツと横シーツを敷いた。
2．専用の横シーツがないため、普通のシーツを丁度二つ折りにして防水シーツの上に敷いた。
3．上シーツは、外表に広げてから足元を四角につくった。
4．毛布の端をマットレスの上端から約50cm下げた位置に置いて広げ、足元をつくった。
[　　　　]

☐ **2-03** Aさん（85歳、女性）。左側の人工股関節置換術後10日である。日中は看護師の援助によって車椅子でトイレまで行くことは可能であるが、夜間はポータブルトイレを使用している。Aさんの夜間の療養環境を整える上で適切なのはどれか ▶第107回
1．足側のベッド柵は下げておく。
2．着脱しやすいスリッパを用意する。
3．ポータブルトイレはAさんのベッドの右側に置く。
4．移動時につかまれるようにオーバーテーブルを整える。
[　　　　]

☐ **2-04** ボディメカニクスの考え方として<u>誤っている</u>ものはどれか。
1．人間の身体の『構造』や『機能』、また『力学』等の科学的根拠を理解しておく必要がある。
2．患者・看護者双方の身体的な負担を小さくし、より効率のよい力を発揮しようというものである。
3．看護者側が必要以上にエネルギーを使い、疲労を大きく感じさせるような動作は、援助を受ける患者側にも苦痛や不安、安全面に影響を及ぼす。
4．患者の協力がなくても十分発揮できる。
[　　　　]

2-05 ギャッチベッドを用いて長期臥床患者を仰臥位から座位にした直後に生じる可能性が最も高いのはどれか ▶第92回
1．眼振
2．脈の緊張低下
3．呼吸困難
4．項部硬直

[　　　]

2-06 体位の選択で不適切なものはどれか
1．呼吸困難時 ──────── 仰臥位
2．肛門の診察時 ─────── 膝胸位
3．ショック時 ──────── 骨盤高位
4．浣腸時 ────────── 左側臥位

[　　　]

2-07 物を持ち上げるときの正しい持ち上げ方はどれか
1． 2． 3． 4．

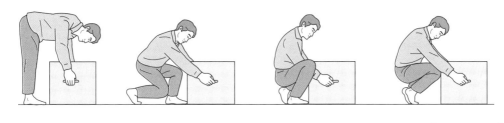

[　　　]

2-08 車いすの移動・移送について不適切なものはどれか
1．患者が乗り降りするときは必ずブレーキをかける。
2．低い段差であっても車いすでは通れないので、迂回する。
3．患者が乗り降りするときはフットレストを上げておく。
4．移送時は病室からの移動による環境の変化を考慮し、保温に留意する。

[　　　]

2-09 ストレッチャーでの移動・移送で正しいものはどれか
1．登り坂では足元を前に向けて進む。
2．下り坂では頭を前に向けて進む。
3．頭部側の看護師は患者を観察し、足元側の看護師は前方を確認しながら進む。
4．使用する前にストレッチャーのブレーキや柵、安全ベルトの点検を行う必要はない。

[　　　]

2-10 左片に障害のある患者を車椅子からベッドに移乗する際、車椅子の位置は下図のどの位置がよいか。

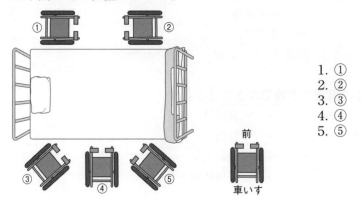

1. ①
2. ②
3. ③
4. ④
5. ⑤

[　　　]

2-11 睡眠の効果として考えにくいものはどれか。
1．大脳の休息　　　　　3．成長ホルモンなどの分泌
2．呼吸筋の緊張緩和　　4．炎症の早期回復
5．免疫機構を活性化

[　　　]

2-12 睡眠への援助について<u>不適切</u>なものはどれか
1．就寝前の飲水を控える。
2．就寝前のアルコール摂取を控える。
3．昼間の運動を勧める。
4．刺激が強いため、日光を浴びることは避ける。

[　　　]

2-13 効果的な運動について<u>不適切</u>なものはどれか
1．運動は1週間に1日程度行う。
2．運動をすると1日のメリハリがつき、気分転換になる。
3．運動は1回につき15分以上したほうが効果的である。
4．つらい運動より手軽にできる運動のほうが長続きする。

[　　　]

2-14 足浴について<u>不適切</u>なものはどれか
1．足部を直接湯につけることにより、角質化した皮膚をやわらかくして汚れを除去する。
2．湯の温度は43〜44℃が適切である。
3．爪を切る場合は足浴後がよい。
4．膝窩に安楽枕を入れて実施すると疲労が少ない。

[　　　]

2-15 陰部洗浄の実施で正しいのはどれか
1．腰部の安静が必要な患者には行わない。
2．湯の温度は38℃が望ましい。
3．女性の陰部洗浄では肛門部から前に向って拭く。
4．石けんは刺激になるので使用しないほうがいい。

[　　　　]

2-16 清潔援助の洗浄剤や薬剤の用い方で適切なのはどれか ▶第95回
1．義歯の歯垢は生理食塩水につけて除去する。
2．皮膚の汚れは速乾性アルコールで取り除く。
3．ドライシャンプーには50％メタノールを用いる。
4．口臭予防には重曹水で含嗽する。

[　　　　]

2-17 足浴の効果で最も期待されるのはどれか ▶第106回
1．食欲増進　　3．筋緊張の亢進
2．睡眠の促進　4．皮膚温の低下

[　　　　]

2-18 口腔ケアで適切なのはどれか ▶第105回
1．歯肉出血がある場合は実施しない。
2．含嗽ができない患者には禁忌である。
3．経口摂取の有無に関係なく実施する。
4．総義歯の場合は義歯を入れた状態で実施する。

[　　　　]

2-19 臥床している左片麻痺患者のパジャマの着用で正しいものはどれか
1．上着は右袖を先に着る。
2．上着の左袖は迎え袖で着る。
3．ズボンは右足から先にはく。
4．ズボンの胴部分は両膝を伸展した状態ではく。

[　　　　]

2-20 患者の状態と寝衣の条件の組み合わせで<u>不適切</u>なものはどれか
1．同一体位で臥床中の患者 ────── 前開きのもの
2．手に運動障害のある患者 ────── マジックテープで止めるもの
3．発熱がある患者 ────── 気密性のあるもの
4．片麻痺がある患者 ────── 上下別々のもの

[　　　　]

2-21 「1日のエネルギー食事摂取基準」で推定エネルギー必要量が2,300kcal／日の標準体型の40歳代男性の、1日の脂肪摂取量で適切なのもはどれか
1．45g　　3．70g
2．55g　　4．750g

[　　　]

2-22 嚥下障害時の食事の支援について誤っているのはどれか
1．嚥下過程の第1相（口腔咽頭相）に障害がある患者は、食塊の咽頭への送り込みが悪いため、30度ファーラー位と頸部前屈位にする。
2．嚥下障害のある患者はひと口の量が少ないと送り込めないため、ひと口量を多めにする。
3．嚥下食の食形態は、やわらかく煮たりとろみをつけたり、ゼリー状にすると送り込みやすい。
4．食事中の誤嚥を早期発見するため、呼吸状態を常に観察し、誤嚥した場合に備えて吸引器などを準備する。

[　　　]

2-23 嚥下障害のある患者の食事介助で適切なのはどれか ▶第102回
1．水分はとろみをつける。　　3．一口量を多くする。
2．頸部を伸展する。　　　　　4．むせたときには水を飲ませる。

[　　　]

2-24 床上排泄時の看護で不適切なものはどれか
1．腹圧をかけにくい場合には、下腹部を軽く圧迫する。
2．排便後はトイレットペーパーによる拭き取りだけで十分とはいえない。
3．男性の場合、排泄後に外尿道口を拭き取る必要はない。
4．排泄後の患者の手の保清はきちんと行う。

[　　　]

2-25 女性の床上排泄の援助行為とその目的との組合せで適切なのはどれか
▶第95回
1．便器内にちり紙を敷く ― 殿部への冷感を軽減する。
2．上体を軽度挙上する ― 腹圧をかけやすくする。
3．陰部にちり紙をあてる ― 臭気を防止する。
4．便器を乾燥させる ― 殿部を安定させる。

[　　　]

2-26 排泄行動が自立している入院中の男性高齢者が、夜間の排尿について「夜は何度もトイレに行きたくなります。そのたびにトイレまで歩くのは疲れます」と訴えている。この患者の看護で適切なのはどれか ▶第107回

1．おむつの使用
2．夜間の尿器の使用
3．就寝前の水分摂取の制限
4．膀胱留置カテーテルの挿入

[　　　]

2-27 冷罨法で正しいのはどれか

1．38.5℃の発熱を認めたため、解熱を目的として氷枕を頭部に当てた。
2．寒冷刺激を受けると皮膚の温度が低下し、表在血管が収縮する。
3．冷罨法の適応に神経痛や肩こりがある。
4．氷嚢は冷たいほうが効果があるので、カバーは湿潤しても交換しない。

[　　　]

2-28 温罨法の作用で正しいのはどれか ▶第102回

1．平滑筋が緊張する。
2．局所の血管が収縮する。
3．知覚神経の興奮を鎮静する。
4．細胞の新陳代謝を抑制する。

[　　　]

1 検体採取

検体採取の目的・意義
　人間の健康状態は、本人が知覚する主観的データと、検査結果などの客観的データから判断する必要がある。採血、採尿、その他の検体採取は、客観的にデータを得ることを目的に行われる技術である。これら採取した検体は、健康状態（内部環境）を知る重要な情報を提供する。

適応
　検査は疾病や障害の有無にかかわらず、身体の内部環境が正常に機能しているかどうかを判断するために行われる。

看護師の役割
　検体の採取は、疾病の早期発見や診断、治療・看護の必要性を把握するうえで重要な技術である。正確な検査結果を得るために、検体の取扱い方には注意が必要である。採取時刻や必要量、適切な容器の選択、保存方法などの知識を基盤に、それぞれの患者に対し、的確に技術を提供する必要がある。

実施のポイント
　検体の採取では、患者に身体的・精神的な苦痛や不安を強いることが多い。患者が安心し、安全でより安楽に検査を受けられるように援助する必要がある。また、実施中の患者の様子に配慮し、実施後も観察や容態の変化に対処することが、実施のポイントになる。

Key Word
　検体検査、血液検査、尿検査、便検査、喀痰検査

1　採　血

1-01　採血とは
次の文章の空欄に適切な語句を入れなさい

　静脈血採血とは、末梢静脈の①＿＿＿＿内に穿刺針を挿入し、②＿＿＿＿＿＿＿＿＿＿や採血用シリンジを用いて静脈血を採取する方法である。

1-02　採血時の留意点
次の文章で適切なものは○印を、不適切なものは×印をつけなさい

（　　）①検査の目的や方法は、患者の発達段階に合わせて説明する。
（　　）②患者が感じる不安や苦痛について実施前に説明し、不安の軽減をはかる。
（　　）③検体を無菌的に取り扱う場合は、無菌操作を確実に行う。
（　　）④針の刺入を確実に行なうため、採血部位をできるだけ露出する。
（　　）⑤検査後、ラベルに検査名、氏名、所属などを記入する。
（　　）⑥検査終了後の安静度、体位、食事、排泄、入浴などの指導は、医師に任せる。

1-03 血液の成分および採血法

血液成分や採血法の特徴について、次の文章の空欄に適切な語句を入れなさい

❶血液は、酸素や①_____、栄養素、老廃物などを②_____する役割を担っている。

❷血液は沈殿すると③_____と血漿に分かれる。③には赤血球、白血球、④_____が含まれ、血漿には⑤_____、フィブリノーゲンなどの生化学的物質が含まれる。血球は⑥_____でつくられる。

❸赤血球沈降速度の検査では、⑦_____である⑧_____％クエン酸ナトリウムを使用する。

❹採血は⑨_____や出血などの危険が伴うので、安全に十分配慮する。

1-04 採取する血液の溶血防止

溶血を防止するための注意点について、次の文章の空欄に適切な語句を、語句群から選択して入れなさい

> **語句群**：駆血帯、乾燥、細、太、皮膚、振らない、振る、内筒、外筒、乾燥、湿潤、注射針、強、弱

- 消毒薬で濡れたままの①_____に穿刺しない。
- ②_____で長時間うっ血させない。
- 注射器の③_____を無理に強く引っ張らない。
- 注射器・注射針および試験管は④_____したものを使用する。
- 注射針は、⑤_____いゲージのものは使用しない。
- ディスポーザブル注射器から血液を試験管に移す前に⑥_____を外す。
- 注射器から試験管の中へ、血液を⑦_____く押し出さない。
- 血液を混和するときは、強く⑧_____。

1-05 真空管採血

真空管採血時、感染防止に留意することとして**誤っている**ものはどれか

①内部を滅菌した試験管を使用する。
②ホルダーは患者ごとに交換し、使い捨てにする。
③血液の採血管への流入が停止した状態で、駆血帯を外す。
④採血針の抜去は、駆血帯を外した後に行う。

解答［　　　　］

1-06 静脈を怒張させるための方法

静脈を怒張させるための方法で**不適切な**ものはどれか

①採血部位は前もって冷罨法する。
②駆血帯を巻いてから、母指を中にして手を強く握ってもらう。
③部分的にうっ血を強めるために、採血する側の上肢を下垂する。
④駆血帯が適度の強さで締められているか確認する。

解答［　　　　　］

1-07 採血時の血管

採血部位の血管の名称を語句群から選択し、記入しなさい

語句群：正中皮静脈、前腕正中皮静脈、橈側皮静脈、尺側皮静脈

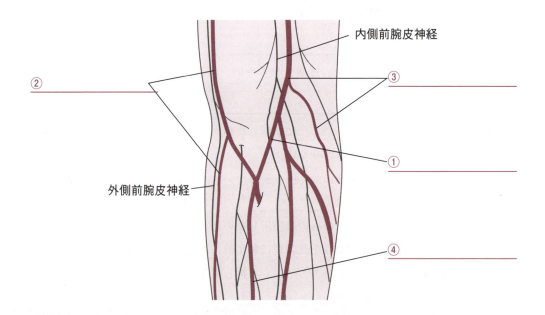

1-08 血液検査の種類

血液検査の種類について、表の空欄を埋めなさい

血液検査の種類	主な検査項目
形態的検査	血液細胞数の算定、①
②　　　　　検査	出血時間、凝固時間、凝固因子
③　　　　　検査	血中の酵素、無機質、有機物、膠質反応
生理機能検査	④　　　　　、赤血球寿命測定
⑤　　　　　検査	血液培養、原虫・寄生虫の検査
血清学的検査	血液型、⑥

2 採尿

1-09 尿検査

尿検査について、次の文章の空欄に適切な語句を入れなさい

❶尿の検査は、物質代謝の① _____ である尿を検査することにより、② _____ 機能、③ _____ 障害の有無、内分泌や④ _____ の異常を発見するために行われる。

❷尿検査は⑤ _____ の少ない検査方法である。しかし、排泄物を採取することには⑥ _____ を伴うので、十分に配慮する。

❸尿検査には、外観、比重、pHなどを測定する⑦ _____ 検査、電解質や腎機能などを測定する尿生化学検査、細菌の有無をみる尿⑧ _____ 検査などがある。

1-10 尿検査の種類と留意点

尿検査の種類と留意点で関連のあるものを線で結びなさい

①尿糖　　　　　　　　　　　・　　　　　・a．導尿を行う。

②尿沈査　　　　　　　　　　・　　　　　・b．食前に排尿し、食後2時間に採る。

③ウロビリノーゲン、ビリルビン　・　　　　　・c．採尿後、すぐ検査室へ提出する。

④尿中の細菌　　　　　　　　・　　　　　・d．運動後は避ける。

⑤尿蛋白　　　　　　　　　　・　　　　　・e．早朝、起床直後の尿を採る。

1-11 尿の採取方法

尿の採取方法について、表の空欄を埋め、適切な語句を選択しなさい

早朝尿	早朝起床後① _____ 回目の尿を採取する。少量を放尿し、コップの1/3程度、採取する。女性の場合、② _____ 時は避ける
中間尿	手を③ _____ と流水で洗い、女性は④ _____ 部を、男性は⑤ _____ 部を消毒する。はじめ、少量を放尿する。その後、滅菌コップに⑥ _____ ～ _____ mL採取する
蓄尿	開始と終了の時刻を明確にする。開始時は⑦ { 排尿・採尿 } し、終了時は⑧ { 排尿・採尿 } する。尿は日の当たらない場所で保管する。その際、⑨ _____ を使用する

1-12 尿比重測定

尿比重測定について、次の文章の空欄に適切な語句を入れなさい

看護師がベッドサイドで行う尿の検査方法には、尿比重測定と①＿＿＿＿＿＿＿による尿蛋白定性検査法がある。尿比重は簡易尿比重計、または②＿＿＿＿＿＿＿を用いて測定する。

尿比重は、尿にどれだけの③＿＿＿＿＿＿＿、塩分、④＿＿＿＿＿＿＿、糖などの物質が含まれているかを示す指標である。臨床的には腎機能の⑤＿＿＿＿＿＿＿や水分⑥＿＿＿＿＿＿＿状態を知る目安になる。

1-13 蓄尿

蓄尿の方法について、次の文章で適切なものには○印を、不適切なものには×印をつけなさい

（　　）①蓄尿は誰にでもできるものなので、患者にはわざわざ説明しなくてもよい。
（　　）②月経中でも蓄尿を継続する。
（　　）③蓄尿ビンまたは蓄尿バッグに患者名を記入して準備する。
（　　）④蓄尿ビンは日当たりがよく、暖かな場所に置く。
（　　）⑤１日の全尿量を測定する。
（　　）⑥尿比重を測定する場合、とくに攪拌する必要はない。

3 その他の検体採取

1-14 便検査

１．便検査の目的について、次の文章の空欄に適切な語句を記述しなさい

便検査は、身体の消化・吸収の状態や異常を知り、①＿＿＿＿＿＿＿、肝臓、膵臓などの機能をみる基本的検査である。便検査の種類には、便の色調や性状をみる肉眼的検査のほか、②＿＿＿＿＿＿＿検査、細菌検査、潜血反応検査などがある。

便潜血反応検査の場合、採便容器の棒で糞便の③＿＿＿＿＿＿＿や内部の数か所を、平均的に採便する。

2．便検査の種類と採便方法について、表の空欄を埋めなさい

便検査の種類	採便方法
④	実施前3日間は、検査に関連する食物（肉類、魚類など）や鉄剤などの薬品の摂取を避ける
⑤	早朝覚醒時に、粘着テープのシールを肛門部に貼り、剥がして粘着面を合わせたテープを検査室に提出する
⑥	採便時は粘膜を傷つけないように、採便管を肛門部から6～8cm挿入する。

1-15 喀痰検査

喀痰検査について、次の文章の空欄に適切な語句を入れなさい

　喀痰検査は、喀痰を細菌学的、病理学的に検査し、①＿＿＿＿＿、②＿＿＿＿＿、肺などの呼吸器系の状態や異常を明らかにする目的で行う。検査の種類には、喀痰の色、性状、量、臭気などをみる肉眼的検査のほか、細菌学的検査、悪性疾患やアレルギー疾患の診断のための③＿＿＿＿＿検査などがある。

　喀痰検査を行うときは、口腔内の④＿＿＿＿＿菌や唾液を除去するためによく口をすすぎ、⑤＿＿＿＿＿時に、⑥＿＿＿＿＿シャーレに採痰する。

2 検査時の看護

検査の目的・意義
検査は、個人の健康状態を測定・評価するための情報として利用されている。すなわち、疾病や障害をもつ患者の病態の把握、疾病の活動性や程度の判定、治療の効果、副作用、予後の推測などのために、重要な役割を果たしている。また、地域で生活する人々の潜在的な疾患を早期に発見し、健康状態の診断に必要な情報を得ることができる。

適応
健康診断、および疾病診断のため、必要時に行う。

看護師の役割
看護師は検査を受ける患者の不安や苦痛を取り除き、患者が安全に検査を受けられるように援助することが重要である。そのため、各検査に関する専門的知識を熟知し、検査実施前の準備、実施中の観察と介助、実施後の指導を行う必要がある。

実施のポイント
検査の実施前に検査の目的・方法を、患者の理解度に合わせて説明する。また、正確な検査結果が得られるように条件を整備する。検査時は患者の苦痛を最小限にし、熟練した技術を提供する。実施中・実施後の安全を守り、患者に適切な指導を行う。

Key Word
X線、放射線被曝、内視鏡、生検、前処置、穿刺、心電図、呼吸機能、血管造影、造影剤、CT、MRI、超音波

1 X線検査

2-01 X線検査
X線検査に関する以下の問いに答えなさい

1．X線検査について、次の文章の空欄に適切な語句を入れなさい
- 造影剤を使用しない検査として①＿＿＿＿＿撮影と断層撮影がある。
- 造影剤を使用する検査を②＿＿＿＿＿撮影という。
- 上部消化管造影や下部消化管造影では、造影剤として③＿＿＿＿＿＿＿が使用される。
- 血管造影、胆道系造影、尿路系造影、脊髄造影を行う際は、造影剤として④＿＿＿＿＿＿＿が用いられる。

2．胸部のＸ線単純撮影時の留意点について、**誤っている**のはどれか
　①女性には、妊娠の有無を確認してから行う。
　②プライバシー保護のため、上着を着たまま行う。
　③看護師が介助に入る場合は、専用のプロテクターを着用する。
　④食事制限はないことを伝える。
　　　　　　　　　　　　　　　　　　　　　　　　　　　　解答［　　　　］

3．放射線被曝軽減の３原則をあげなさい
　①_____　②_____　③_____

4．Ｘ線検査の留意事項として適さないのはどれか。
　①造影剤を使用する場合は、以前使用した経験や、副作用が生じなかったか確認する。
　②脳動脈瘤クリップや心臓ペースメーカーなどの金属が埋め込まれている場合は検査できない。
　③被爆を軽減するために、時間、距離、遮蔽の３原則を守る。
　④患者の放射線暴露を最小限にする。
　⑤造影剤を使用する場合には、過敏反応に対応できる準備をする。
　　　　　　　　　　　　　　　　　　　　　　　　　　　　解答［　　　　］

2-02 上部消化管造影、下部消化管造影

1．上部消化管造影（胃透視）について、**誤っている**のはどれか
　①胃癌や胃潰瘍の診断に使用される。
　②前処置に抗コリン薬を使用する場合は、緑内障や前立腺肥大のある患者では禁忌である。
　③検査後は１時間禁飲食が必要なことを説明する。
　④検査前の12時間前から禁飲食になることを説明する。
　　　　　　　　　　　　　　　　　　　　　　　　　　　　解答［　　　　］

2．下部消化管造影（注腸透視）について、**誤っている**のはどれか
　①前処置として消化管の清浄化が重要である。
　②カテーテルや造影剤注入時は右側臥位で行う。
　③検査中は気分不快や一般状態の観察を行う。
　④羞恥心や苦痛を伴う検査のため、十分な説明や配慮を行う。
　　　　　　　　　　　　　　　　　　　　　　　　　　　　解答［　　　　］

2 内視鏡検査・生検

2-03 気管支鏡検査

気管支鏡検査について、誤っているのはどれか
　①組織生検、細胞擦過（さっか）の検査のために行う。
　②気管支粘膜の状態を観察するために行う。
　③分泌物や異物の除去を行う。
　④検査前に食事制限はない。

解答 [　　　　　]

2-04 上部消化管内視鏡検査

1．胃内視鏡検査の看護について、誤っているのはどれか
　①検査中は、バイタルサインや酸素飽和度、意識状態などを観察する。
　②検査中は自由に会話できることを説明する。
　③検査後は腹部症状を観察する。
　④生検を行った場合は、当日の飲酒を避け、刺激の少ない食事をとるように説明する。

解答 [　　　　　]

2．胃内視鏡検査の適応について、誤っているのはどれか
　①消化器症状の出現時
　②全身衰弱の患者
　③検診
　④異物誤飲時

解答 [　　　　　]

2-05 下部消化管内視鏡検査

下部消化管内視鏡について、誤っているのはどれか
　①検査の前日は低残渣（ざんさ）食を摂取してもらう。
　②検査と一緒に生検を行うことがある。
　③右側臥位で膝関節を曲げてもらうよう説明する。
　④検査後、送気に伴う腹部膨満感が出現することがあるが、自然に軽快することを説明する。

解答 [　　　　　]

3 穿刺検査

2-06 胸腔穿刺

胸腔穿刺について、次の文章の空欄に適切な語句を入れなさい

❶胸腔穿刺とは、①_____と②_____の2枚の胸膜間の胸腔に穿刺針を刺入し、貯留液（胸水）を吸引する方法である。

❷吸引した胸水は、一般検査のほか③_____検査や④_____検査が行われる。

❸胸腔穿刺の合併症として⑤_____、皮下気腫・皮下出血、肺組織損傷、感染などがある。

❹胸腔穿刺時は酸素飽和度の測定と⑥_____吸入の準備をし、異常に備える。

2-07 腰椎穿刺

1. 腰椎穿刺について、次の文章の空欄に適切な語句を入れなさい
   - 腰椎穿刺で採取するのは①_____である。
   - 穿刺部位は第②____～____腰椎、または第③____～____腰椎の棘突起間である。
   - 副作用として④_____、背部痛、悪心、嘔吐などが起りやすい。
   - 体位は⑤_____で行う。

2. 腰椎穿刺の適応でないものものはどれか
   ①クモ膜下出血が疑われるとき行う。
   ②髄膜炎などの中枢神経系の感染症が疑われるとき行う。
   ③穿刺部の皮膚に感染巣がある患者。
   ④下半身の手術のため、腰椎麻酔が必要なとき行う。

   解答［　　　　］

3. 腰椎穿刺の検査に関して誤っているものはどれか。
   ①腰椎穿刺の検査するときの姿勢は、側臥位で前屈姿勢をとる。
   ②穿刺したときに、下肢にしびれ等がないかを尋ねる。
   ③腰椎穿刺の検査をした後は、枕を上げて安静にする。
   ④検査をした後は、頭痛や吐気に注意する。

   解答［　　　　］

4．クエッケンシュテット現象について、次の文章の｛　｝内の適切な語句を選択しなさい

クエッケンシュテット現象とは、髄圧測定の際に両側頸静脈を平手で圧迫すると、正常では液圧が①｛　上昇　　下降　｝し、手を離すと②｛　上昇　　下降　｝する現象。脊髄腫瘍など頭蓋内の静脈や脊柱管に閉塞があると、液圧は③｛　上昇　　下降　｝しない。

2-08 腹腔穿刺
腹腔穿刺について、次の文章の空欄に適切な語句を入れなさい

❶腹腔穿刺は、貯留液を採取して検査や診断を行うほか、腹部①＿＿＿＿＿＿症状の除去や、薬液の注入にも用いられる。

❷穿刺部位は臍と②＿＿＿＿＿＿＿＿＿＿＿を結ぶ直線（モンロー・リヒター線）の中央、または外1／3の部位が適している。

❸穿刺中は、急激な腹圧低下や内臓下垂によって③＿＿＿＿＿＿を起こすことがある。

❹腹水の排液により、④＿＿＿＿＿喪失・電解質異常をきたすことがある。

2-09 骨髄穿刺
骨髄穿刺について、誤っているのはどれか

①穿刺時の体位は、胸骨で採取するときは仰臥位にする。

②検査前には血小板数や凝固機能などをみて出血傾向がないか確認する。

③針を刺入するときに強い圧迫感を感じることを説明する

④穿刺後は、すぐに入浴しても構わない。

解答〔　　　　　〕

4　心電図・呼吸機能検査・基礎代謝率

2-10 心電図
1．心電図の基本波形ついて、次の文章の空欄に適切な語句を入れなさい

● P波は、①＿＿＿＿＿＿で生じた興奮が右心房と左心房に伝わり、心房が電気的に興奮していることを表している波である。

● QRS波は、②＿＿＿＿＿の興奮の広がりを表している。

● T波は、③＿＿＿＿＿の興奮の回復を表している。

● T波の後は、人によって④＿＿＿＿＿が現れることがある。

2．心電図の種類について誤っているのはどれか

①患者に運動負荷をかけて前後の変化を観察する ――― 運動負荷心電図
②携帯型の記録装置で長時間記録する ――――――― ホルター心電図
③歩行できる入院患者の不整脈を監視する ―――― 有線型心電図モニター
④急性心筋梗塞の診断 ――――――――――――― 標準12誘導心電図

解答［　　　　　］

3．心電図のとり方について誤っているのはどれか

①電気毛布の電源は切っておく。
②ストッキングは身につけたままでも構わない。
③室温が低いと悪寒が生じて筋電図が混入することがある。
④静かな呼吸で身体の力を抜いてもらうように説明する。

解答［　　　　　］

2-11 呼吸機能検査

1．呼吸機能検査について、次の文章の空欄に適切な語句を入れなさい

● ①_____とは、1回の吸入（呼出）によって肺から出入しうる、最大ガス量のことをいう。

● ②_____とは、予測肺活量に対する実質肺活量の割合を％で示した値である。

● ③_____とは、努力性肺活量のうち、呼出の開始から1秒間に呼出される呼気量である。

● ④_____とは、努力性肺活量のうち1秒量が占める割合を％で示した値である。

2．基礎代謝率の求め方を書きなさい

$$基礎代謝率(BMR) = \frac{① _____基礎代謝量 - ② _____基礎代謝量}{③ _____基礎代謝量} \times 100 (\%)$$

5 血管造影

2-12 血管造影の留意点
血管造影について、次の文章の空欄に適切な語句を入れなさい
❶穿刺による出血を伴う①＿＿＿＿＿＿的検査であり、無菌操作が重要である。
❷造影剤を注入すると②＿＿＿＿＿＿感を訴えることがある。
❸穿刺針やカテーテルを抜いた後は、医師による十分な圧迫③＿＿＿＿＿＿を行う。
❹検査終了後は造影剤を排泄するため④＿＿＿＿＿＿を十分摂取するように説明する。

2-13 心臓カテーテル検査
心臓カテール検査後の看護で誤っているのはどれか
　①造影剤が速やかに排泄されるように飲水を勧める。
　②穿刺部位の止血状態を確認し、末梢血管を触知する。
　③胸部不快感の観察を行う。
　④安静が解除されるまで食事は控えてもらう。　　　　解答［　　　　］

2-14 脳血管造影
脳血管造影ついて、次の文章の空欄に適切な語句を入れなさい
❶血管内に造影剤を注入することで、頭部・頸部の血管系の①＿＿＿＿＿＿変化を調べるために行う。
❷穿刺部位の合併症は②＿＿＿＿＿＿、血腫である。
❸大腿動脈から穿刺した場合は、③＿＿＿＿＿＿動脈の触知の有無を観察する。
❹意識レベル低下や麻痺、構音障害が観察された場合、④＿＿＿＿＿＿の合併を疑う。

6 CT・MRI・超音波検査

2-15 CT検査
1．CT検査について、誤っているのはどれか
　①造影剤を使用しない単純撮影と造影剤を使用する造影撮影がある。
　②MRIと比べて検査時間が短い。
　③放射線を使用しない検査である。
　④3次元構成をすれば立体画像が得られる。

解答［　　　　］

2．CT検査時の造影剤の使用について、誤っているはどれか

①腎機能が低下している患者には注意が必要である。

②造影剤投与後の熱感、嘔気、嘔吐、発疹、顔面紅潮は、過敏症状の可能性がある。

③造影剤の使用歴はとくに聞く必要はない。

④CT検査で用いる造影剤はヨード製剤である。

解答［　　　　　］

2-16 MRI検査

1．MRI検査について、次の文章の空欄に適切な語句を入れなさい

- MRIとは、核磁気①　　　　　　現象を利用したコンピュータ断層撮影である。
- 非侵襲的に②　　　　　　の状況を知ることができる。
- 使用される③　　　　　　波は電磁波である。

2．MRI検査について、誤っているのはどれか

①義歯、時計、ネックレス、指輪、財布、眼鏡、磁気カードは外して検査を受けるように説明する。

②ペースメーカの植え込みを受けている患者には行わない。

③検査中は同一体位で臥床するために苦痛があることや、狭いドームに入らなければいけないことを事前に説明する。

④MRIは単純撮影のみで造影撮影はない。

解答［　　　　　］

2-17 超音波検査

1．腹部超音波検査の説明で正しいのはどれか

①観血的検査である。

②血流の観察はできない。

③妊娠中でも検査できる。

④痛みを伴う検査である。

解答［　　　　　］

2．超音波検査の援助で誤っているのはどれか

①検査部位以外の肌の露出は最小限にするよう配慮する。

②超音波用ゼリーは温めておく。

③胆嚢の検査では食事制限はない。

④非侵襲的検査であることを説明する。

解答［　　　　　］

3 与　薬

与薬の目的・意義
　現代医療にとって薬物は欠かせないものであり、人間の健康維持・回復に重要な役割を果たしている。薬物の使用の際は、正しく用いれば治療効果を期待できるが、使い方を誤ると生命にかかわる危険性もある。このため、与薬はその目的をよく理解し、正しく実施することが大切である。

適応
　薬剤を処方された患者が対象である。

与薬の方法
　主な薬物の投与方法を以下に示す。
経口与薬法、口腔内与薬法、直腸内与薬法、腟内与薬法、経皮与薬法、点眼・点鼻、注射法（皮内、皮下、筋肉内、静脈内注射）、点滴静脈内注射法
　そのほかに、本項では輸血についても学ぶ。

看護師の役割
　薬物の処方は医師によって行われ、その処方に従って薬剤師が調剤する。看護師は、処方された薬物の作用・副作用を理解し、正確に与薬する。また、与薬後は副作用の有無を観察する。自己管理が必要な患者には、服薬方法を守り、服薬を継続できるよう、適切な服薬指導を行う。

実施のポイント
　与薬前に患者の状態をアセスメントし、与薬が可能であるか判断する。与薬を実施するときは、6つの原則（Six Right）に従って安全・確実に与薬する。与薬後は患者の状態を観察し、副作用の訴えがないか聞く。

Key Word
　薬剤の吸収過程、薬物療法の原則、薬物療法の安全・安楽、与薬方法の原則、無菌操作、薬品の管理

1　与薬の基本

3-01　与薬の安全性の確保

1．与薬時の医師の指示の確認や実施時の確認である、与薬上の6原則・6つのR（Six Right）が何を表しているか記入しなさい

Right Drug	正しい① _____	Right Time	正しい④ _____
Right Dose	正しい② _____	Right Patient	正しい⑤ _____
Right Route	正しい③ _____	Right Purpose	正しい⑥ _____

2．与薬をする際に指示薬を確認するが、その行動に適した語句を記入しなさい
　指示薬の確認は、薬剤・薬液を① _____ とき、薬剤・薬液を② _____ とき、薬剤・薬液を③ _____ とき、の3つの場面で行う。

3-02 薬物の吸収過程

薬剤の体内吸収過程について正しいものに○印を、誤っているものに×印をつけなさい

（　　）①投与された薬剤が、生体内において時間経過とともに質的・量的な変化をする過程を、薬剤の体内動態という。

（　　）②体内動態は、①吸収→②消化→③代謝→④排泄、の過程をとる。

（　　）③分布とは、薬物が血管やリンパ管から生体内に移動する過程である。

（　　）④消化管で吸収された薬剤は、門脈を経由して肝臓に入り、体循環に入る。そのため、すべての与薬方法において薬剤量は投与量より少なくなる。

（　　）⑤体内動態の代謝とは生体内変化であり、薬物が体外に排泄しやすい物資に変化することである。

3-03 薬剤の管理

薬剤の管理について、次の文章の空欄に適切な語句を入れなさい

❶医薬品の保存温度については、日本薬局方で決められているが、特定の温度で管理する場合は、①＿＿＿＿＿規制の標識をつけることが望ましい。

❷毒薬・劇薬の取り扱いは、②＿＿＿＿＿法によって規定されている。

❸②の規定によると、毒薬は直接の容器またはラベルに、③＿＿＿＿＿地に④＿＿＿＿＿枠を囲み、そのなかに⑤＿＿＿＿＿字で「毒」と記す。

❹②の規定によると、劇薬は直接の容器またはラベルに、⑥＿＿＿＿＿地に⑦＿＿＿＿＿枠を囲み、そのなかに⑧＿＿＿＿＿字で品名と「劇」と記す。

❺麻薬及び向精神薬取締法によると、麻薬施用者は医師・歯科医師・獣医師で都道府県⑨＿＿＿＿＿の免許を得た者である。

2 各与薬法

3-04 経口与薬法

経口与薬について、次の文章の空欄に適切な語句を入れなさい

❶薬物のなかには、特定の食物と併用すると①＿＿＿＿＿に影響を受けるものがある。

❷薬効や消化管の保護のため、②＿＿＿＿＿との関係で服用時間が決められている。

❸食後③＿＿＿＿＿時間から3時間後に服用する④＿＿＿＿＿は、胃腸を刺激することの少ない薬剤や、食物の影響を避ける薬剤である。

❹薬物の剤形には、散剤、⑤＿＿＿＿＿剤、⑥＿＿＿＿＿剤などがある。

❺与薬する場合は舌の⑦＿＿＿＿＿を考慮し、味蕾がない舌の⑧＿＿＿＿＿部

に薬剤を乗せる。

❻薬剤の剤形は、薬剤の性質、作用機序、⑨_____の持続性によって考慮されている。

❼抗凝固作用のある⑩_____は、飲食物によって薬効に影響を受ける薬剤の1つである。⑩の服用時は、作用を減弱させるビタミンKを含む食品を避ける。

3-05 口腔内与薬法

1．口腔内与薬法の特徴について、次の文章の空欄に適切な語句を入れなさい

口腔内に与薬された薬物は唾液によって溶解し、①_____から吸収される。

②_____での代謝を受けないため、薬物効果が早く現れる。

2．口腔内与薬を行う錠剤について、次の文章の空欄に適切な語句を入れなさい

・③_____錠：錠剤を舌の下に挿入する
・④_____錠：錠剤を頬と歯肉の間に含む
・⑤_____：錠剤を舌の上に乗せる

3-06 直腸内与薬法・腟内与薬法

直腸内与薬法・腟内与薬法について正しいものに○印を、誤っているものに×印をつけなさい

（　）①直腸内与薬法で用いる坐薬は、外気温で融解・軟化し、薬効を発揮する。
（　）②直腸内の坐薬は、鎮痛や解熱など、全身の効果を期待する場合にかぎって使用する。
（　）③直腸内の坐薬挿入時は、腹圧がかからないように深呼吸を促し、肛門括約筋を弛緩させる。
（　）④直腸内の坐薬の挿入時は、内肛門括約筋より深く挿入する。
（　）⑤腟内の坐薬は、局所の消毒・消炎・ホルモン剤塗布などの目的で用いられる。

3-07 経皮与薬法

経皮与薬法に用いられる薬剤の形状を3つ記入しなさい

① _____
② _____
③ _____

3-08 点眼・点鼻

点眼・点鼻の実施について、次の文章の空欄に適切な語句を入れなさい

❶ 点眼剤には、① _____ と軟膏剤（眼軟膏）がある。
❷ 点眼法では、点眼ビンの② _____ が患部や③ _____ に触れないようにする。
❸ 点眼法を実施する際は１～２滴滴下し、薬液が④ _____ に入らないように、④ を軽く押さえる。
❹ 点鼻する際、患者の体位は⑤ _____ または座位で実施する。
❺ 点鼻後は、⑥ _____ が行きわたるよう、そのままの⑦ _____ を保つ。

3 注射法

3-09 注射法の基本

１．注射法について正しいものに○印を、誤っているものに×印をつけなさい

( ) ① 注射法は、経口与薬法に比べて速やかに、高濃度の薬剤を目的の組織に作用させることができる。
( ) ② 皮下注射、筋肉内注射、静脈内注射による薬液の吸収速度を比較すると、皮下組織は血管が乏しいため、筋肉内注射が最も早くなる。
( ) ③ 皮下注射、筋肉内注射、静脈内注射の効果持続時間は、皮下注射＞筋肉内注射＞静脈内注射の順に長くなる。
( ) ④ 注射針の針先の形状でRB針は、針先の角度が大きく刃面の長さが短い注射針を示す。
( ) ⑤ 静脈内注射は、保健師助産師看護師法第５条に規定する診療の補助行為の範疇として取り扱うものとなった。
( ) ⑥ 注射法は滅菌した注射器と注射針を用い、無菌的に体内に薬液を注入する。

２．注射による合併症を４つあげなさい

① _____
② _____
③ _____
④ _____

3-10 注射の部位

1．表の空欄に適切な語句を入れなさい

	主な注射部位・条件・隣接する神経	注射針の太さ・刺入角度
皮内注射	▶表皮と真皮の間に薬液を注入する **注射部位** 血管や神経の分布が少なく、角質層の薄い部位が適している ●前腕内側 このほか上腕、前胸部、背面が選択される	注射針　SB針 ① ____ ～ ____ G **刺入角度** 皮膚と平行～15度
皮下注射	▶表皮と筋層の間の皮下組織に薬液を注入する **注射部位** ●上腕肘頭と上腕骨頭を結んだ線の1/3肘頭側 →② ____ 神経、③ ____ 神経に隣接する	注射針　RB針 22～④ ____ G **刺入角度** 皮膚面に 10～⑤ ____ 度
筋肉内注射	▶皮下組織よりさらに下の筋層に薬液を注入する **注射部位** できるだけ大きな筋群を選択する。血管への刺入、神経損傷を避けるために次の部位が適している ●肩峰から3横指下の⑥ ____ →腋窩神経に隣接する ●中殿筋 →⑦ ____ 神経、上殿神経、下殿神経に隣接する ※中殿筋の刺入部位は①クラークの点、②ホッホシュテッターの点のいずれかの方法で決定する	注射針　RB針 ⑧ ____ ～ ____ G **刺入角度** 皮膚面に 45～⑨ ____ 度
静脈内注射	▶静脈内に薬液を注入する **注射部位** 利き手や麻痺側を避ける。上腕肘窩の次の2か所が最もよく用いられる ●⑩ ____ 静脈 →内側前腕皮神経に隣接する ●⑪ ____ 静脈 →外側前腕皮神経に隣接する このほか、手背の表在静脈、外頸静脈、大伏在静脈、足背静脈も選択される	注射針　SB針 ⑫ ____ ～ ____ G **刺入角度** 皮膚面に 10～⑬ ____ 度

2．中殿筋の筋肉内注射部位を決定する方法について、適切な名称を書きなさい

① _____

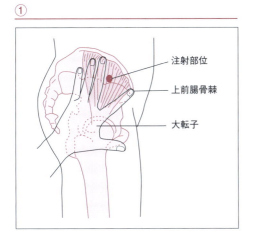

② _____

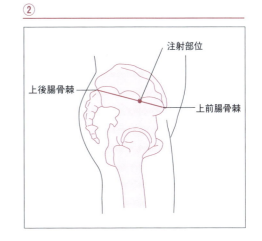

3-11 点滴静脈内注射

1．点滴静脈内注射の目的について、次の文章の空欄に適切な語句を入れなさい

・水分・① _____、酸塩基平衡を一定に保つ（恒常性の維持）
・② _____や外傷などで失われた電解質・栄養の補給（栄養の補給）
・③ _____などが起きたときの循環血液量の補給・維持（循環血液量回復）
・治療および検査のための④ _____の持続投与

2．点滴静脈内注射の実施について、次の文章の空欄に適切な語句を入れなさい

❶点滴静脈内注射は、① _____操作で行う。
❷点滴ボトルに輸液セットを接続した時、滴下筒に薬液を② _____〜_____満たす。輸液カテーテル内に③ _____が入らないように注意しながら、ルートに薬液を満たす。
❸穿刺時に静脈が怒張しにくいときはマッサージや④ _____罨法を行うと効果がある。
❹長時間の点滴静脈注射を行う際は、外套針と内筒針からなる静脈留置針を使用する。
❺指示量・時間に適した滴下を確認・実施する。滴下数は以下の式で求められる。

$$1分間の滴下数 = \frac{⑤\text{_____} \times 必要時間の滴下量（mL）}{⑥\text{_____}}$$

❻輸液の残量を求める。
・輸液された量＝〔⑦ _____× 経過した時間（分）〕÷輸液セット（1mL＝20滴）
・輸液の残量＝⑧ _____−輸液された量

3-12 輸液の滴下数と残量

1．1,000 mLを12時間で滴下する指示が出た。1 mL≒20滴の輸液セットを使用した場合、1分間に何滴落とすように調節したらよいか

解答 [　　　　滴/分]

2．500 mLの輸液を8時間で終了する指示が出された。現在、4時間が経過した。この時の輸液の残量を求めよ

解答 [　　　　mL]

4 輸 血

3-13 輸血の目的

輸血の目的について、次の文章の空欄に適切な語句を入れなさい

・① _____ 血液量を維持し、回復する。
・血液凝固因子・血小板を補給し、② _____ 傾向を改善する。
・血液の酸素運搬機能を維持し、組織の③ _____ 状態を改善する。
・血漿蛋白の補給によって④ _____ 浸透圧を維持する。

3-14 輸血の実施

輸血の実施について、次の文章の空欄に適切な語句を入れなさい

❶輸血時には、医師から輸血の目的、必要性、副作用などの説明があり、同意が得られれば本人もしくは家族から①＿＿＿＿＿＿にサインをもらう。

❷血液型や交差試験結果を②＿＿＿＿＿＿とともに確認し、③＿＿＿＿＿＿と血液製剤を照合する。

❸血液バックの④＿＿＿＿＿＿の有無と、血液の異常がないことを確認する。

❹輸血中・後の観察は重要である。とくに、輸血開始⑤＿＿＿＿分間は目を離さずに観察する。

❺全血製剤血液の保冷温度は、4～⑥＿＿＿＿度である。通常の輸血では⑦＿＿＿＿＿＿の必要はない。

❻輸血の即時型副作用のうち、溶血性副作用として、⑧＿＿＿＿＿＿不適合による血管内の⑨＿＿＿＿＿＿がある。非溶血性副作用では⑩＿＿＿＿＿＿ショック、⑪＿＿＿＿＿＿ショック、⑫＿＿＿＿＿＿（DIC）、⑬＿＿＿＿＿＿（TRALI）などがある。

　遅発型副作用の⑭＿＿＿＿＿＿（PT-GVHD）は、輸血後7～14日頃に出現する副作用であり、発熱や紅斑、下痢、肝機能障害および汎血球減少症を伴う。

4 栄養療法

栄養療法の意義・目的
栄養摂取の最も自然な方法は、経口的な食事の摂取である。栄養療法のうち経管栄養法・中心静脈栄養法は、運動障害や上部消化管の通過障害などによって、経口摂取ができない場合に、胃または腸内あるいは直接血液中に栄養を注入することを目的として行われる。

栄養療法は大きく、腸管機能を活用する経腸栄養法（経管栄養法）と、静脈血中に輸液剤を投与する経静脈栄養法に分けられる。

栄養療法の種類
経腸栄養法｜経鼻胃管栄養
（経管栄養法）｜経口胃管栄養
　　　　　　｜胃瘻・腸瘻・食道瘻
経静脈栄養法｜中心静脈栄養（TPN）
　　　　　　｜末梢静脈栄養（PPN）

いずれの方法を選択するかは、患者の病態や腸管の残存機能、障害の状態に合わせて慎重に検討される。また、それぞれの栄養療法の適応については、さまざまなガイドラインに沿って選択される。

適応
経口摂取ができない患者が適応になる。咀嚼・嚥下運動の障害がある場合、手術部位の安静・清潔の保持が必要な場合、全身衰弱や神経性食思不振症などで食事の自己摂取が困難な患者などに適応される。

看護師の役割
看護師は安全かつ確実に栄養剤（輸液剤）を投与する。また、栄養療法の効果を知るため、栄養状態を継続的に観察・評価する。栄養状態を良好に維持するため、対策を実施する。

実施のポイント
1）経管栄養法と合併症予防
チューブ挿入位置の皮膚障害や消化器症状などを観察し、異常の早期発見に努める。また、チューブ固定を確実に行い、自己抜去を予防する。
2）中心静脈カテーテル管理と感染予防
中心静脈カテーテル管理は局所感染を早期に発見するため、刺入部の観察を頻回に実施する。
3）共通のポイント
経口的に摂取できない患者の心理を理解し、支援する。また、唾液分泌が減少するため、口腔内の清潔を保ち、感染を予防する。

Key Word
消化・吸収、胃カテーテル、腸瘻、誤注入、高カロリー輸液、中心静脈カテーテル

1 経管栄養法

4-01 経管栄養法の適応
経管栄養法の適応について、次の文章の空欄に適切な語句を入れなさい

・① ＿＿＿＿＿＿運動に障害がある患者
・② ＿＿＿＿＿＿障害のある患者
・口腔・咽頭部、食道・③ ＿＿＿＿の手術の前後
・④ ＿＿＿＿＿＿消化器系疾患の患者

4-02 経管栄養法の管理

経管栄養法で口腔や鼻腔からカテーテルを挿入する際の原則について、次の文章の空欄に適切な語句を入れなさい

❶挿入時は、患者に栄養療法の目的や①＿＿＿＿＿＿＿を説明する。また、スクリーンなどを引いて②＿＿＿＿＿＿＿を保護するよう、環境を整備する。体位は、胃カテーテルが入りやすいように③＿＿＿＿＿、または④＿＿＿＿＿＿で行う。

❷挿入するカテーテルの長さは、鼻の先端（鼻孔）から耳（外耳孔）までの長さと、耳から⑤＿＿＿＿＿＿までの長さの合計が目安になる。成人は、咽頭の長さが約⑥＿＿＿＿cm、食道が約⑦＿＿＿＿cmで、これに口腔や鼻腔の長さを加えると、約⑧＿＿＿＿cmで噴門部に到達する。カテーテルを噴門に達する長さまで挿入したら、少量の空気を注入して聴診器で⑨＿＿＿＿＿＿を聴き、または胃液を吸引して、カテーテルの先端が胃内にあることを確認する。

❸流動食は、⑩＿＿＿～＿＿＿℃に温めてイリゲーターに入れる。流動食の温度や⑪＿＿＿＿＿が下痢を誘発するので、指示された量に合わせて正確に滴下する。

❹注入中・後は、⑫＿＿＿＿＿＿感、嘔気・嘔吐、腹痛、下痢症状の有無も観察する。

❺胃カテーテルを留置する場合は、流動食を注入後、カテーテル内に⑬＿＿＿＿＿を通して食物の残留や腐敗を予防する。

❻終了後は⑭＿＿＿＿＿内を清潔にし、感染を予防する。

4-03 胃瘻・腸瘻の管理

次の文章で正しいものに〇印を、誤っているものに×印をつけなさい

（　　）①胃瘻カテーテルに破損がないか確認する。
（　　）②胃瘻や腸瘻の注入栄養剤（食）は、1種類に統一されている。
（　　）③栄養剤（食）を注入するバッグやボトルの高さは、胃瘻から80cm上方の位置とする。
（　　）④注入速度は、30分で100mLが目安であるが、患者の状態に応じて調節する。
（　　）⑤胃瘻・腸瘻カテーテル挿入中は、常に瘻孔周辺の皮膚を観察する。

4-04 経管栄養食

経管栄養食は、各栄養素がバランスよく吸収しやすい形で流動食として配合されている。この流動食（栄養剤）の種類と特徴について、表の空欄を埋めなさい

①＿＿＿＿栄養剤	栄養素は消化された状態で配合されている。適応として、高度な消化吸収障害がある場合も摂取可能である
天然（濃厚）栄養（食）	栄養素は消化されていない状態のため、適応としては消化吸収能が②＿＿＿＿な場合のみ可能である
消化態栄養剤	栄養素は消化された状態で配合されている。適応として、消化吸収障害が③＿＿＿＿の場合、摂取可能である
④＿＿＿＿栄養剤	栄養素はある程度消化された状態で配合されている。適応として、消化吸収障害が高度でない場合、摂取可能である

2 中心静脈栄養法

4-05 中心静脈栄養法の適応

中心静脈栄養法の適応について、次の文章の空欄に適切な語句を入れなさい

- 飲食物が①＿＿＿＿摂取困難および不可能
- ②＿＿＿＿栄養が困難である
- ③＿＿＿＿異常の改善
- 栄養④＿＿＿＿改善

4-06 中心静脈栄養法の管理

1．実施中の管理について、次の文章の空欄に適切な語句を入れなさい

❶カテーテル挿入部の皮膚の発赤は①＿＿＿＿を示すので、その有無を常に観察する。

❷輸液剤の調剤時や輸液ライン接続時に細菌混入を起こさないよう、②＿＿＿＿操作で行う。

❸輸液ラインの屈曲・捻転、血液の③＿＿＿＿によるカテーテル閉塞を防ぐために、ラインの状態を観察する。

❹刺入部に負担がかからないよう、また輸液ラインの④＿＿＿＿を防ぐため、カテーテルを確実に固定する。

❺高カロリーの輸液が注入されているため、⑤＿＿＿＿などの代謝合併症を起こさないよう、輸液速度を観察・調節する。

2．中心静脈栄養法の合併症の予防と看護について、正しいものに○印を、誤っているものに×印をつけなさい

（　　）①カテーテル挿入時の合併症では、気胸や血栓形成がある。
（　　）②カテーテル挿入後は、カテーテルの位置を確認するため胸部を診察する。
（　　）③カテーテル挿入後は自己抜去を防ぐため、確実に固定する。
（　　）④カテーテル留置中に発熱を認めた場合、カテーテル感染の可能性を考える。
（　　）⑤中心静脈栄養法の合併症はカテーテルによる感染であり、確実な清潔操作を行って感染予防に努める。

4-07 中心静脈栄養法の感染予防

中心静脈栄養法を管理する際、感染予防のために無菌操作で行う内容について、文の空欄を埋めなさい

- ①_____を調製するとき
- カテーテル刺入部を②_____するとき
- ③_____を交換するとき
- ④_____を交換するとき

5 排泄を促す技術

排泄を促す技術の目的・意義
人は、生命を維持するために必要な物質を摂取・吸収し、代謝の結果不要になった有害物質を体外に排出する。排尿・排便などの排泄機能や排泄行動は、生命を維持するために欠かせない生理的欲求である。何らかの原因で排泄困難に陥った場合、排泄物の体内貯留は他臓器の生理機能にも悪影響を及ぼす。また、排泄機能や排泄行動が円滑に行われない場合、イライラ感や注意力散漫など、精神面にも悪影響を及ぼす。このような状況を軽減・解消するため、自然排泄を促すさまざまな方法を試みる。しかし、それでも排泄できない場合、浣腸や導尿などの排泄を行う。また、検査や手術の前処置としても行われる。

適応
排泄がない場合に適用となる。また、検査や手術操作を円滑に行うため、腸管や膀胱内を空にする必要がある場合に実施。持続的導尿は骨盤内臓器や陰部の手術後、創部の安静・清潔を保持するために行われる。

看護師の役割
排泄困難が身体、精神面に及ぼす影響や、排泄器官に関する解剖生理学的知識を身につける。そのうえで、対象患者の情報を分析し、排泄困難の症状を呈していないか判断する。また、排泄を促す援助を実施する際は、援助によって患者が受ける心身の負担を十分に理解し、羞恥心への配慮、プライバシーの保護、保温などに留意する。援助によって起こりうる問題を常に考え、それらを回避しながら、原則に従って安全に実施する。

実施のポイント
実施に際して、不必要な露出を避けてプライバシーを守るとともに、十分な説明を行い、患者の協力を得る。また、排泄器官に関する正確な解剖学的知識をもち、予測される危険を回避することが重要である。

Key Word
プライバシー、清潔操作、排泄器官に関する解剖学的知識、腸管穿孔、グリセリン浣腸、高圧浣腸、一時的・持続的導尿

1 浣 腸

5-01 浣腸の種類と原則

1．①〜④の浣腸を目的にあっているものに分類しなさい

| ①石けん浣腸　　②食塩浣腸　　③温湯浣腸　　④グリセリン浣腸 |

❶この浣腸の目的は、少量の薬剤で直腸や結腸の下部を刺激し、蠕動運動、排便を促す。
［　　　　］

❷この浣腸の目的は、大量の薬剤を注入し、S状結腸よりも奥の結腸の上部まで到達させ、腸管を拡張させて内圧を高め、消化管を浄化する。
［　　　　］

2．浣腸を実施する際の原則について、次の文章の空欄に適切な語句を入れなさい

❶浣腸液は、直腸温より高い① _____ 程度℃に温める。

❷成人の場合、カテーテルは肛門から② _____ cm挿入する。

❸体位は、③ _____ とする。

❹カテーテル挿入時、腹圧がかからないように④ _____ するよう指導する。

5-02 実施時の留意点、禁忌

1．次のような場合に患者にどのような不利益が生じるか答えなさい

❶直腸温よりも低い浣腸液を注入した場合
_____

❷43℃以上の高温の浣腸液を注入した場合
_____

❸カテーテルを深く挿入しすぎた場合
_____

❹カテーテルを浅く挿入して液を注入した場合
_____

2．浣腸をしてはいけない事例（禁忌の事例）を3つあげなさい

① _____   ② _____

③ _____

5-03 グリセリン浣腸

グリセリン浣腸液の量・濃度について、適切なものはどれか

①成人にグリセリン浣腸を行う場合、注入する量は30〜50mLである。

②幼児にグリセリン浣腸を行う場合、注入する量は30〜50mLである。

③乳児にグリセリン浣腸を行う場合、注入する量は30〜50mLである。

④浣腸に使用するグリセリン液は、70％の濃度のものを使用する。

解答［　　　］

5-04 高圧浣腸

1．高圧浣腸に用いられる浣腸液の量、濃度、効果について、正しいのはどれか

①成人に高圧浣腸を行う場合、注入する浣腸液は50〜100mLである。

②高圧浣腸に用いられる石けん液の濃度は50％である。

③高圧浣腸に用いられる食塩液の濃度は10％である。

④温湯による高圧浣腸は、水圧による物理的刺激によって蠕動運動を促進する。

解答［　　　］

2．高圧浣腸について正しいものに○印を、誤っているものに×印をつけなさい

（　　）① S状結腸より口側結腸内の内容物排除が目的である。
（　　）② 回盲弁より口側小腸内の内容物排除が目的である。
（　　）③ 直腸内およびS状結腸の内容物排除が目的である。
（　　）④ イリゲーター内の液面と肛門までの高さは50〜60cmにする。
（　　）⑤ イリゲーター内の液面と肛門までの高さは40〜50cmにする。
（　　）⑥ 浣腸液を注入する速さは200mL／分にする。
（　　）⑦ 浣腸液を注入する速さは100mL／分にする。
（　　）⑧ 無菌操作で行う必要がある。
（　　）⑨ 多少の気分不良や腹痛は我慢するよう説明する。

2　摘　便

5-05　摘便の手順

摘便について、次の文章の空欄に適切な語句を入れなさい

❶ 摘便は、直腸に便が貯留しているにもかかわらず、①_____がかけられない場合や、便塊が大きく硬くなっている場合に、用手的に便をかきだす技術をいう。

❷ 患者の体位は②_____、または側臥位とする。まず、患者に③_____を促す。処置中はできるだけ口で呼吸をし、④_____を緊張させないように説明する。

❸ ⑤_____を着用し、肛門や直腸粘膜を傷つけないように⑥_____を塗布する。

❹ ⑦_____をゆっくりと肛門に挿入する。⑧_____に沿ってらせんを描くようにし、便塊を少しずつ砕き出すようにして静かに体外へ運び出す。指をあまり強く動かすと、直腸粘膜や⑨_____を刺激し、疼痛や⑩_____を起こしやすいので注意する。

3　導　尿

5-06　導尿の目的と原則

1．導尿の目的について、次の文章の空欄に適切な語句を入れなさい

❶ 一時的導尿は、自然排尿を促しても排尿がみられない場合や、尿閉に対する処置、①_____の採取、②_____などのために行われる。

❷ 持続的導尿は、時間ごとの③_____や手術後の④_____と感染予防などを目的として行われる。

2．導尿を行う際の原則について次の文の空欄に適切な語句を入れなさい

❶安全かつスムーズに操作を行うため、患者には事前に十分な⑤_____を行い、不安を取り除いて患者の協力を得る。

❷カーテンや⑥_____を用いてプライバシーを保護する。

❸⑦_____に配慮し、不必要な露出を避けるとともに、⑧_____にも注意する。

❹女性の場合、局所の⑨_____が得られるように環境を整える。

❺感染予防のため、徹底した⑩_____で行う。

❻持続的導尿では、女性はカテーテルを⑪_____に固定する。男性は、陰嚢(いんのう)を圧迫しないよう⑫_____に固定する。

5-07 導尿で用いるカテーテル

1．導尿を行う際、カテーテル挿入の長さは尿道の長さプラス2～5cmが適切とされている。そこで、男性、女性それぞれの尿道の長さで正しいものはどれか

❶成人男性の尿道の長さ
①約20cm
②約15cm
③約10cm
④約5cm　　解答［　　　］

❷成人女性の尿道の長さ
①約10cm
②約8cm
③約6cm
④約4cm　　解答［　　　］

2．成人に導尿を行う際に用いられるカテーテルの太さとして適切なものはどれか
①24Fr
②20Fr
③14Fr
④10Fr　　解答［　　　］

5-08 持続的導尿

1．持続的導尿を行う際にバルンカテーテルの固定水として使用されるのはどれか
①蒸留水
②滅菌蒸留水
③滅菌生理食塩液
④滅菌オリーブ油　　解答［　　　］

2．持続的導尿中の感染防止対策として誤っているものはどれか
①逆流防止装置のついた蓄尿バッグを使用する。
②カテーテルと連結チューブの接続部を、必要時以外は外さない。
③陰部洗浄を毎日行う。
④水分摂取を控えるように指導する。

解答［　　　］

6 呼吸療法

呼吸療法の目的・意義
　呼吸療法は呼吸状態を正常に維持、あるいは病的状態にある機能を回復させる目的で行われる。呼吸が障害されると全身の組織に酸素が供給されなくなり、生命を維持できなくなる。危機的状態から救命し、呼吸機能の改善・維持管理に努め、呼吸の増悪を防ぐ働きかけをすることが重要である。

適応
　呼吸器系（気道部分・ガス交換部分・呼吸運動部分）の機能低下がある場合に適応される。

看護師の役割
　呼吸療法を必要とする患者は、急性期から慢性期まで、幅広く存在する。いずれの場合も、異常を早期発見し、対処することが重要である。「息苦しい」「呼吸ができない」という状況は、身体的にも精神的にも苦痛であり、強い不安や恐怖をもたらす。そのため、患者の苦痛を理解し、不安を軽減するように心がける。
　また、患者や家族へ在宅での呼吸療法を指導することにより、呼吸機能の維持・促進をはかることも大切である。

実施のポイント
　呼吸にかかわるケアは生命維持に直結するものも多いため、正確で安全な技術を、確実に提供することが大切である。常に呼吸状態をアセスメントし、変化に応じて適切にケアしていく必要がある。

Key Word
　酸素吸入、低酸素血症、動脈血ガス分析、酸素飽和度、中央配管（パイピング）、酸素ボンベ、酸素濃度、薬液吸入、気管内吸引、気道内分泌物、換気、体位ドレナージ、重力、胸郭圧迫

1　酸素療法

6-01　酸素の基礎知識
酸素について、次の文章の空欄に適切な語句を入れなさい
❶酸素は、無味、無色、無臭の気体であり、大気中に約① ＿＿＿＿＿＿％含まれている。
❷酸素は支燃性が高いため、② ＿＿＿＿＿＿は厳禁である。
❸日本では、高圧ガス保安法により、酸素ボンベの色は③ ＿＿＿＿＿＿と決められている。
❹医療用の酸素ボンベは、④ ＿＿＿＿＿＿を気化させて高圧ガス容器に充填してある。

6-02 酸素療法の目的・適応

酸素療法について、次の文章の空欄に適切な語句を入れなさい

❶酸素療法の目的は、① _____ 状態を改善・予防し、心肺機能を維持することである。

❷発熱時、手術後、甲状腺機能亢進症などで② _____ が増大した状態にある患者も、酸素吸入の適応である。

❸貧血、一酸化炭素中毒、出血などで、血液の酸素③ _____ 能力が低下しているときも、酸素吸入の適応になる。

6-03 酸素の供給と投与方法

❶医療機関での酸素の主な供給方式を2通りあげなさい

① _____ ② _____

❷酸素投与に用いる器具の特徴を、下記の枠から選びなさい

①鼻カニュラ　　　　　　　　[　　　]
②簡易酸素マスク　　　　　　[　　　]
③ベンチュリマスク　　　　　[　　　]
④リザーバー付き酸素マスク　[　　　]
⑤酸素テント　　　　　　　　[　　　]

> 《器具の特徴》
> a．主に新生児や乳児に高濃度の酸素を供給する際に使用される。
> b．呼気の一部がバッグに貯留する。
> c．鼻腔から酸素を供給する。
> d．患者の1回換気量に左右されず、吸入酸素濃度24〜50％の範囲で、安定した酸素を吸入させることができる。
> e．安価で手軽に使用できるが、酸素濃度が少ないと$PaCO_2$が上昇する可能性がある。

❸酸素吸入の方法について誤っているものはどれか

①鼻カニュラは経口摂取を妨げないので、食事中も使用可能である。
②簡易酸素マスクは、吸入酸素濃度（FiO_2）60％以上を得ることはできない。
③鼻カニュラは、流量によって100％に近い吸入酸素濃度（FiO_2）を得られる。
④簡易酸素マスクの吸入酸素濃度（FiO_2）は、マスクの密着具合で変化するので、しっかり装備するように患者に指導する。

解答［　　　］

6-04 酸素ボンベの取り扱い

酸素ボンベに関する次の計算問題に答えなさい

1．酸素ボンベが満タンに充填されたときの内圧は14.7MPaである。満タンで500Lの酸素ボンベの内圧が10MPaのとき、残量は何Lあるか（小数点以下、四捨五入）

解答［　　　　L］

2．酸素ボンベの残量が300Lのときに1分間3Lで使用した場合、あと何分使用できるか

解答［　　　　分］

6-05 酸素療法の合併症

酸素療法の合併症はどれか選びなさい

① CO_2ナルコーシス　　③黄疸
②貧血　　　　　　　　④脱毛

解答［　　　　］

2　薬液吸入

6-06 気道の加湿

気道の加湿について、次の文章の空欄に適切な語句を入れなさい

❶加湿された吸気は、粘稠な痰を湿潤させて排痰を①＿＿＿＿＿にする。
❷加湿された吸気は気道の②＿＿＿＿＿運動を活発にさせる。
❸排痰が不十分になると、気道の閉塞や③＿＿＿＿＿になることがある。
❹通常、吸気で吸い込まれた空気は、鼻咽頭を通って肺胞に達するまでに④＿＿＿＿＿％に加湿される。

6-07 ネブライザーの原理
次の文章の空欄に適切な語句を入れなさい

　ジェットネブライザーは、高圧の空気を送ることで発生する①＿＿＿＿＿＿＿気流を利用する。①気流が発生すると空気噴出孔が陰圧になり、陰圧によって吸い上げられた薬液が①気流に当たって微粒子になる。

　超音波ネブライザーは、②＿＿＿＿＿＿＿発振器によって薬液を振動させ、エアゾルを発生させる装置である。

6-08 ネブライザーの実施
ネブライザーの実施方法について、{　}内の適切な語句を選択しなさい

❶吸入時の姿勢は、一般状態に問題がなければ基本的に①{　座位　　仰臥位　}で行う。胸郭が開き、深呼吸をしやすくなり、エアゾルが気管の奥まで吸入される。

❷ネブライザーには気道に蓄積された分泌物を加湿してやわらかくする効果があるので、体位ドレナージやスクイージングは、ネブライザーの②{　前　　後　}に行うと排痰効果が高い。

❸吸入時は、③{　早く　　ゆっくり　}、できるだけ深く吸い込む。

3 気管内吸引

6-09 気管内吸引の留意点
１．気管内吸引の留意点について、**誤っているもの**はどれか

①吸引は苦痛を伴なう処置なので、たとえ意識がないようにみえる患者であっても、必ずその必要性を説明して理解・協力を得る。

②吸引が効果的に行われるように、体位ドレナージ、呼吸介助、ネブライザー吸入なども併用する。

③呼吸音を聴診し、痰の貯留部位を確認してから吸引する。

④左側気管支は右側に比べて傾斜度が小さく、太く、短いため、カテーテルを挿入しやすい。

解答［　　　　　］

2．気管内吸引の留意点について、誤っているものはどれか

①吸引圧の設定は、原則として－60kPaである。

②吸引圧が高すぎると、粘膜が吸引圧によって損傷しやすくなる。

③吸引圧をかけながら挿入すると、気道にある酸素を必要以上に吸引してしまう。

④1回の吸引時間は約10～15秒以内とする。

解答［　　　　］

4 : 体位ドレナージ、呼吸介助

6-10 体位ドレナージ

体位ドレナージに関する次の問いに答えなさい

1．体位ドレナージの適応について、{　}内の適切な語句を選択しなさい

人工呼吸器使用中、長期臥床中、喀痰の多い患者、痛みなどで十分に咳嗽ができない患者の体位ドレナージは、①{ 予防的　治療的 }ドレナージである。

無気肺、肺膿瘍、肺炎患者の体位ドレナージは、②{ 予防的　治療的 }ドレナージである。

2．体位ドレナージについて誤っているものはどれか

①聴診所見のほか、胸部X線写真も参考にしてドレナージ部位を検討する。

②目的とする肺葉の気管支が、ベッド平面に対して水平になるように体位をとることが基本である。

③食事の直後や疼痛のあるときは避ける。

④ネブライザー吸入を体位ドレナージの前に行うと、排痰効果が高まる。

解答［　　　　］

6-11 呼吸介助

呼吸介助について{　}内の適切な語句を選択しなさい

❶①{ 吸気　呼気 }に合わせて胸郭を圧迫することにより、排痰および換気促進をはかる方法である。

❷虚脱した肺胞への空気の流入の改善と、呼気流速の②{ 減少　増大 }が目的である。

❸下葉の場合の体位は、③{ 仰臥位　側臥位 }で行う。

❹④{ 吸気　呼気 }になったら、手の力を抜く。

7 創傷の管理

創傷の管理の目的・意義
創傷、人為的な創と外傷を適切な管理を行い、感染予防や創傷の治癒を促進することである。

創傷とは、①人為的な傷（手術創）、②外傷（刺傷、切傷、裂傷、擦過傷、挫滅など）、③褥瘡などの皮膚の壊死を指す。

創傷部位を保護し、感染を予防しながら回復を促進するのが、創傷管理の目的・意義である。

適応
創傷部位の保護や圧迫、安静保持、固定が必要な場合には、包帯法が適応されるそのほかの創傷管理の方法として、洗浄、消毒、壊死組織の除去（デブリドマン）がある。

看護師の役割
感染予防に対する正確な知識をもち、局所的な管理と全身的な管理を行う。局所的な管理には、皮膚や創傷局所の発赤、腫脹、循環状態などの観察を行い、局所の圧迫や感染の早期発見に努める。また、全身管理では、創傷の治癒を促進するために全身状態（脱水・循環状態・栄養状態など）を整える。

実施のポイント
包帯法においては、包帯の目的（患部の安静・保護、支持、圧迫、固定、整復、矯正）を達し、感染を予防する。また、過度の安静や圧迫による循環障害・運動障害を防止および予防する。

褥瘡ケアにおいては、褥瘡の発生要因を除去して予防に努めることが原則であり、褥瘡の早期発見に努める。

Key Word
循環障害、運動障害、観察、圧迫、湿潤、ブレーデン・スケール

1 包帯法

7-01 巻軸帯

1．図中の巻軸帯の各部の名称を記入しなさい

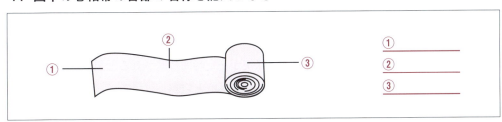

①＿＿＿＿＿
②＿＿＿＿＿
③＿＿＿＿＿

2．次に示す巻軸帯の巻き方について、その名称を答えなさい

① ＿＿＿＿＿帯：包帯を同一部位に重ねて巻く方法。

② ＿＿＿＿＿帯：①帯を帯身の1／2〜2／3ずつずらして巻く方法。

③ ＿＿＿＿＿帯：②帯のずらし方を大きくし、包帯の帯身が重ならないよう巻く方法。

④ _____ 帯：一度巻いては折り返し、太さの違う部位から包帯がずれないように注意して巻く。末梢が細くて中枢部が太い、前腕部や下腿部、大腿部、に適している。

⑤ _____ 帯：「上行⑤帯」は、末梢から中枢に向かって巻き込み、交差部が上方に位置するように巻く方法。一方、「下行⑤帯」は、中枢から末梢に向かって巻き込み、交差部が下方に位置するように巻く方法。

⑥ _____ 帯：「離開⑥帯」は、中心部の関節から関節周辺部に向かって巻く方法。また「集合⑥帯」は、関節周辺部から中心部の関節に向かって巻く方法。

7-02 布はく包帯
布はく包帯の種類を３つあげなさい
① _____　　② _____　　③ _____

7-03 包帯法の原則
包帯法の原則について誤っているものをすべて選びなさい
①包帯による苦痛は与えない。
②患部の状態や部位が異なっても同じ硬さで巻く。
③良肢位を保って巻く。
④中枢から末梢に向かって巻く。
⑤末梢部まですべて巻く。
⑥外観を整える。

解答〔　　　　〕

2 褥瘡ケア

7-04 褥瘡の特徴
褥瘡について次の文の空欄に適切な語句を入れなさい

❶日本褥瘡学会では「身体に加わった① _____ は骨と皮膚表層の間の② _____ の血流を低下、あるいは停止させる。この状況が一定時間持続されると組織は不可逆的な③ _____ に陥り褥瘡となる」を褥瘡と定義している。

❷褥瘡は④ _____ 、⑤ _____ 、⑥ _____ の３つの応力が複雑に絡み合って発生する。

❸褥瘡ケアでは、初期段階の皮膚の⑦ _____ を早期に発見することが大切である。

7-05 褥瘡発生の原因

ブレーデン・スケールにおける褥瘡発生の危険性の6つの項目をあげなさい

① _____ ② _____ ③ _____
④ _____ ⑤ _____ ⑥ _____

7-06 褥瘡の好発部位

次の図は褥瘡の好発部位を示している。仰臥位、側臥位、腹臥位それぞれの褥瘡の好発部位を以下の語句群から選び、書き込みなさい。

語句群（重複での使用可）：後頭部　耳介部　肩峰突起部　乳房　肋骨部　大転子部　仙骨部　性器　肩甲骨部　肘頭部　膝関節部　膝関節顆部　踵骨部　趾部

❶ 仰臥位

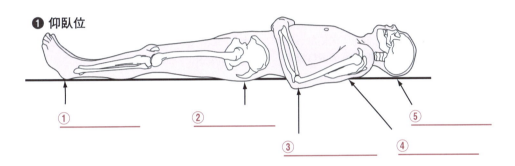

①_____ ②_____ ③_____ ④_____ ⑤_____

❷ 側臥位

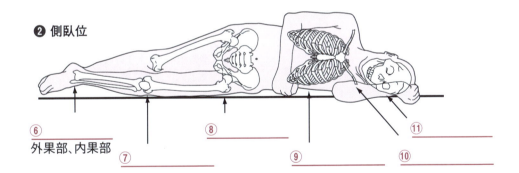

⑥_____
外果部、内果部　⑦_____　⑧_____　⑨_____　⑩_____　⑪_____

❸ 腹臥位

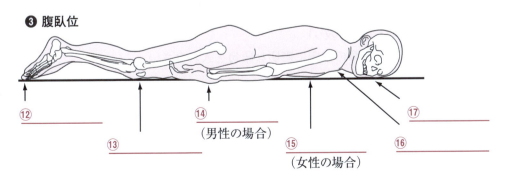

⑫_____　⑬_____　⑭_____（男性の場合）　⑮_____（女性の場合）　⑯_____　⑰_____

図：Gosnell, D. J.：Assessment and Evaluation of Pressure Sore, Nursing Clinics of North America. 22(2), 1987

8 医療機器の取り扱い

医療機器を取り扱う目的・意義

医用工学を応用してつくられた医療機器をME機器という。ME機器を大別すると、①パルスオキシメータ・心電図モニター・血圧モニター・画像診断装置などの生体計測装置、②人工呼吸器や血液浄化療法装置などの生体機能代行装置、③ペースメーカ、輸液ポンプなど治療機器に分けられる。

ME機器の臨床への導入は増加の一途をたどり、医療現場では必要不可欠になっている。そのため、各種ME機器の取り扱いの基本を理解することが重要である。

適応

心電図モニターなどの生体計測装置は、身体の情報を必要とするときに使用する。人工呼吸器などの生体機能代行装置は、生体機能の補助、もしくは代行が必要なときに使用する。輸液ポンプなどの治療機器は、治療に応じて適応される。

看護師の役割

ME機器使用時は、安全の確保が重要である。そのため、機器の特徴をよく理解し、目的に合わせて適切に使用できなければならない。また、必要時に随時使用できるよう、日頃から整備しておくことも大切である。

ME機器の使用は患者に何らかの負担を与える場合が多い。看護師は機器も含めた患者の日常生活支援を行い、患者の安全と安楽を守るように努めていく。機器の使用前は、使用目的や使用方法について患者に十分に説明し、機器そのものへの不安感が軽減するように配慮する。

実践のポイント

取扱説明書をよく読み、正しく使用することが大切である。また、漏れ電流事故防止のため、ME機器の使用時は、アースの接地忘れのないように注意する必要がある。

Key Word

心電図、心電図モニター、パルスオキシメータ、酸素飽和度、人工呼吸器、従圧式、従量式、気道内圧、換気量、輸液ポンプ

1 心電計・心電図モニター

8-01 心電計の取り扱い

心電計について、次の文章の空欄に適切な語句を入れなさい

❶体表にある2点に電極を当てて2点間の①＿＿＿＿＿の差を導出し、心臓の収縮に伴う心筋の活動電位を測定する装置が心電計である。

❷アースの接続は、漏れ電流による②＿＿＿＿＿事故や③＿＿＿＿＿障害の発生を防ぐうえで重要である。

❸測定時、患者が緊張するなどで身体に力が入ると④＿＿＿＿＿が記録されてしまう。

❹ドリフトとは、⑤＿＿＿＿＿の動揺をいう。

8-02 心電計の調整

心電計について、次の文章の空欄に適切な数字を入れなさい

❶心電図の記録速度は、通常① _____ mm／秒である。

❷感度は10mm＝② _____ mVの振幅が標準である。

❸心電図波形の振幅が大きく記録紙からはみ出るときは、感度を1／2にして
③ _____ mm＝1mVになるように記録する。

❹心電図では横軸に時間が表示され、1mm＝④ _____ 秒、5mm＝0.2秒を表す。

8-03 心電図モニター

心電図モニターについて、次の文章の空欄に適切な語句を入れなさい

❶心電図モニターは、心電図波形、心拍数を連続的に監視（モニタリング）するもので、
① _____ 式と② _____ 式がある。

❷不整脈の判読のため、③ _____ 波が明瞭に誘導できる部位に電極を貼る。

❸不整脈などの異常が生じた場合には④ _____ を出す仕組みがある。

2 人工呼吸器

8-04 人工呼吸器のしくみ

人工呼吸器について、次の文章の空欄に適切な語句を入れなさい

❶人工呼吸器による呼吸管理の主な目的は、換気障害に対する① _____ の増加、
酸素化障害に対する② _____ 促進である。

❷人工呼吸は自発呼吸と異なり、気道に③ _____ を加えて肺容積を増加させることで、
胸腔内圧が③へと転じるという、非生理的な呼吸である。

❸酸素濃度を調節したガスは送気機構から送気され、回路の途中で加湿器を経ることにより、「押し込む形」で患者の④ _____ が行われる。

❹人工呼吸器は吸気から呼気への切り替え方により、⑤ _____ 式と⑥ _____ 式に分類される。

8-05 人工呼吸器の構造

人工呼吸器の構造について図の空欄に適切な名称を書き入れなさい

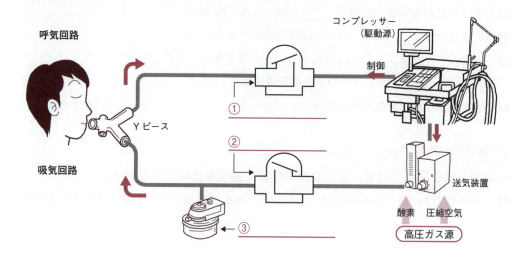

8-06 人工呼吸器の分類

人工呼吸器の分類に関する次の問いに答えなさい

1. 従量式人工呼吸器ついて正しいものには○印を、誤っているものには×印をつけなさい

（　　）①従量式呼吸器は、設定した1回換気量に達するまで送気する作動方式である。

（　　）②従量式呼吸器の利点は、肺や胸郭の弾力性や気道抵抗に左右されず、一定の必要換気量を維持させることができる点である。

（　　）③従量式呼吸器は、リーク（空気漏れ）が起きても、低換気になりにくい。

（　　）④従量式呼吸器では、気道内圧の上昇により、圧外傷を起こす危険がある。

2. 従圧式人工呼吸器について正しいものには○印を、誤っているものには×印をつけなさい

（　　）①従圧式人工呼吸器は、設定した胸腔内圧に達するまで送気する作動方式である。

（　　）②従圧式人工呼吸器の利点は、リーク（空気漏れ）があっても換気量に影響が少ない点である。

（　　）③従圧式人工呼吸器は、従量式で起こりやすい圧外傷を予防できるなど、気道内圧を優先した管理ができる。

（　　）④従圧式人工呼吸器は、肺や胸郭の弾力性や、気道内圧の変化によって換気量が影響を受ける。

8-07 人工呼吸器装着中の看護と管理

人工呼吸器装着中のケアについて｛　｝内の適切な語句を選択しなさい

❶気管内吸引はできるだけ①｛　ていねいにゆっくり　　短時間ですばやく　｝行う。
❷体位変換は積極的に②｛　行う　　行わない　｝のが原則である。
❸口腔ケアは人工呼吸器関連肺炎の対策に③｛　なる　　ならない　｝。
❹加温・加湿器の水は、滅菌の④｛　必要がある　　必要はない　｝。

3 輸液ポンプ

8-08 輸液ポンプの目的・適応

輸液ポンプついて正しいものには○、誤っているものには×をつけなさい

（　　）①輸液セットのクレンメを手で調節するよりも、正確な量を注入できる。
（　　）②輸液ポンプの使用時には、流量（時間当たりの量［mL／時］）、および輸液予定量［mL］を設定する。
（　　）③停電や患者の移動時には、内蔵バッテリーによるバックアップがある。
（　　）④小児の輸液では使用しない。

8-09 輸液ポンプの機能

輸液ポンプの警報機能が作動する場面について、主なものを4つあげなさい

① _____
② _____
③ _____
④ _____

8-10 輸液ポンプ使用時の安全の確保

輸液ポンプ使用時の看護で適切なものは○印を、不適切なものには×印をつけなさい

（　　）①電源コードをコンセントに接続し、本体の電源スイッチを入れる。
（　　）②クレンメや三方活栓が開放されているか確認する。
（　　）③警報機能が作動しなければ、とくに患者の観察は必要ない。
（　　）④携帯電話は輸液ポンプの誤作動につながることがあるので使用を控える。
（　　）⑤輸液セットのクレンメは輸液ポンプ機器本体より上にする。
（　　）⑥警報が鳴ったら、すぐに警報停止の操作をするよう患者に指導する。

実践問題　❸診察の補助

☐ **3-01** 成人の採血に使用される注射針のゲージ（G）数で正しいものはどれか
1．18G　　3．21G
2．27G　　4．25G

[　　　]

☐ **3-02** 24時間の蓄尿で正しいのはどれか ▶第89回
1．尿中物質の定性検査のために行う。
2．排尿をすませてから開始する。
3．排便時の尿は捨てる。
4．一部尿の検査には上澄みを提出する。

[　　　]

☐ **3-03** 一般検査時の採血に最も用いられる静脈はどれか ▶第103回
1．上腕静脈　　3．大伏在静脈
2．大腿静脈　　4．肘正中皮静脈

[　　　]

☐ **3-04** 静脈血採血の穿刺時の皮膚に対する針の適切な刺入角度はどれか ▶第104回
1．10～30度　　3．55～60度
2．35～40度　　4．75～80度

[　　　]

☐ **3-05** 7時から翌朝7時までの24時間尿を採取する方法として正しいのはどれか ▶第102回
1．7時に排尿した尿から蓄尿を始める。　　3．翌朝7時に出た尿は蓄尿しない。
2．排便時に出た尿は蓄尿しない。　　　　4．24時間の全尿の一部を採取する。

[　　　]

☐ **3-06** X線検査の介助時の被曝で正しいのはどれか
1．鉛を含んだエプロンで被曝を防ぐ。
2．フィルムバッチはプロテクターの外側につける。
3．患者からの散乱線では被曝しない。
4．介助に伴う被曝を医療被曝という。

[　　　]

3-07 上部消化管の内視鏡検査の看護で誤っているのはどれか
1．検査前24時間は絶食とする。
2．検査中は左側臥位をとらせる。
3．検査中は曖気を我慢してもらう。
4．検査終了後、1時間は含嗽を禁じる。

[　　　]

3-08 気管支鏡検査で正しいのはどれか ▶第95回
1．検査前禁食の必要はない。
2．体位は左側臥位にする。
3．挿入時に息を止めるように指示する。
4．苦痛時の合図を決めておく。

[　　　]

3-09 腰椎穿刺による髄液採取時の看護で誤っているのはどれか
1．ヤコビー（Jacoby）線がベッドの平面に垂直になるように体位を固定する。
2．クエッケンシュテット試験時、頚静脈を圧迫する。
3．正常な髄液の色調は無色・透明である。
4．検査終了後は頭部を高くして臥床させる。

[　　　]

3-10 静脈内注射で誤っているのはどれか ▶第94回
1．実施前には石けんと流水で手を洗う。
2．注射部位より5〜10cm中枢側に駆血帯を巻く。
3．皮膚に対して約45度の角度で針を刺入する。
4．刺入後、血液の逆流を確認する。

[　　　]

3-11 一般に薬剤の吸収が最も早いものはどれか
1．直腸内与薬　　3．吸入
2．静脈内注射　　4．経口与薬

[　　　]

3-12 薬剤の血中濃度の上昇が最も速い与薬方法はどれか ▶第105回
1．坐薬　　3．筋肉内注射
2．経口薬　4．静脈内注射

[　　　]

3-13 与薬方法で正しいのはどれか ▶第104回
1．筋肉内注射は大殿筋に行う。
2．点眼薬は下眼瞼結膜の中央に滴下する。
3．バッカル錠は、かんでから飲み込むよう促す。
4．口腔内に溜まった吸入薬は飲み込むよう促す。

[　　]

3-14 内服薬の初回通過効果が主に起こる部位はどれか ▶第102回
1．口　腔　　4．膵　臓
2．肝　臓　　5．腎　臓
3．胆　嚢

[　　]

3-15 注射部位の皮膚をつまみ上げて実施するのはどれか ▶第100回
1．皮内注射　　3．筋肉内注射
2．皮下注射　　4．静脈内注射

[　　]

3-16 点滴静脈内注射1,800mL/日を行う。一般用輸液セット（20滴≒1mL）を使用した場合、1分間の滴下数はどれか ▶第102回
1．19滴　　3．50滴
2．25滴　　4．75滴

[　　]

3-17 抗癌薬の点滴静脈内注射中の患者が刺入部の腫脹と軽い痛みを訴え、看護師が確認した。直ちに行うのはどれか ▶第104回
1．刺入部を温める。　　3．注入速度を遅くする。
2．注入を中止する。　　4．点滴チューブ内の血液の逆流を確認する。

[　　]

3-18 輸血後、数日から数週間経過してから出現する副作用（有害事象）はどれか ▶第107回
1．溶血性反応　　　　　3．アナフィラキシー反応
2．末梢血管収縮反応　　4．輸血後移植片対宿主病〈PT-GVHD〉

[　　]

3-19 与薬時間について適切でないのはどれか
1．食前薬 ── 一般的に食事の30分前に服用する。
2．食後薬 ── 一般的に食事の30分後に服用する。
3．食間薬 ── 食事が終わってから1～2時間後に服用する。
4．頓服薬 ── 症状が現れた時に服用する。

[   ]

3-20 輸血時の看護で適切でないものはどれか
1．輸血バッグと確認事項の照合は、医師と看護師で声に出して確認し、照合該当欄にサインをする。
2．輸血バッグの血液型の照合は交差試験伝票で行う。
3．輸血製剤の取り扱いは、「1回、1患者、1トレー」が基本である
4．新鮮凍結血漿輸血は、一度溶かしてから3時間以上かけて滴下する。

[   ]

3-21 ワルファリンカリウム服用時に避けたほうがいい食品はどれか
1．緑茶　　　　　3．牛乳
2．納豆　　　　　4．グレープフルーツ

[   ]

3-22 経鼻経管栄養法の実施方法とその目的の組合せで正しいのはどれか
▶第103回
1．注入前に胃内容物を吸引する ── 消化の促進
2．注入中はFowler〈ファウラー〉位にする ── 逆流の防止
3．注入終了後に微温湯を流す ── 誤嚥の予防
4．注入終了後はチューブを閉鎖する ── 嘔吐の予防

[   ]

3-23 鎖骨下静脈へ中心静脈カテーテルを挿入する際に起こりやすい合併症はどれか
1．無気肺　　　2．嘔気　　　3．肺炎　　　4．血胸

[   ]

3-24 グリセリン浣腸の効果で正しいのはどれか ▶第104回
1．腸管の蠕動を促進する。
2．腸管内の炎症を和らげる。
3．腸壁の水分吸収を促進する。
4．腸管内のガスの吸収を促進する。

[   ]

3-25 立位の保持が可能な患者にグリセリン浣腸120mLを実施することになった。正しいのはどれか ▶第101回
1．浣腸液の温度は32℃である。
2．体位は立位前屈をとる。
3．カテーテルの挿入の深さは12～15cmである。
4．注入時は口呼吸を指示する。
5．注入は15秒以内で行う。

[　　　　]

3-26 成人女性への導尿実施について正しいのはどれか
1．会陰部には雑菌が存在するので、未滅菌の手袋を使用した。
2．尿道口の消毒は、1個の消毒綿球を用いて行った。
3．カテーテル挿入時、鼻で呼吸するように指導した。
4．カテーテルを4～6cm挿入した。

[　　　　]

3-27 男性に持続的導尿を行う際、膀胱留置カテーテルを腹壁に固定することによって防止できるのはどれか

| a．外力による抜去 | c．尿路感染 |
| b．尿道皮膚瘻の形成 | d．萎縮性膀胱 |

1．a、b　　2．a、d　　3．b、c　　4．c、d

[　　　　]

3-28 酸素療法で正しいのはどれか
1．日本の酸素ボンベの色は灰色である。
2．在宅酸素療法では酸素濃縮器が用いられる。
3．鼻カニュラはリザーバ付き酸素マスクより、酸素濃度を高くできる。
4．酸素中毒は酸素療法中には発生しない。

[　　　　]

3-29 酸素を3L/分で吸入している患者。移送時に使用する500L酸素ボンベ（14.7MPa充填）の内圧計は4.4MPaを示している。使用可能時間（分）を求めよ。ただし、小数点以下の数値が得られた場合には、小数点以下第1位を四捨五入すること ▶第102回

① 0 1 2 3 4 5 6 7 8 9
② 0 1 2 3 4 5 6 7 8 9

解答①[　　]②[　　]分

3-30 気管内吸引で誤っているのはどれか
1. 1回の吸引時間は10〜15秒とする。
2. 吸引圧は20kPa（100〜150mmHg）とする。
3. 無菌操作で実施する。
4. 吸引後に体位ドレナージを行う。

[　　]

3-31 下図のような体位ドレナージを行う肺葉区はどれか
1. 右上葉
2. 右下葉
3. 左上葉
4. 左下葉

[　　]

3-32 包帯の種類または名称と、包帯の部位の組みあわせで適切でないものはどれか
1. 折転帯 ──────── 大腿部・下腿部
2. 三角巾 ──────── 患肢の安静保持
3. 環行帯 ──────── 関節屈曲部
4. 腹帯 ────────── 腹部手術後

[　　]

3-33 仙骨部にできた褥瘡の看護で適切でないのはどれか
1. 発赤部に剥離刺激の少ないドレッシング材を装着する。
2. ベッドでの半座位は45度までなら勧める。
3. 体圧分散寝具を使用する。
4. 血液循環を促すために入浴する。

[　　]

3-34 褥瘡発生の予測に用いるのはどれか ▶第95回
1. バーセル・インデックス
2. ブレーデン・スケール
3. グラスゴー・コーマ・スケール
4. カッツ・インデックス

[　　]

3-35 心電図モニター装着中の看護で誤っているものはどれか
1. 心電図モニターを装着するときは、患者に目的を説明してから行う。
2. 電極は皮膚に密着するように貼る。
3. 寒気を訴えたときの保温では、交流障害の入る電気毛布は用いない。
4. たびたび警報が鳴る患者の場合は、そのつどの波形の確認は不要である。

[　　]

3-36 人工呼吸器装着中の看護で適切なものはどれか
1．経皮的に酸素飽和度を測定するため、パルスオキシメータを装着した。
2．人工呼吸器の設定は医師が行うので、看護師は設定の確認は行わない。
3．人工呼吸中は、酸素飽和度が90％あれば経過は順調である。
4．人工呼吸器装着中は、安全のため仰臥位を保持する。

[　　　]

3-37 気管挿管による人工呼吸器装着中の患者の状態と対処の組み合わせで適切なものはどれか ▶第95回
1．気管内圧の上昇 ──────── 喀痰を吸引する
2．胸郭の左右差のある動き ──── 挿管チューブを奥に挿入する
3．喘鳴の聴取 ──────── 蛇管の水滴を除去する
4．呼吸音の減弱 ──────── 加湿器に蒸留水を追加する

[　　　]

1 救急法

救急法の目的・意義
人は呼吸によって外界から酸素を取り入れ、血液循環によって全身に酸素を送る。この呼吸・循環の働きにより、人は生命を維持している。救急時とは生命が危機に瀕し、一刻も早く処置を行わなければ死に至る事態のことである。心肺の蘇生によって呼吸・循環機能、脳機能を回復させ、生命の危機を脱出させることが救急法の目的である。

適応
突発的な外傷、または発病、慢性疾患の急性増悪など、一刻も早く処置を行わなければ死に至る患者に適応される。

看護師の役割
医療にかかわる専門家として心肺蘇生に関する正確な知識、技術を修得し、患者の急変時には、迅速かつ適切に対処することが不可欠である。また、動揺している家族や周囲に対しても適切に対応する。

実施のポイント
救命救急を必要とする患者を発見した者は、心肺停止を確認後、いち早く応援（医療スタッフや救急隊）を要請して人を集める。患者の状態を適確に評価し、必要な救命処置を迅速かつ的確に行う。

実施時は、感染など実施者の安全にも留意する。また、救急蘇生法に関する最新の情報に注意する。

Key Word
一次救命処置、二次救命処置、意識レベル、呼吸の確認、気道確保、循環のサイン、心臓マッサージ、除細動、AED

1-01 一次救命処置、二次救命処置

1.「救命の連鎖」について、次の文章の空欄に適切な語句を入れなさい

救命の連鎖とは、傷病者の命を救い、社会復帰に導くために必要となる一連の行いのことをいう。①＿＿＿＿＿の予防、早期認識と②＿＿＿＿＿、一次救命処置（③＿＿＿＿＿とAED）、二次救命処置と心拍再開後の④＿＿＿＿＿治療の４つの輪で成り立っており、途切れることなくすばやく、つがることで救命効果が高まる。

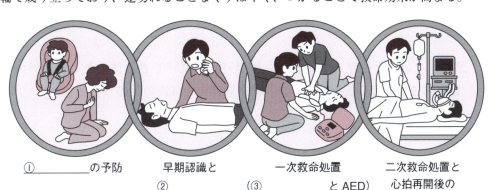

① ＿＿＿＿の予防　　早期認識と②＿＿＿＿　　一次救命処置（③＿＿＿＿とAED）　　二次救命処置と心拍再開後の④＿＿＿治療

2．一次救命処置と二次救命処置について、次の文章の空欄に適切な語句を入れなさい

　一次救命処置（BLS：basic life support）とは、心肺停止または呼吸停止をしている傷病者に対し、誰もが①_____（自動体外式除細動器）以外の医療器具を用いずに行う心肺蘇生法のことである。

　二次救命処置（ACLS：advanced cardiovascular life support）とは、②_____が各種の③_____や④_____を用いて行う、高度な心肺蘇生法である。

1-02 患者の状態の観察

1．意識レベルの判定について「JCS Ⅲ-200」とはどのような状態か説明しなさい

2．急変時の呼吸の観察について次の問いに答えなさい

❶呼吸の観察は、傷病者のどこをみる必要があるのか。また、それは何秒以上かけてはいないとされているのか。

❷傷病者に反応がなく、呼吸がないか異常な呼吸（死戦期呼吸）が認められる場合は心停止、心肺蘇生の適応と判断されるが、この死戦期呼吸とはどのような状態のことをいうか。

1-03 気道確保

1．気道確保の方法について、文章の空欄に適切な語句を入れなさい

　気道を確保する方法には、患者の額に手を当てて後屈させ、もう一方の手をあご中央の骨に当てて、下顎を押し上げるようにする①_____と下顎角を引き上げるように持ち、下顎を突き出す②_____がある。頭部や頸部の損傷が疑われる場合は、③_____で行う。

2．意識はないが呼吸がある場合に、気道確保が維持できる体位として昏睡体位（回復体位）を取ることがある。この昏睡体位とは次の図のうちどれか

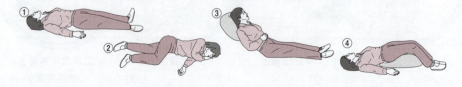

解答［　　　　］

1-04 胸骨圧迫

胸骨圧迫を行う際の記述で、正しいものには〇印を、誤っているものには×印をつけなさい

( ) ①橈骨動脈で脈の触知ができなければ胸骨圧迫を始める。
( ) ②一般市民が行う場合、必ずしも動脈触知は必要ではない。
( ) ③循環のサインの確認は、自発呼吸・咳・体動の有無で判断する。
( ) ④循環のサインと頸動脈の拍動の確認を10秒間以内で行う。
( ) ⑤胸骨圧迫は、やわらかいベッドの上で行う。
( ) ⑥圧迫部位は、胸骨の下半分とする。その目安は「胸の真ん中」とする。
( ) ⑦圧迫部位は剣状突起の上でもよい。
( ) ⑧実施者は両肘を真っ直ぐ伸ばし、肩が圧迫部位の真上になるような姿勢をとる。
( ) ⑨圧迫部位に垂直に手を当て、腕の力だけで圧迫する。
( ) ⑩胸骨が少なくとも2インチ（5 cm以上）下がる程度まで圧迫する。
( ) ⑪1分間に約60回程度の速度で圧迫する。
( ) ⑫訓練を受けていない市民救助者は、胸骨圧迫のみのCPR（心肺蘇生）を行うべきである。
( ) ⑬胸骨圧迫を行う際、1回1回手を離すほうが効果的である。
( ) ⑭心肺蘇生法を10分間実施しても効果がなければ中止する。

1-05 止血法

止血法について誤っているのはどれか

①圧迫中は圧迫時間を記録する。
②出血点より中枢側の動脈を圧迫する。
③圧迫止血の開始から約90分後に圧迫を緩めて効果をみる。
④直接圧迫が困難と予想される場合は止血帯の使用を考える。

解答〔　　　　〕

1-06 電気的除細動

1．AED（自動体外式除細動器）の操作について誤っているものはどれか

①胸骨圧迫の途中であっても、AEDが到着したらその準備を始める。
②電極パッドの1つは右胸骨部に貼り、片方の電極パッドは左側胸部に貼る。
③救助者が2人以上いる場合は、パッドを貼る間も心肺蘇生を続ける。
④意識がなくても、呼吸と循環のサインが戻れば電極パッドを剥がす。

解答〔　　　　〕

2．AEDのパッドを装着するときの注意点として誤っているものはどれか
①胸部に水分がある場合には、パッドを貼る前にタオルなどで拭く。
②胸部に医薬用貼布薬がある場合は、剥がしてからパッドを貼る。
③埋め込み式ペースメーカーがある場合には、ペースメーカーから8cm以上離れたところにパッドを貼る。
④胸毛が多い場合は頚部と腕にパッドを貼る。

解答［　　　　］

3．病院内で行う除細動器について誤っているものはどれか
①初回量は200ジュールである。
②パドルの一方は上部胸骨右側の鎖骨下に当てる。
③パドルの他方は左乳頭左側の中腋窩線上に当てる。
④パドルにジェルを塗布し、軽く当てて通電する。

解答［　　　　］

1-07 トリアージ

トリアージについて、次の文の空欄に適切な語句、または数字を入れなさい

❶優先順位の第1位は、①＿＿＿＿＿＿＿＿群で、ただちに治療を行えば、救命が可能な傷病者である。

❷優先順位の第2位は、基本的にはバイタルサインが安定しており、多少、治療が遅れても生命の危険がないものである。事例としては②＿＿＿＿＿＿＿損傷、四肢長管骨骨折、中等度熱傷などがある。

❸優先順位の第3位は、③＿＿＿＿＿＿＿＿群であり、トリアージタッグの識別色は④＿＿＿色である。

❹優先順位の第4位は、すでに死亡し、または⑤＿＿＿＿＿＿＿を施しても蘇生の可能性のない病態である。

❺最優先治療群は、生命を救うためただちに治療を必要としており、多量の出血、窒息、⑥＿＿＿＿＿＿＿＿＿の危険があるなどの状態をいう。

❻トリアージ実施者は⑦＿＿＿＿＿＿には参加せず、繰り返しトリアージを行い、正確な⑧＿＿＿＿＿＿を維持する。

❼トリアージタッグ装着部位の優先順位は、⑨＿＿＿手、⑩＿＿＿手、⑪＿＿＿足、⑫＿＿＿足、⑬＿＿＿の順である。

実践問題　❹救命救急処置

4-01 心肺蘇生を行ううえで誤っていると考えられるのはどれか。
1．目的をもった仕草があるなどが認められない場合には「反応なし」と判断する。
2．呼吸の確認に迷ったら、すぐに胸骨圧迫を行う。
3．胸骨圧迫では、胸をしっかりと元の位置に戻す。
4．救助者が一人だけの場合は119番通報及び、AEDの手配が優先される。
5．パッドの貼付位置は左前胸部と左側胸部に装着する。

[　　　]

4-02 救命処置の1つとしてとる回復体位について誤っているのはどれか。
1．呼吸がある事が認められた場合、気道確保を維持するために行う体位である。
2．側臥位にして、下顎を前に押し出し、上側の肘を曲げ、その手の甲の上に傷病者の顔を乗せる。
3．上側の膝を前方に90度に曲げて体が後ろに倒れないよう姿勢をとる。
4．嘔吐する可能性がある場合にはとってはいけない体位である。

[　　　]

4-03 成人の胸骨圧迫の方法で誤っているのはどれか
1．胸骨の剣状突起部は圧迫しない。
2．肘関節を伸展させて直下に胸骨を押す。
3．胸骨が1～2cm下がるように垂直に圧迫する。
4．圧迫した後も、その部位から手を離さない。

[　　　]

4-04 頚部損傷が疑われる場合の気道確保の方法で最も適切なのはどれか
1．　▶第95回

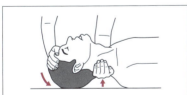

2．

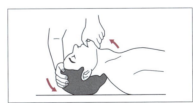

3．

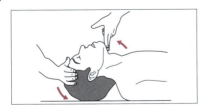

4．

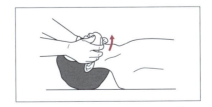

[　　　]

4-05 前腕の動脈性外出血の止血で誤っているのはどれか
1．出血部位より心臓に近い部位に止血帯を巻いた。
2．出血部位を心臓より高くした。
3．直接圧迫を2～3分間行った。
4．止血帯を30分ごとに1～2分間緩めた。

[　　　]

4-06 ただちに除細動が必要なのはどれか

1. [心電図波形]
2. [心電図波形]
3. [心電図波形]
4. [心電図波形]

[　　　]

4-07 災害時のトリアージで適切なのはどれか ▶第93回
1．医療資源の確保
2．負傷者の治療順位の決定
3．傷病者の身元の確認
4．行方不明者の捜索

[　　　]

4-08 被災者のトリアージで治療の優先度が最も低いのはどれか
1．意識消失があり、顔面蒼白、骨盤から下肢に及ぶ挫滅創がある。
2．意識消失があり、瞳孔散大、自発呼吸がなく心音を聴取できない。
3．両下肢に擦過傷があるが歩行可能である。
4．歩行は可能だが上腕に激痛があり、骨折の可能性がある。

[　　　]

4-09 傷病者のトリアージで適切なのはどれか。
1．トリアージタッグは原則として傷病者の左手に装着する。
2．1人の傷病者を5分程度の時間でトリアージする。
3．トリアージは1回のみ行う。
4．生命の危機は四肢の損傷よりも優先される。

[　　　]

参考・引用文献

- Gsuppie編集委員会編：用語理解・レポート学習　まとめてわかる看護学概論、第3版、メディカ出版、2011
- ライダー島崎玲子・岡崎寿美子・小山敦子編：看護学概論、看護追求へのアプローチ、医歯薬出版株式会社、2005
- 安酸史子・鈴木純恵・吉田澄恵編：ナーシング・グラフィカ、成人看護学1、成人看護学概論、第3版、メディカ出版、2015
- 玉木ミヨ子編：イラストで見る診る看る　基礎看護学、第3版、医学評論社、2005
- 犬塚久美子編著：新装版　ひとりで学べる基礎看護技術Q&A、看護の科学社、2014
- 江口正信編著：新訂版根拠から学ぶ基礎看護技術、サイオ出版、2015
- 宮脇美保子編：新体系看護学全書　専門分野　基礎看護学①、看護学概論、第4版、メヂカルフレンド社、2017
- 厚生統計協会：厚生の指標、臨時増刊号、国民衛生の動向－2019／2020、66（9）、2019
- 阿曽洋子、井上智子、氏家幸子：基礎看護技術、第7版、医学書院、2011
- 種池礼子、岡山寧子、中川雅子編：パーフェクト看護技術マニュアル、実践力向上をめざして、照林社、2004
- 小玉香津子ほか編：看護必携シリーズ2看護の基礎技術Ⅱ、学習研究社、1997
- 小野田千枝子監：実践！フィジカル・アセスメント - 看護者としての基礎技術、改訂第3版、金原出版、2008
- 小濱啓次：心肺（脳）蘇生法の実際、心停止、呼吸停止における緊急処置、へるす出版、2000
- 松木光子編：看護学概論－看護とは・看護学とは、第5版、ヌーヴェルヒロカワ、2011
- 新井達潤編著：麻酔・蘇生学講義、克誠堂出版、2001
- 深井喜代子：Q&Aでよくわかる！　看護技術の根拠本、メヂカルフレンド社、2005
- 深井喜代子編：新体系看護学全書、専門分野、基礎看護学3、基礎看護技術1、第5版、メヂカルフレンド社、2017
- 深井喜代子編：新体系看護学全書、専門分野、基礎看護学3、基礎看護技術2、第4版、メヂカルフレンド社、2017
- 須崎紳一郎監：CPR：救命蘇生、メディカル・サイエンス・インターナショナル、1998
- 杉野佳江編：標準看護学講座13、基礎看護学2、日常生活と看護技術、金原出版、2003
- 志自岐康子編：ナーシング・グラフィカ、基礎看護学1、看護学概論、第6版、メディカ出版、2017
- 志自岐康子編：ナーシング・グラフィカ、基礎看護学3、基礎看護技術、第6版、メディカ出版、2017
- 川島みどり監：看護技術スタンダードマニュアル、メヂカルフレンド社、2006
- 太城力良、丸山美津子編：麻酔看護の基本Q&A50、メディカ出版、2002
- 大岡良枝、大谷眞千子編：NEWなぜ？がわかる看護技術LESSON、学習研究社、2006
- 大橋由美子ほか監：看護学学習辞典、第3版、学習研究社、2002
- 大塚敏文、小濱啓次監：心肺蘇生法CPRインストラクターズガイド、医学書院、2008
- 沢禮子編：標準看護学講座12、基礎看護学1、看護学概論、金原出版、2003
- 厚生労働省：日本人の食事摂取基準（2015年版）、2015
- 竹尾惠子監：看護技術プラクティス、第4版、学習研究社、2019
- 中村美鈴編著：すぐに実践で活かせる周手術期看護の知識とケーススタディー、日総研出版、2004
- 坪井良子、松田たみ子編：考える基礎看護技術Ⅰ、第3版、ヌーヴェルヒロカワ、2005
- 坪井良子、松田たみ子編：考える基礎看護技術Ⅱ、第3版、ヌーヴェルヒロカワ、2005
- 中田精三編著：THE BEST NURSING　手術室看護の知識と実際、メディカ出版、2002
- 有田清子ほか：系統看護学講座、専門分野1、基礎看護学②、基礎看護技術Ⅰ、第15版、医学書院、2015
- 有田清子ほか：系統看護学講座、専門分野1、基礎看護学③、基礎看護技術Ⅱ、第16版、医学書院、2013
- 茂野香おるほか：系統看護学講座、専門分野1、基礎看護学①、看護学概論、医学書院、第15版、2012
- 内海節子編：標準看護学講座14、基礎看護学3、金原出版、2003
- 日本救急医療財団心肺蘇生法委員会監：救急蘇生法の指針、改訂5版、へるす出版、2016
- 日本呼吸ケア・リハビリテーション学会酸素療法マニュアル作成委員会、日本呼吸器学会肺生理専門委員編：酸素療法マニュアル、メディカルレビュー社、2017
- 兵頭正義：麻酔科学、第11版、金芳堂、2006
- 加藤恵理子監：新周手術期看護ガイドブック、中央法規出版、2019
- 和田攻、南裕子、小峰光博編：看護大事典、第2版、医学書院、2010
- 和田攻編：実践臨床看護手技ガイド－手順に沿って図解した手技のすべて、第2版、文光堂、2003
- 齋藤宏、松村秩、矢谷令子著：新版姿勢と動作－ADLその基礎から応用、第3版、メヂカルフレンド社、2010

数字・欧文

- 6つのR ... 162
- AED ... 197, 199
- ANA ... 9
- BMI ... 83
- BMR ... 159
- CT検査 ... 160
- DIC ... 169
- EOガス滅菌法 ... 94
- GCS ... 101
- ICN ... 57, 71
- JCS ... 88
- MRI検査 ... 161
- PT-GVHD ... 169
- QOL ... 72
- SaO₂ ... 87
- SOAP ... 98
- SpO₂ ... 87
- TRALI ... 169
- WHO ... 18, 20, 29, 23, 66, 69, 73
- X線検査 ... 154, 190

あ行

- アイデンティティの確立 ... 43
- アドボカシー ... 49
- アブデラ ... 12, 51
- アメリカ看護師協会 ... 9
- 安全管理 ... 68, 89
- 罨法 ... 140
- 安楽な体位 ... 109
- 意識レベル ... 88, 198
- 衣生活 ... 127
- 一次救命処置 ... 197, 198
- 一時的導尿 ... 176
- 胃透視 ... 155
- 胃内視鏡検査 ... 156
- 医療記録 ... 98
- 医療事故 ... 68
- 医療事故防止 ... 95
- 医療保険 ... 68
- 医療・保険制度 ... 68
- 胃瘻 ... 171
- インフォームド・コンセント ... 27, 44, 49, 58, 59, 80, 100
- 陰部清拭 ... 126
- 陰部洗浄 ... 126, 145
- 陰部の清潔ケア ... 126
- ウィーデンバック ... 51
- 運動負荷心電図 ... 159
- 栄養状態の評価 ... 133
- 栄養摂取 ... 133
- 栄養素 ... 130
- 栄養療法 ... 170
- エネルギー消費量 ... 121
- エリクソン ... 43
- 嚥下の過程 ... 134
- オーランド ... 51
- おむつ ... 138
- おつむ交換 ... 137
- オレム ... 12, 51
- 温罨法 ... 140, 147
- 温湿布 ... 141
- 温湯浣腸 ... 174

か行

- 外部環境 ... 34, 35
- 回復体位 ... 198, 201
- ガウンテクニック ... 93
- 過換気症候群 ... 101
- 喀痰検査 ... 153
- 隔離 ... 93
- 家族が抱える問題 ... 45
- 活動 ... 120
- 下部消化管造影 ... 155
- 下部消化管内視鏡検査 ... 156
- 空の巣症候群 ... 43
- 環境 ... 31
- 環境条件 ... 107
- ——への適応 ... 35
- 環境調整 ... 105, 142
- 環境要因 ... 33
- 看護覚え書 ... 51
- 看護活動 ... 55
- 看護過程 ... 53
- 看護管理 ... 66
- 看護教育 ... 70
- 看護記録 ... 97, 104
- 看護ケアの意義 ... 51
- 看護者としての行動規範 ... 58
- 看護者の基本的責任 ... 57
- 看護者の倫理綱領 ... 57
- 看護職能団体 ... 69
- 看護チーム ... 66, 67
- 看護独自の機能 ... 9
- 看護と法 ... 69
- 看護の概念 ... 11
- 看護の基本となるもの ... 51
- 看護の対象 ... 39, 48
- 看護の探求 ... 11, 52
- 看護の本質 ... 12
- 看護の目的 ... 9
- 看護の倫理規定 ... 56
- 看護の歴史 ... 14
- 看護方式 ... 67, 74
- 看護理論 ... 11, 50
- 看護理論の必要性 ... 52
- 巻軸帯 ... 183
- 患者食 ... 130, 132
- 患者中心の看護 ... 51
- 患者と家族 ... 44
- 患者の権利 ... 58
- ——主張 ... 49
- 患者の心理的特徴 ... 46, 47

感染管理	93	高齢社会	26
感染の成立	93	コーピング	36, 37
感染防止	94	ゴールドマーク・レポート	11
浣腸	174	呼吸介助	182
気管支鏡検査	156, 191	呼吸機能検査	159
気管吸引	181, 182	呼吸の型	87
基礎食品群	131	呼吸の測定	86
基礎代謝率	159	呼吸療法	178
キッチン・ドリンカー	43	口腔内与薬法	164
気道確保	198	国際看護師協会	57
気道の加湿	180	国民生活基礎調査	25
機能別看護方式	75	骨髄穿刺	158
基本的欲求	40	個別式看護方法式	75
キャノン	33	コミュニケーション	78, 100
救急法	197	昏睡体位	198
休息	118	コンプライアンス	49
救命の連鎖	197		
胸腔穿刺	157	**さ行**	
胸骨圧迫	199, 201	採血	148, 190
業務独占	69, 75	——時の血管	150
キング	51	採光	107
筋肉内注射	165, 166	採尿	151
クエッケンシュテット現象	158	酸素投与に用いる器具	179
クオリティ・オブ・ライフ	72	酸素の基礎知識	178
クスマウル呼吸	101	酸素の供給	179
クラークの点	166	酸素ボンベの取り扱い	180
グラスゴー・コーマ・スケール	101	酸素療法	178, 194
グリセリン浣腸	174, 175, 193	——の合併症	180
車いす	115, 143, 144	ジェットネブライザー	181
経管栄養食	172	色彩	107
経管栄養法	170, 193	止血法	199
経口与薬法	163	事故報告	96
継続看護	30	事故防止対策	96
傾聴	80	支持基底面	110
経皮的動脈血酸素飽和度	87	自然排便	138
経皮与薬法	164	持続的導尿	176, 177, 194
血圧	85	疾病行動	27
——の測定	86	疾病の各段階	22
血圧値の分類	86	疾病の経過	46
血液検査	150	疾病予防	21
血液の成分	149	自動体外式除細動器	199, 200
血管造影	160	心肺蘇生	201
下痢	139	社会保険	68
健康障害	22, 46	ジャパン・コーマ・スケール	88
健康づくりの3要素	18	シャワー浴	124
健康的な環境づくり	36	受診行動	26
健康に関する指標	25	受診行動を決定する要素	26
健康日本21	27, 72	床上排泄	137, 146
健康の概念	18	上部消化管造影	155
健康の条件	19	上部消化管内視鏡検査	156
健康の定義	23	静脈内注射	165, 166, 191
健康の評価	19	照明	107
高圧浣腸	175, 176	食塩浣腸	174
高圧蒸気滅菌法	94	職業的看護の確立	14
口腔ケア	125, 145	食事の援助	133, 135
合計特殊出生率	25	褥瘡	184, 195
抗重力筋	110	——の好発部位	185

褥瘡予防	112
ジョンソン	35, 51
寝衣	127
――の交換	128
真空管採血	149
人工呼吸器	187, 196
――の分類	188
人口動態統計	25
心臓カテーテル検査	160
身体各部のアセスメント	82
身体各部の測定	83
心電計	186
心電図	158
心電図モニター	187, 195
診療録	98
睡眠	118, 144
睡眠障害	119, 120
スキャモン	40
スタンダード・プリコーション	94, 103
ストレス	35, 36, 37, 38
ストレッチャー	116, 143
清潔	122
生検	156
清拭の手順	123
成人の特別食	132
世界人口	24
世界保健機関	69
石けん浣腸	174
穿刺検査	157
全身清拭の目的	122
洗髪	125
造影剤	154, 161
騒音	107
創傷	183
ソーシャル・サポート	44
ソーシャルワーカー	65
即時型副作用（輸血）	169

た行

体位ドレナージ	182, 195
体位の安定性	110
体位の種類	110
体位変換	111
体位保持の原則	111
体温	84, 100
――の測定	84
体格指数	83
地域と医療の連携	65
地域包括支援センター	75
チームナーシング	75
チェーン―ストークス呼吸	101
蓄尿	152, 190
腟内与薬法	164
遅発型副作用（輸血）	169
注射法	165
中心静脈栄養法	172
――の感染予防	173

注腸透視	155
注射の部位	166, 192
超音波ネブライザー	181
超音波検査	161
長期臥床	121
聴診器	81, 88
腸瘻	171
直腸内与薬法	164
治療的ドレナージ	182
適応	35
適応モデル	52
摘便	176
点眼	165
電気的除細動	199
点滴静脈内注射	167, 168, 192
転倒	96
点鼻	165
トイレ	136
導尿	176
――で用いるカテーテル	177
頭皮の清潔	124
動脈血酸素飽和度	87
毒物・劇物の取り扱い	163
トラベルビー	11, 51
トリアージ	200, 202

な行

内視鏡検査	156, 191
ナイチンゲール	8, 32, 51
内部環境	33, 34, 35
におい	106
二次救命処置	197, 198
日本看護協会	8, 57
ニューマン	52
入浴	124
尿検査	151
尿の採取方法	151
尿比重測定	152
人間関係の看護論	52
人間対人間の看護	51
人間の共通性と個別性	41
人間の発達	40
人間の理解	39
熱型	84
ネブライザー	181
粘膜の清潔	125
年齢3区分別人口	24
脳血管造影	160
ノンコンプライアンス	23, 49

は行

パースイ	52
バイオハザードマーク	95, 103
廃棄物処理	95
排泄	136, 174
バイタルサイン	84
――測定	88

索引			
廃用性症候群	121	ホルター心電図	159

ま行

パターナリズム	49	マズロー	11, 40
発達課題	43	麻薬及び抗精神薬取締法	163
発達理論	42	マンシェット	82
針刺し事故	96	未滅菌手袋	91
パルスオキシメータ	87, 102	脈拍の測定	85
皮下注射	165, 166	無機質	131
ビタミン	131	無菌操作	89, 104, 173
皮内注射	165, 166	名称独占	69, 75, 95
皮膚の清潔	122	滅菌手袋	91, 103
ヒヤリ・ハット	68, 96	滅菌と消毒	94
病気行動	27	滅菌包装	90
標準12誘導心電図	159	メッセージ	78
標準予防策	94		

や行

開かれた質問	80	薬液吸入	180
フィジカルアセスメント	81	薬剤の管理	163
腹部超音波検査	161	薬物の吸収過程	163
腹腔穿刺	158	薬物の剤型	163, 164
物理的環境条件	105	有線型心電図モニター	159
不適応	35	輸液の滴下数	168
布はく包帯	184	輸液ポンプ	189
プライバシー	107	輸血	168, 192
プライマリ・ヘルスケア	20, 29	溶血防止	149
プライマリナーシング	75	腰椎穿刺	157, 191
ブラウン・レポート	11, 50	予防的ドレナージ	182
ブレーデン・スケール	185, 195	与薬	162
フロイト	42		

ら行

平均寿命	25	ライフサイクル	42
ベッドメーキング	108, 142	ライフステージ	42, 48
ペプロウ	12, 51	ラポール	100
ヘルス・フォー・オール政策	71, 74	リスクマネジメント	95
ヘルス・プロテクション	20	リハビリテーション	23
ヘルス・プロモーション	20, 29	リビングウィル	49, 59
ベルナール	32	療養環境	105
便器	137	臨床看護の本質	51
便検査	152	冷罨法	140, 147
ヘンダーソン	8, 11, 12, 51	冷湿布	141
便秘	139	レビンソン	42
防衛機制	36	ロイ	12, 51, 52
報告	99	ロジャーズ	12, 51
放射線被曝軽減の3原則	155		
放射線滅菌法	94		
包帯法	183		
──の原則	184		
ポータブルトイレ	136		
保健・医療・福祉施設	63		
保健・医療・福祉チーム	64, 65		
保健行動	26		
保健師助産師看護師法	55, 69		
歩行開始の条件	113		
歩行介助	113		
歩行動作	114		
歩行補助具	114		
ホッホシュテッターの点	166		
ボディメカニクス	112, 142		
ホメオスタシス	33, 34, 38		
ホメオダイナミクス	52		

新訂版　パワーアップ問題演習
基礎看護学
第2版

編著者	山口瑞穂子
発行人	中村雅彦
発行所	株式会社サイオ出版
	〒101-0054
	東京都千代田区神田錦町3-6　錦町スクウェアビル7階
	TEL 03-3518-9434　FAX 03-3518-9435
カバーデザイン	Anjelico
DTP	株式会社メデューム
本文イラスト	日本グラフィックス、渡辺富一郎、東海林幸子
印刷・製本	株式会社朝陽会

2015年3月10日　第1版第1刷発行　　ISBN 978-4-907176-80-8　　Ⓒ Mihoko Yamaguchi
2019年11月25日　第2版第1刷発行
2024年3月25日　第2版第4刷発行

●ショメイ：シンテイバンパワーアップモンダイエンシュウキソカンゴガクダイニハン
乱丁本、落丁本はお取り替えします。

本書の無断転載、複製、頒布、公衆送信、翻訳、翻案などを禁じます。本書に掲載する著作物の複製権、翻訳権、上映権、譲渡権、公衆送信権、通信可能化権は、株式会社サイオ出版が管理します。本書を代行業者など第三者に依頼し、スキャニングやデジタル化することは、個人や家庭内利用であっても、著作権上、認められておりません。

JCOPY　<(社)出版者著作権管理機構　委託出版物>

本書の無断複写は著作権法上での例外を除き禁じられています。複写される場合は、そのつど事前に、(社)出版者著作権管理機構(電話 03-5244-5088、FAX 03-5244-5089、e-mail: info@jcopy.or.jp)の許諾を得てください。

[別冊] パワーアップ問題演習
基礎看護学

解答・解説

サイオ出版

解答・解説

看護学概論

1 看護の概念と歴史

1 看護とは

1-01 看護の定義 p.8
①健康 ②すべての人々 ③援助 ④生命力の消耗 ⑤すべて ⑥基本的欲求 ⑦14の基本的看護 ⑧健康 ⑨個人 ⑩日常生活 ⑪健康危機 ⑫健康回復 ⑬対象 ⑭生活リズム ⑮潜在的 ⑯健康問題 ⑰反応 ⑱処置

1-02 看護の目的 p.9
1．①自立 ②人間 ③生活
2．①× ②× ③○ ④○
①×：看護は、健康に障害がある人だけでなく、さまざまな健康水準（健康レベル）にあるすべての人々を対象とする。
②×：看護の目標は病気がよくなることだけでなく、人間として人間らしく生活ができるようにすることである。

1-03 看護の機能と役割 p.9
1．①健康 ②基本 ③④／保持、増進 ⑤予防 ⑥緩和 ⑦回復 ⑧自然治癒 ⑨、⑩、⑪／知識、技術、態度 ⑫看護 ⑬人間 ⑭健康問題 ⑮看護診断 ⑯ニード ⑰自立
2．①× ②× ③○ ④○ ⑤× ⑥○
①×：患者は病気のことなど、種々の悩みをもっている。精神的援助も看護の重要な役割である。
②×：健康障害者には、積極的に考えるよう働きかけるよりも、患者の訴えを受容することが大切である。
⑤×：自然治癒力を高めるよう働きかけることも、看護の重要な役割である。
3．①教育 ②相談 ③直接 ④調整

2 先人の看護論

1-04 看護の概念の確立 p.11
1．①F.ナイチンゲール ②医療 ③身体 ④アメリカ ⑤回復 ⑥保持 ⑦包括 ⑧健康者 ⑨科学
2．①× ②○ ③○

①×：マズローの欲求階層の第2段階は「安全・保障の欲求」で、第3段階が「愛・帰属の欲求」である。

1-05 看護理論の発展 p.11
1．①14の基本的看護 ②I.J.オーランド ③行動 ④人格 ⑤主体 ⑥人間 ⑦苦悩 ⑧意味
2．①× ②× ③○ ④○ ⑤× ⑥○ ⑦× ⑧○
①×：V.ヘンダーソンが『看護の基本となるもの』でこの考えを提唱した。
②×：F.ナイチンゲールのこの内容は『看護覚え書』に示されている。
③○：H.E.ペプロウは『人間関係の看護論』のなかで、看護における対人関係の重要性を説いた。
④○：D.E.オレムの理論は、セルフケアを中心とする理論である。
⑤×：目標達成理論はI.M.キングの理論である。J.トラベルビーは、看護は対人関係のプロセスであるとした。
⑥○：M.E.ロジャースは、看護を人間と環境を対象とする学問と捉えている。
⑦×：設問はD.E.ジョンソンの理論である。S.C.ロイは、人間は環境に囲まれている適応システムであるとし、それは生理的ニード、自己概念、役割機能、相互依存の適応様式から成り立つとした。

3 看護の本質

1-06 看護に求められるもの p.12
1．①気持ち ②感受性 ③確立 ④、⑤／生き方、生活態度 ⑥目的 ⑦学問的根拠／科学的根拠 ⑧家庭 ⑨継続
2．①○ ②× ③○ ④× ⑤× ⑥× ⑦× ⑧○ ⑨○ ⑩○
②×：自分自身の生活がきちんとしてはじめて、よい看護ができる。
④×：WHOの健康の定義には、健康の最高水準を享受することは人種や宗教など社会的条件にかかわりなく、人間の基本的権利の1つであると示されている。
⑤×：看護実践においては、理性的・科学的にかかわると同時に、対象に信頼されるために豊かな人間性をもってかかわることが大切である。
⑥×：看護は医療の一端を担う仕事であり、医学的知識は看護の基礎知識として重要である。裏付けのある知識に基づいて技術が実践できる。同時に、看護は人間を対象とすることから、人間性を養う教養も必要になる。

⑦×：専門職業人である看護師には独自の役割があり、医師の指示でも、看護の側面からみて疑問を感じたら、質問・提案すべきである。

1-07 看護の本質　p.13
①信頼関係　②誠意　③共感　④科学　⑤尊重
⑥、⑦／頭、手　⑧人間

4 看護の歴史

1-08 古代～中世の看護　p.14
1. ①本能　②経験　③ヒポクラテス　④キリスト教　⑤19　⑥暗黒時代　⑦聖徳太子
2. ①○　②×　③○　④○　⑤○
②×：聖徳太子によって四天王寺に施薬院、療病院、悲田院、敬田院の四院が設けられた。

1-09 職業的看護の確立　p.14
1. ①ナイチンゲール　②クリミア　③傷病兵　④看護婦訓練学校　⑤看護教育　⑥看護覚え書　⑦連合軍総司令部(GHQ)　⑧1948(昭和23)年　⑨保良せき　⑩高木兼寛　⑪リード　⑫2　⑬新島襄
2. ①×　②×　③○　④×
①×：1923(大正12)年→1948(昭和23)年
②×：1951(昭和26)年→1948(昭和23)年
④×：保健婦規則：1937(昭和12)年→1941(昭和16)年

1-10 医療・看護の歴史　p.15
①×　②○　③×　④×　⑤○　⑥○　⑦○　⑧×　⑨○　⑩○
①×：聖ラザロ騎士団→聖ヨハネ修道騎士団
③×：エリザベス・フライ→ウィリアム・ラスボーン
④×：ウィリアム・ラスボーン→エリザベス・フライ
⑧×：華岡青洲―全身麻酔、貝原益軒―『養生訓』

実践問題　p.16 ▶ p.17

1-01 2
1×：保健医療や健康に対する考え方が変化するのに合わせ、看護の概念も変化している。実際に、病人の看護を主に考えられていたものが、健康者をも対象に含み、健康の保持・増進を行うという概念に変化してきた。
3×：対象の協力なくして看護は成立しない。
4×：健康増進も看護の目標の1つであり、病人の看護活動と切り離すことはできない。

1-02 4
看護の目的は疾病が回復し、健康を取り戻して身体的自立をめざすだけでなく、精神的にも社会的にも自立しなければならない。

1-03 2
b×：病気をもつ人が治療を受け、回復をめざすのは大切だが、そのためには呼吸が楽にできる、食事・排泄ができるなども重要である。日常生活が正常に機能してはじめて治療にも参加できるため、看護は独自の働きで援助する。
c×：自然治癒力を高めることも、看護の重要な働きである。

1-04 3
「統一体としての人間と環境を重視した看護」を提唱したのはM.E.ロジャースであり、D.E.オレムは「セルフケア理論」を打ち出した。

1-05 3
ナイチンゲールは国家登録については否定的であった。看護師登録法成立に貢献したのはフェンヴィック(Bedford Fenwick)で、実際に成立したのはナイチンゲール没後の1919年である。

1-06 4
a×：ロイは、4つの適応モデルの枠組みを示した。
b×：ペプロウは「看護は人間関係のプロセスであるとし、有意義で治療的な対人関係的プロセスである」と述べている。

1-07 2
1×：V.ヘンダーソンは「14項目の基本的ニード」を提唱した。患者－看護者関係は発展していくプロセスと唱えたのは、H.E.ペプロウである。
3×：M.ロジャースは、人間は環境と相互行為を営む開かれたシステムであると唱えた。
4×：J.トラベルビーは「人間対人間の関係」を確立しなければならないと唱えた。

1-08 1
2×：I.J.オーランド、E.ウィーデンバックなどが提唱した看護の概念である。
3×：S.C.ロイが提唱した看護の概念である。
4×：M.レイニンガー、J.ワトソン、P.ベナーが提唱した看護の概念である。

2 看護と健康

1 健康の概念

2-01 健康とは何か p.18
1．①精神　②社会　③完全　④疾病　⑤障害　⑥基本的権利　⑦予防　⑧早期発見　⑨身体　⑩社会　⑪集団　⑫獲得　⑬、⑭／運動、休養
2．①×　②○　③×　④○
①×：健康の考え方はそのときどき、人々によって差がある。身体的健康に主眼が置かれた時代から、次第に全人的、全生活面から健康を解釈する時代になってきた。
③×：人生の目標を達成するために健康であることは大切だが、最高の目標は自己実現である。健康はあくまでも手段である。

2-02 健康の条件 p.19
①身体　②精神　③社会

2-03 健康の評価 p.19
1．①他人　②健康観　③代償
2．①×　②×　③○　④×　⑤○
①×：健康の考え方は主観的、客観的側面だけでは決められず、各個人の健康観や価値観によって左右される。
②×：健康と不健康は対比的なものでなく、健康から不健康、あるいは疾病、死に至る連続的なものである。境界線を引いて区別するのは難しく、不明瞭である。
④×：正常値とはあくまで基準になる値で、その人にとっての良好（健康）な状態とは異なる。正常値から逸脱していても、その人にとってよい状態なら、それは健康だといえる。

2-04 ヘルス・プロモーション p.20
1．①ヘルス・プロモーション　②公衆衛生　③改善　④健康障害　⑤悪化　⑥努力　⑦ライフスタイル
2．①健康増進　②障害　③回避

2 健康の水準

2-05 健康の水準と医療 p.20
1．①水準（レベル）　②変動　③連続的　④2000　⑤健康　⑥アルマ・アタ宣言　⑦地域　⑧家族　⑨基本的ヘルスケア　⑩住民　⑪保健システム　⑫地域社会　⑬一次医療　⑭二次医療　⑮専門病院
2．①×　②×　③○　④×　⑤×　⑥○　⑦○
①×：人間の健康状態は死に至るまでいくつかの段階があり、それは連続的である。
②×：健康と不健康は対比的概念ではなく、連続的なものである。
④×：設問に記述されているのは、一次レベルの医療である。二次医療は一般的な入院を主体とする医療である。
⑤×：プライマリ・ヘルスケアは地域に密着した住民参加の医療であるとともに、保健活動を包含するものである。

2-06 疾病予防の5段階 p.21
①包括医療　②健康増進　③衛生　④日常生活　⑤運動　⑥生活　⑦疾病予防　⑧早期診断・早期治療　⑨受診　⑩医療　⑪リハビリテーション

3 健康と疾病

2-07 健康と健康障害 p.22
1．①生理的　②環境　③疾病　④パーソナリティ　⑤日常生活　⑥疾病の段階
2．①×　②×　③○
①×：疾病への移行期は不健康であることを否定し、軽い病気だと判断して無理をする。
②×：受容期は身体機能に強い関心を示す時期である。依存的行動が増加するに従い、退行現象を示す。

2-08 疾病の各段階と看護 p.22
1．①急性　②治療　③診療の介助　④管理　⑤慢性　⑥自己管理　⑦保健指導　⑧症状　⑨治癒　⑩症状悪化　⑪死　⑫回復　⑬日常生活動作　⑭社会生活　⑮リハビリテーション　⑯職業　⑰病気の始まり／病気の初期　⑱自立　⑲継続　⑳ターミナル／終末　㉑安らか　㉒倫理　㉓信念　㉔生命観
2．①×　②×　③○　④○　⑤○　⑥×
①×：急性期は治療によって短い経過で治癒するものが多いが、急激な病状変化で死に至ることもある。
②×：急性期は病状の変化が激しいので、放置すれば死に至ることもあるが、適切な治療によって治癒し、死に至ることが多いとはいえない。
⑥×：患者自身が問題を受け止め、無理をしないで自分の力で解決していくように働きかける。

2-09 健康状態と患者の心理 p.23
①患者とともに　②従わないこと　③身体　④精神　⑤社会　⑥不快　⑦充実

4 国民の健康状態

2-10 人口の動向 p.24

1. ①多産多死 ②高い ③死亡率 ④低下 ⑤老齢人口 ⑥増加 ⑦出生率 ⑧減少 ⑨12.2 ⑩59.7 ⑪28.1

2013(平成25)年のわが国の人口ピラミッドは、下図のように「ひょうたん型」に近い形を示している。

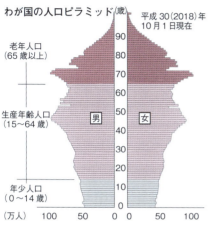

2. ①× ②× ③○ ④×
①×：2018(平成30)年総人口では、最も人口の多い国は中国で推計14億1500万人、続いてインドの13億5400万人、アメリカ合衆国の3億2700万人である。
②×：現在、わが国の総人口は女性のほうが多い。
④×：わが国は25年で15％に達した。

2-11 健康に関する指標 p.25

1. ①85.5 ②13.0 ③50 ④35 ⑤8 ⑥6 ⑦1.42 ⑧81.25 ⑨87.32 ⑩1 ⑪悪性新生物 ⑫心疾患 ⑬老衰

2. ①○ ②○ ③× ④○ ⑤× ⑥○
③×：7％を超えると高齢化社会、14％を超えると高齢社会、21％を超えると超高齢社会といわれて、日本は2007(平成19)年に高齢化率が21％となり、超高齢社会である。
④○、⑤×：入院受療率では精神および行動の障害と循環器系の疾患が高く、外来受療率では消化器系疾患と循環器系疾患の受療率が高い。

2-12 高齢社会と看護 p.26

①体力 ②社会 ③退職 ④親和 ⑤参加 ⑥配偶者

これらをふまえ、高齢者が常に生き甲斐をもった生活ができるように援助する。

5 保健・受診行動

2-13 保健行動・受診行動 p.26

1. ①、②／健康、疾病 ③健康体／健康 ④保健行動／健康行動 ⑤健康 ⑥罹患 ⑦経済的状況 ⑧受診行動 ⑨問題意識 ⑩診療ルート

2. ①× ②× ③○ ④× ⑤○ ⑥×
①×：自覚症状がなくても疾病に罹患していることもあり、どちらかというと健康診断によって発見されることのほうが多い。
②×：受診行動は何らかの病的自覚によって起こされる行動なので、生活への不安よりも身体的不安が強い行動といえる。
④×：個人の努力も必要だが、具体的方法については、看護師の保健指導などが必要である。
⑥×：病気を自覚して受診行動に移るのは、病気対処行動である。予防保健行動とは、各自が健康の保持・増進のために自覚して生活することをいう。

療養行動：病人が、病気や障害を治療して健康な状態に回復し、または病状悪化を防止するために努力してとる行動。

疾病管理行動：疾病の予防、疾病に罹患した患者の早期発見、治療による社会復帰、回復者への必要に応じた援助、再発予防や再発の早期発見など、疾病を管理するためにとる行動すべてを指す。

健康探求行動：健康の維持・増進のため、個人がさまざまな工夫をし、努力してとる行動。

健康増進行動：健康状態を保持するだけでなく、栄養・体力などを考慮し、積極的に健康レベルを向上させようとしてとる行動。

予防的保健行動：自覚症状のない段階で、疾病や事故などによって健康を障害しないように注意したり、気をつけた生活をするように努力する行動。

病気回避行動：食欲がない、疲れやすいなどの半健康状態に気づき、病気を回避しようとしてとる行動。

病気対処行動：病気になっていることを自覚し、客観的にも健康に問題があると判断されたとき、病気を治療したり健康を回復するためにとる行動。

ターミナル対処行動：自分自身の死を認識した段階でとる行動で、死を避けようとしたり、否定する、怒るなどに現れる。

2-14 病気行動・疾病行動 p.27

1. ①病気行動 ②休養 ③病院 ④患者 ⑤疾病行動 ⑥疾病 ⑦徴候 ⑧家族 ⑨医療 ⑩医療施設

2. ①× ②○ ③○
①×：設問は病気行動でなく疾病行動である。

看護学概論

2-15 健康日本21 p.27
①予防 ②健康 ③健康日本21 ④2010 ⑤一次
⑥生活の質 ⑦伸ばし ⑧縮小 ⑨発症 ⑩予防
⑪社会生活 ⑫認知症 ⑬社会 ⑭参加 ⑮食事
⑯体重 ⑰運動

2-16 受診行動を決定する要素 p.28
①場所 ②時間 ③経済 ④社会 ⑤医療

実践問題 p.29 ▶ p.30

2-01 1
WHOの健康の定義には、健康とは身体的にも精神的にも社会的にもよい状態で、単に疾病や虚弱がないというだけではない、とある。

2-02 4
a ×：重症度に応じた医療提供システムはPPC（Progressive patient care）方式である。
b ×：高度特殊医療は三次レベルの医療であり、プライマリ・ヘルスケアは健康教育から一次レベルの医療を含むものである。

2-03 3
ヘルスプロモーションとは、健康をコントロールして改善できるようにすることを主とした考え方である。つまり、健康障害を抱えていたとしても、それを悪化させず、できるだけいい状態に留めておこうとする考えである。

2-04 4
第一次予防は、健康を増進して疾病を防ぐレベルである。第二次予防は疾病の早期発見、早期治療、障害防止の段階である。第三次予防は機能回復、機能維持、再発防止などのリハビリテーションの段階をいう。保健医療はどんな時・場所でも、個々に合わせて継続したケアを提供しなければならない。

2-05 4
1○：常に生活環境を整え、病気にかからないように健康の保持・増進に努める必要がある。
2○：健康障害者への看護はまず、身体的苦痛を取り除き、不安を受け止めることが必要である。
3○：リハビリテーションでは、患者自らが参加するように促すと同時に、廃用性症候群などの二次障害を起こさないようにする。
4×：終末期は治療的な処置はなく、苦痛の緩和に心がける。また、精神的な安楽を考えた看護に重点を置く。

2-06 2
1×：健康から不健康、あるいは疾病、死に至る連続的な概念である。
2○：身体的・精神的な条件がそろうと同時に、社会的役割が果たせるかどうかも重要である。
3×：身体的機能だけでなく、精神的・社会的な面も指標になる。
4×：健康生活を計画して実践することにより、自らの手で求めるべきである。

2-07 3
総合保健医療は包括的医療ともいわれるように、疾患を抱えた人に対して、人間として全人的に問題を解決しようとする考え方である。
1、2、4×：総合保健医療とは、健康の管理から社会復帰に至る一連の過程を含めた医療であり、疾病の早期発見や社会復帰だけに目を向けるものではない。包括的医療、保健医療ともいう。

2-08 4
1○：受診行動は個人の病気を治したいという願望から出発する。
2○：まず、健康で豊かな生活をしたいと思うのは、すべての人々の願いである。
3○：経済的な問題や、医療施設が近くにないなどの物理的な問題で受診できないことも多い。
4×：健康意識が高まるまで待つことで疾病が悪化することもある。健康に対する意識づけをするのも、医療従事者の重要な役割である。

2-09 4
1×：患者が入院したときから始まり、退院後のことまで考えて行う看護である。
2×：継続看護は地域に限定されるものではなく、また場所や状況の変化にかかわらず一貫して実施されるものである。
3×：アルマ・アタ宣言ではプライマリ・ヘルスケアについて定義された。
4○：継続看護は、疾病構造の変化、少子高齢化、在院日数の短縮、訪問看護の導入などによって必要性が高まっている。

3 看護と環境

1 人間と環境

3-01 環境とは何か p.31
1．①生活 ②生物 ③一体 ④影響 ⑤作用環境

2．①× ②× ③× ④○ ⑤○ ⑥×
①、②×：環境は人間に一方的にかかわるだけでなく、人間は英知によって環境を作り替え、過ごしやすい環境を整えて生活している。
③×：直接人体に作用するものを作用環境という。
⑥×：環境問題はわが国だけの問題ではなく、現在、世界の問題として取り組まれている。

3-02 人間を取り巻く環境　p.32
1．①外部　②生活　③エネルギー　④情報　⑤流動　⑥有害　⑦、⑧／物理、生物　⑨身体　⑩内部　⑪ホメオスタシス　⑫陽光　⑬静けさ　⑭環境整備
2．①× ②○ ③○ ④○
①×：自然環境とは外部環境の一部で、空気、水、光などの物理的環境や、動植物、微生物、細菌などの生物的環境をいう。内部環境は体内の細胞や器官が存在して機能する場で、体内を安定した状態に維持する環境である。

3-03 環境要因　p.33
〈具体例は順不同〉
①物理的環境要因：空気、水、土、光、気温、音、振動
②化学的環境要因：ガス、蒸気、粉塵、金属
③生物学的環境要因：動植物、微生物、細菌、ウイルス、食物
④文化的環境要因：風俗、習慣、宗教、教育
⑤社会的環境要因：農山漁村、都市、交通運輸、通信、家庭、学校、職場

2 環境とホメオスタシス
3-04 内部環境の恒常性　p.33
1．①ホメオスタシス（恒常性）　②分解　③排泄　④反応　⑤水　⑥細胞内液　⑦細胞外液　⑧ホメオスタシス　⑨自己調整　⑩ホメオスタシス　⑪死　⑫ストレス
2．①○ ②× ③× ④○ ⑤○
②×：内部環境は外部環境が変化しても生体内を安定した状態に維持しようと働く。
③×：生理的機能だけでなく、形態的・機能的な安定にも生体の恒常性が働いている。

3 環境への適応
3-05 適応と不適応　p.34
1．①平衡　②適応　③外的　④適応機制　⑤不適応　⑥心身　⑦適応能力　⑧適応　⑨不安　⑩生活　⑪生物　⑫社会　⑬欲求不満　⑭積極　⑮消極　⑯人為
2．①× ②× ③○ ④○ ⑤×

①×：外部環境が変動しても、内部環境が常に一定の状態に保たれるよう、変化に合わせてホメオスタシスの機能が働く。
②×：外部環境は人体に有害なものもある。それらを排除したり、遠ざけたり、または作り替えたりしてよりよい環境を生み出し、人間は健康を維持している。
⑤×：環境の変化に上手に適応できない状態である。

3-06 健康的な環境づくり　p.35
①サービス　②ニード　③事故　④環境

4 防衛機制、コーピング
3-07 防衛機制、コーピング　p.36
1．①刺激　②身体　③対処　④ストレス　⑤対処　⑥反応　⑦守る　⑧心理　⑨コーピング行動　⑩退行　⑪合理化　⑫解消　⑬欲求　⑭意識　⑮外部環境　⑯内部　⑰、⑱、⑲／血圧上昇、高血糖、感染　⑳防衛機制　㉑対処機制　㉒問題解決　㉓心理的ストレス　㉔解決
2．①○ ②○ ③○ ④× ⑤×
④×：コーピング行動は前向きな行動で、問題場面に対処していく行動である。
⑤×：問題文は「防衛機制」についての説明である。対処機制とは、自己の保護や問題解決のために示す心理的・行動的反応である。

3-08 コーピング機能　p.37
①情動　②問題

実践問題　p.38

3-01 3
カナダの生理学者であるH.セリエは、ストレスに対して生体に起こる反応を生理学の立場から研究し、「ストレス学説」を提唱した。外界から生体へさまざまな有害刺激（ストレッサー）が加わると、生体は特異的な反応を示す。これを警告反応期、抵抗期、消耗期（疲弊期）の3つの時期に分け、汎適応症候群と名付けた。セリエは、ストレスによって生体に起こる生理的変化を科学的に証明した。

3-02 1
a ×：人間は人間の英知によって環境を作り替え、生活している。
b ×：自らの心身を適応させるだけでなく、有害な環境は排除したり、遠ざけなければならない。

看護学概論

3-03 3
　恒常性機能は、あらゆる環境の変化、刺激に対して常に身体の内部環境を一定状態に維持しようとする働きで、意識的に起こるものではない。

3-04 3
　ストレスを放置すれば生体はストレスに耐えきれず、体温や免疫力の低下、体重減少などを引き起こし、死に至ることもある。

4　看護の対象

1　人間の理解

4-01　看護の対象となる人　p.39
1. ①心理　②、③／循環、休養　④精神　⑤生活体　⑥不健康　⑦学校　⑧施設／医療施設　⑨基本的欲求　⑩生理的　⑪安全と保障　⑫愛・帰属　⑬自尊　⑭自己実現
2. ①×　②×　③×　④○　⑤×　⑥×　⑦○　⑧○

①×：看護の対象は健康障害者や高齢者、小児だけでなく、健康な人々をはじめ、さまざまな健康水準にあるすべての人々である。

②×：人間は健康に関する顕在的・潜在的な問題を抱えている。看護の対象は、健康の問題をもつすべての人々であり、ニードが顕在化していなくても対象になる。

③×：人間は生物的欲求を満たしながら、心理的、社会的に存在し、その統合体として生きている。対象を理解するとき、これらを切り離してみることはできない。

⑤×：人間は共通性と個別性をもって生活している。つまり、同じ欲求でも個々の表現や行動は異なってくる。

⑥×：最上位の欲求は自己実現である。

4-02　人間の発達　p.40
1. ①成長　②個別　③社会的　④、⑤／発達段階、教育　⑥幼児　⑦思春　⑧幼児　⑨思春　⑩10
2. ①×　②○　③○　④×　⑤×　⑥○

①×：人間の成長は一定の順序で進み、ほかの部分と関連し合いながらダイナミックに成長・発達する。しかし、個々の組織は常に同じ速さで成長するわけではない。

④×：自然現象でなく加齢現象である。

⑤×：個人として判別する際も基準が必要である。成長発達区分や同年代の発達状況は、どのような発達課題を達成すべき年代かを判別する際の、大まかな目安になる。

4-03　人間の共通性と個別性　p.41
①成長　②直立　③欲求　④、⑤／身体、社会　⑥発病　⑦経過　⑧行動

2　ライフステージの特徴と看護

4-04　発達理論　p.42
1. ①老年　②社会　③エリクソン　④成人前　⑤中年　⑥ハヴィガースト　⑦フロイト　⑧出生
2. ①○　②○　③×

③×：思春期ではなく乳幼児期の性発達について分類した。

4-05　ライフステージの特徴　p.42
1. ①母親　②模倣　③自己　④仲間　⑤社会　⑥青年　⑦性　⑧適格　⑨劣等感　⑩自信　⑪論理　⑫自己同一性　⑬職業選択　⑭成人　⑮充実　⑯更年　⑰調節　⑱症状　⑲抑うつ　⑳身体　㉑心理　㉒統合

（⑧の解説：適格意識とは、自分自身の適性についての意識であり、思春期は自己を知り、意識するようになる）

2. ①○　②×　③×　④×　⑤○　⑥○　⑦×

②×：学童期→思春期

③×：老年期→壮年期の主婦

空の巣症候群：子どもが社会に巣立った後、家に1人残された主婦が陥るうつ状態。

キッチン・ドリンカー：壮年期の主婦が家庭内外でストレスや不安を感じ、解消するために台所で飲酒を繰り返した結果、アルコール依存状態になること。

④×：青年期→成人期

⑦×：老年期は身体機能と精神機能がともに衰えるため、生活行動が疾病によって規制されると、順応するのに時間がかかる。または、順応できない状態になる。

4-06　エリクソンの発達課題　p.43
①基本的信頼感　②自立性の感覚　③積極性・主導性の感覚　④勤勉性の感覚　⑤同一性感覚　⑥親密と連帯感覚　⑦生産性感覚　⑧自己統合感覚

3　患者・家族と看護

4-07　患者と家族　p.44
1. ①家族　②家庭　③定位　④生殖　⑤家族員　⑥精神的　⑦保健医療　⑧健康　⑨看護　⑩精神的　⑪生活
2. ①○　②×　③○　④○　⑤×

②×：家族内の人間関係が悪化したり、家族機能の障害をきたすことが多い。
⑤×：面会が少なくなりがちなので、家族とのつながりが保たれるように働きかける。

4-08 患者・家族への看護 p.44
1．①健康 ②役割 ③家族崩壊 ④看護師 ⑤家族 ⑥患者 ⑦家族 ⑧経済的 ⑨社会資源 ⑩ソーシャル・サポート ⑪有形 ⑫在宅療養者 ⑬育児指導 ⑭予防 ⑮サポート ⑯職場 ⑰健康相談

2．①× ②○ ③× ④○ ⑤○
①×：個人の健康の問題は家族生活に影響し、家族の問題になる。そのため、看護も家族の健康問題を合わせて考えていかなければならない。
③×：看護を実践するためには対象の理解が重要であり、そのために個人の家庭環境、住んでいた地域社会、教育環境、友人関係などを把握することが大切である。

4-09 家族が抱える問題 p.45
①生活 ②役割 ③知識 ④心理 ⑤身体 ⑥物理 ⑦悪化

4 患者の心理的特徴

4-10 健康障害と患者の心理 p.46
①障害 ②健康 ③患者 ④生活 ⑤苦痛 ⑥恐怖 ⑦経済的 ⑧社会 ⑨年齢 ⑩種類 ⑪医療従事者

4-11 疾病の経過と心理的特徴 p.46
1．①不安 ②積極的 ③病気 ④他人 ⑤自己 ⑥行動 ⑦弱まり ⑧攻撃 ⑨症状 ⑩心気傾向 ⑪社会的

2．①○ ②× ③× ④× ⑤× ⑥○ ⑦× ⑧× ⑨× ⑩○
②×：心気傾向は神経質でこだわりの強い人に多く現れ、簡単に治らない。被暗示性は、暗示にかかりやすい人に多い傾向である。
③×：攻撃的な患者に強く接すると、いっそう攻撃的になってしまう。看護師は忍耐強く見守っていく必要がある。
④×：病気になると自分自身を抑制することができなくなる。病気による憂うつや不安が加わり、それが不満として現れ、攻撃的態度に出る。
⑤×：病気になるとわがままになり、他人への配慮ができなくなる。自分のことだけを主張し、同情されないと不満になる。注意を向けてほしいのである。
⑦×：病気になると他人への思いやりがなくなり、自己本位になる。
⑧×：自己中心的というより、攻撃性の状態である。
⑨×：落ち込んでいる人に「気にしないように」と言っても無理で、逆効果である。患者の気持ちを受容する態度が大切である。

4-12 患者の心理的特徴 p.47
①心気 ②自己中心 ③依存 ④忠実 ⑤被暗示 ⑥攻撃 ⑦劣等

実践問題 p.48 ▶ p.49

4-01 1
人間には共通の欲求があるが、行動の仕方には個別性があり、その人の習慣や価値観などによって異なってくる。

4-02 3
1-a×：乳児期は身体や精神の発達がめざましく、個人差が大きい時期である。
1-b×：交友関係を経験して築いていくのは学童期であり、幼児期は集団で遊ぶようになる時期である。
2-a×：女子で第二次性徴が現れ始めるのは思春期である。
2-b○：正しい。
4-a×：老年期の加齢の状態には個人の考え方や行動が影響するため、個別性が大きく現れる。
4-b○：身体的な機能低下から心気傾向になりやすい。

4-03 1
c×：どんなにいい技術を提供しても、患者との人間関係が成立していなければ、患者の安楽は保てない。看護は個人を尊重した態度が基本である。
d×：患者の行動から、つまり観察から患者を理解し、血圧や脈拍の測定で客観的情報を得る。その後、面接などによって訴えを聞く。

4-04 4
患者が落ち込んでいるときは、気にしないように励ますのではなく、気軽に話し相手になり、患者の気持ちを受容していくことが大切である。

4-05 3
1×：急性期は、生命の安全確保と救急処置を優先する時期であり、家族の不安が大きい。そのため、精神的援助を中心にかかわる。

2×：設問は急性期の状態である。回復期は機能回復に力を入れる時期であり、家族に協力を依頼する。
3○：病気が長引くと訴えは多くなり、家族にとってもどうしていいのかわからなくなる。
4×：終末期は医療従事者よりも家族のかかわりが重要になり、看護師は、家族を精神的にも支えていかなければならない。

4-06 3
3○：最も低次の生理的欲求が最優先される。生命を維持するための基本的欲求である。

4-07 1
1○：帰属の欲求とは、集団に属したり、仲間や恋人を得て自分の居場所を確保したいという欲求である。社会的欲求ともよばれる。

4-08 4
4×：人間の成長・発達の速度は時期によって異なる。

4-09 4
1×：患者自身が治療に参加しているという実感をもたせる意味でも、患者と一緒に目標を設定することが重要である。
2×：ノンコンプライアンスの要因を探るうえでも、疾病や治療以外の話題は重要である。
3×：責任を強調しても問題の解決にはならない。

4-10 2
2○：家族の協力は患者を支え、闘病意欲を高めるうえでも重要である。

4-11 1
2×：患者自身による決断が不可能になったときのために、判断能力のある間に蘇生術などの医療介入の程度や死の迎え方などについて、自己の意思を文書に示しておくことである。
3×：父権主義と訳される。立場の強い者が立場の弱い者の利益になるようにと、弱い者の意思に反して行動に介入すること。たとえば、医療現場では医師が患者の自己決定権などを無視して診療を行うことなどである。
4×：医師や保健医療従事者が患者とともに決定した治療や助言などに対して患者が遵守することである。

4-12 3
3○：インフォームド・コンセントとは、説明したうえで同意を得ることである。医療従事者と患者間において患者に対して十分な情報を与え、それに基づいて患者が自由意思で判断することであり、患者の権利を保障するものである。

5 看護の実践

1 看護理論

5-01 看護理論の変遷 p.50
①看護 ②事象 ③第二次世界大戦 ④ブラウン・レポート ⑤『これからの看護』 ⑥F. ナイチンゲール ⑦V. ヘンダーソン ⑧『看護の基本となるもの』

5-02 近代の主な看護理論家と看護概念 p.51
1. ①『患者中心の看護』 ②21の看護問題の類型 ③『臨床看護の本質』 ④I.J.オーランド ⑤H.E.ペプロウ ⑥セルフケア ⑦、⑧／普遍的、発達的 ⑨健康逸脱 ⑩人間関係的 ⑪目標 ⑫人間 ⑬生活過程 ⑭環境 ⑮開放
2. ①× ②○ ③○ ④× ⑤× ⑥○ ⑦○ ⑧× ⑨○ ⑩○
①×：設問はゴールドマーク・レポートについて。ウインスロやゴールドマークら、アメリカの看護教育研究委員会が提出したものである。
④×：④の「目標達成」が「相互依存」の誤り。
⑤×：『人間関係の看護論』を著し、この理論を提唱したのはH.E.ペプロウである。トラベルビーは人間対人間の関係を著わした。
⑧×：ケアリングについての提唱はワトソンである。パースイは⑩を参照。

5-03 看護理論の必要性 p.52
①理論 ②科学 ③自然 ④本質 ⑤人間 ⑥看護活動 ⑦看護研究 ⑧目標 ⑨行為

2 看護過程

5-04 看護過程とは何か p.53
①健康 ②看護 ③計画 ④評価 ⑤立案 ⑥実施 ⑦明確化 ⑧連続

5-05 看護過程の5つのプロセス p.53
①情報 ②解釈 ③観察 ④身体 ⑤可能 ⑥健康 ⑦判断 ⑧看護 ⑨看護行為 ⑩目標 ⑪優先 ⑫解決策 ⑬設定 ⑭問題 ⑮解釈 ⑯問題解決 ⑰再査定 ⑱信頼

5-06 看護過程の展開　p.54
①○　②×　③×　④×　⑤×　⑥○　⑦○　⑧○
⑨×　⑩○
②×：看護目標は、患者の状態の変化に合わせて変更されなければならない。
③×：主観的情報は患者の表現する自覚症状、身体の変化、心理状態などであり、患者のニードを正確に把握するために、ともに大切な情報である。
④×：看護目標には、現実的で患者が到達可能であり、測定可能なものを揚げる。
⑤×：診断結果も看護問題の立案に欠かせない情報である。しかし、診断名が出ていない段階でも、患者の状態を看護の視点から把握し、看護を実践しなければならない。
⑨×：患者の習慣や価値観に合わせて修正しなければならないこともある。

5-07 看護過程の意義　p.54
①、②／科学的、知的　③、④／方向性、順序性
⑤系統的　⑥対象の理解　⑦一貫した看護
⑧ケアの質　⑨専門職業人　⑩経済性

3 看護活動

5-08 看護活動とは何か　p.55
1. ①看護目標　②ニード　③、④／保持、増進
⑤生活　⑥保健指導　⑦助産　⑧褥婦　⑨療養上の世話　⑩診療の補助　⑪日常生活　⑫診断
⑬協力
2. ①×　②○　③○　④×　⑤○　⑥×
①×：身体的・精神的自立だけでなく、社会的な自立も必要である。
④×：基本的欲求は共通にもっているが、その行動は個人によってそれぞれ異なる。したがって、援助を行うときは個人の生活習慣や価値観によって方法を考えなければならない。
⑥×：患者の状態を身近に観察している看護師は、患者の変化に気づくことが多い。医師の指示であっても、疑問を感じたら説明を求めたり、意見を言うことも大切である。

5-09 看護活動の内容　p.55
①身体　②心理　③教育　④調整　⑤秘密　⑥生活習慣　⑦緊張　⑧質問　⑨交流　⑩安楽　⑪観察
⑫補助　⑬看護　⑭社会資源　⑮調整

5-10 患者への具体的な援助方法　p.56
①×　②○　③×　④○
①×：患者は疾病によって日常生活行動のどこまでができ、どこからできないかを看護師自身で判断し、できない部分を援助する。医師の診断名によって判断するものではない。
③×：苦しみや悲しみなどを支えるのは支持的活動である。教育的・指導的活動は、保健指導などによって教え・導く活動をいう。

5-11 看護活動　p.56
①療養上　②自然治癒　③診療　④不安　⑤安楽

4 看護倫理

5-12 看護の倫理規定　p.57
1. ①規範　②道徳　③倫理　④行動　⑤、⑥／義務、責任　⑦増進　⑧予防　⑨回復　⑩苦痛
2. ①○　②×　③○　④×　⑤○　⑥×　⑦×
②×：ヒポクラテスの誓いは医の倫理を著している。
④×：国際看護師協会の第15回大会の会員による代表者会議で採択されたものである。
⑥×：『ナイチンゲール誓詞』は、いまから100年以上前に、米国デトロイトのフィンランド看護学校のリストラ・グレッター夫人らによって作成されたものである。
⑦×：対象の国籍、人種、信条、年齢、性別、社会的身分、経済的状態にこだわることなく対応するのが看護師の倫理である。

5-13 看護者としての行動　p.58
①ナイチンゲール誓詞　②倫理綱領　③尊重　④プライバシー　⑤看護　⑥保護　⑦政策　⑧継続
⑨自律　⑩無害　⑪善行　⑫死

5-14 患者の権利　p.58
1. ①情報　②判断　③権利　④不安　⑤権利
⑥尊厳　⑦平等　⑧自己決定　⑨プライバシー
⑩医療　⑪文書
2. ①×　②×　③×
①×：患者や社会市民から発表したものでなく、医療を提供する病院側が組織として患者の権利を明らかにし、遵守することを宣言した。
②×：患者が納得して治療や検査を受けるためのものであり、十分な説明が必要である。
③×：ケアを進めていくことではなく、患者に十分な情報提供、説明を行い、患者が納得をしたうえで、治療やケアを実施することである。

5-15 看護職の特性　p.59
①生命　②身体的　③賃金　④生命　⑤権利

看護学概論

実践問題 p.60 ▶ p.62

5-01 4
『看護の理論化』を著したのはI.M.キングである。ジョンソンは、『看護システムモデル』を著わした。

5-02 3
1×：臨床看護の実践について提唱したのはE.ウィーデンバックである。
2×：適応行動の理論はS.C.ロイによる。人間には4つの適応行動（生理的作用、自己概念、役割機能、相互依存）があり、この様式によって適応を維持するとした。
4×：看護問題を21の類型に分類したのはF.G.アブデラである。ロジャーズは単一人間の科学を著わした。

5-03 2
b×：情報収集の方法は記録類だけでなく、面接などの患者とのコミュニケーション、看護師の五感による観察、身体計測などの各種身体診査などによっても行う。
c×：優先順位を決定するときは、①生命を脅かす問題、②安全安楽を妨げる問題などのように、マズローの欲求段階説をもとに決定する。

5-04

問1　1
　フォークやスプーンの形ではなく、どのようにフォークなどを持って食べているのか、摂取状況の観察が大切である。

問2　2
1×：全面介助ではなく、右手で歯ブラシをどの程度持てるかを観察し、できるところまで患者自身にやってもらう。これはリハビリにつながる。また、麻痺の程度が強ければ、左手を使って練習する方法もある。
2〇：血圧が高いので測定する必要がある。
3×：右半身が麻痺しているので転倒の危険がある。仰臥位か半座位、または車いすに座って行うとよい。
4×：寝衣は健側（左袖）から脱がせ、患側（右袖）から着せる。

問3　1
1〇：A氏は支えれば立てるので、足底が着く程度のベッドの高さがよい。
2×：立ち上がるのに支えがいるので、移動に手を貸さなければ転倒するおそれがある。
3×：右手は麻痺しているので左手のほうに置く。
4×：右半身麻痺なので右に傾きやすい。枕で支える必要があるのは右側である。

5-05 3
　患者の訴えすべてを満たすことがいい看護だとはいえない。訴えによっては、治療の妨げになることや回復を遅らせることにもなりかねない。

5-06 4
（　）内の語句は次のようになる。
a＝C．身体的援助
b＝E．支持的援助
c＝D．環境の保持
d＝A．教育・指導的援助
e＝B．調整

5-07 1
　看護は医療の一端を担った活動である。

5-08 2
1×：長期目標とは、期間を限定するものではない。
2〇：看護目標の評価日は、計画立案時に設定する。
3×：看護業務に余裕がある日に評価を行うことは誤りである。
4×：看護問題ごとに看護目標が異なるため、評価日を同じ日にすることはできない。

5-09 1
2×：患者に行った看護介入の結果を評価するもので、患者の反応や行動を評価指標を用いて判断すべきであり、看護師の満足度で評価するものではない。
3×：看護目標の評価日は計画立案時に設定するが、患者の状態に応じて再設定を行うことがある。
4×：患者の反応や行動など必ずしも数値化しにくいものも評価指標となる。

5-10 3
1×：看護目標には短期目標と長期目標がある。短期目標とは長期目標を達成するための目標であり、1週間以内の比較的早期に達成できる目標である。長期目標とは1週間以上の長期にわたって達成される目標、あるは退院までに最終的に達成される目標のことである。
2×：患者の主体的な参加を促すためにも、看護計画は患者や家族の意見を取り入れて立案し、必要に応じて看護計画を開示する。

4×：患者の理解度や行動レベルに応じては、家族の協力が不可欠である。患者のみならず、家族への指導も行う必要がある。

5-11 3
1×：たとえば、高脂血症、糖尿病、肥満があり、心筋梗塞で入院した患者の場合、この情報はすべて問題となり、看護上の問題は必ずしも1つではない。
2×：原因が不明の場合でも、症状など問題がみられる場合には取り上げる。
4×：患者の状態の変化に応じて評価し、優先度は適宜変更する。

5-12 1
主観的情報とは患者本人の見方や考え方、感じ方に基づいた情報であり、客観的情報とは他者の見方や考え方、感じ方に基づいた情報である。
2、3、4×：体重、血圧などは測定値、発赤は観察結果であり、客観的情報である。

5-13 4
1、2、3×：呼吸数や苦悶様の顔貌などは観察結果、飲水量などは測定値であり、客観的情報である。

6 看護と社会

1 看護活動の場

6-01 保健・医療・福祉施設 p.63
1．①保健　②医療　③福祉／社会福祉　④予防　⑤早期発見　⑥保健所　⑦学校保健　⑧健康管理　⑨診療所　⑩助産所　⑪病院　⑫特定機能　⑬地域医療支援　⑭福祉／社会福祉　⑮リハビリテーション　⑯保護
2．①×　②×　③○　④○　⑤○
①×：行政指導によって人口10万に対して1か所に設置されている。
②×：学校保健室の対象に家族は入っていない。
③○：19床以下のベッドをもつものを有床診療所、ベッドをもたないものを無床診療所という。

6-02 保健・医療・福祉チーム p.64
①チーム　②専門職　③命令　④独自の機能(役割)　⑤協力　⑥回復

6-03 地域と医療の連携 p.65
1．①保持　②回復　③プライマリ・ヘルスケア　④、⑤／難病、慢性疾患　⑥在宅医療　⑦在宅看護　⑧看護師　⑨医療機関　⑩連携　⑪地域資源
2．①○　②×　③○　④×　⑤×
②×：社会福祉士でなく介護福祉士である。社会福祉士は日常生活に支障がある者の福祉に関する相談に応じる。
④×：医療以外の生活遂行上の問題解決の相談に当たっている。
⑤×：生活習慣病だけでなく栄養に関する事項についてすべての業務を行っている。

6-04 保健・医療・福祉チームにおける看護 p.65
①調整　②共感　③保健医療　④看護チーム　⑤看護技術　⑥健康　⑦衛生　⑧情報　⑨教育　⑩保健

2 看護管理

6-05 看護管理の目的と役割 p.66
1．①看護　②時間　③人員　④看護内容　⑤効果　⑥、⑦／予算、時間　⑧人　⑨合理　⑩看護　⑪業務　⑫家族　⑬勤務
2．①×　②×　③○　④×　⑤×　⑥×
①×：看護組織における業務は、独自の業務と、医師の指示によって行う診療補助業務がある。
②×：自分の業務に責任をもつと同時に、同僚の業務にも目を向けて協力することが大切である。
④×：看護職員に関する事は看護管理の機能である。
⑤×：在院日数の把握は、看護サービス評価のためのデータとして必要である。
⑥×：看護管理を行うには、現在の看護制度がどのようになっているのかを知り、看護行政にも参画しなければならない。

6-06 看護チーム p.67
①リーダー　②リーダーシップ　③看護観　④指導　⑤人間　⑥尊敬

6-07 看護方式 p.67
①個別　②一貫した　③能力　④機能別　⑤時間　⑥患者－看護師　⑦責任　⑧チーム　⑨受け持ち　⑩チーム　⑪必要度　⑫チームリーダー　⑬責任　⑭、⑮／自律、専門　⑯プライマリ　⑰専門　⑱判断力

6-08 安全管理 p.68
①医療　②安全管理　③事故　④連絡　⑤過重　⑥マニュアル　⑦医療過誤　⑧インシデント　⑨システム

看護学概論

3 医療制度・看護行政

6-09 医療・保険制度 p.68
①、②／医療、介護　③相互扶助　④強制　⑤事業主　⑥厚生労働省　⑦医療保険　⑧平等　⑨被用者　⑩国民健康　⑪国民皆保険　⑫老人医療　⑬入院　⑭薬剤　⑮在宅

6-10 WHOと看護職能団体 p.69
①保健衛生　②ジュネーブ　③健康　④、⑤／助産師、看護師　⑥業務　⑦行動　⑧ガイドライン　⑨日本看護連盟

6-11 看護と法 p.69
1．①保健師助産師看護師　②医療
2．①○　②○　③×
①○：名称独占とは、保健師でなければ保健師、またはこれに紛らわしい名称を用いてはいけないということで、その職種にだけ許されて使用できる名称である。業務独占とは、その職種にだけ許されている、またはできる業務(仕事)である。
③×：この法律は、わが国の人口動態の変動から高齢社会の到来を見据え、看護師確保のために行った政策である。

6-12 看護における法の重要性 p.69
1．①健康　②技術　③判断　④保健師助産師看護師法　⑤法律　⑥事故　⑦法（法律）
2．①業務　②免許　③籍　④試験　⑤責任

6-13 看護教育 p.70
①基礎　②継続　③専門職　④認定　⑤専門　⑥減少　⑦減少

4 看護の動向・展望

6-14 私たちをとりまく社会の変化 p.70
①高齢　②悪性新生物　③心疾患　④出生　⑤介護　⑥高齢　⑦増加　⑧核家族　⑨増加　⑩価値　⑪保健医療　⑫効率　⑬生命
2．①×　②×　③×　④○　⑤×　⑥○
①×：この政策はWHOが示したものである。「すべての人に健康を」と提唱している。
②×：家族構造の変化により、一人暮らしや夫婦だけの高齢世帯が増えつつあり、介護問題は大きな問題になってきた。
③×：男性と女性の数値が逆。女性が87.32年、男性81.25年であり、女性のほうが長寿傾向にある。
⑤×：医療の進歩により、脳死問題など倫理問題はますます難しくなってきた。

6-15 これからの看護 p.71
①専門性　②連携　③人口　④疾病　⑤WHO　⑥健康　⑦ヒューマンライフ　⑧在宅　⑨健康支援　⑩アセスメント　⑪独自　⑫使命
2．①×　②○　③○　④○
①×：クオリティ・オブ・ライフは「生命、生活の質」といわれるように、いかに人生を豊かに過ごすかであり、質の高い生き方の問題である。

6-16 看護職の資質 p.72
①教養　②技術　③看護　④役割　⑤患者

実践問題 p.73 ▶ p.75

6-01 4
1×：研究が優先するのではなく、保健医療の対象者（健康者を含め、病人・患者）を中心にかかわる。
2×：病院内にのみ存在するのではなく、地域を始めとする保健施設、社会福祉施設など、保健・医療・福祉に関係するあらゆる場に存在し、互いに協力している。
3×：お互いに話し合いをもつなど、記録だけに頼らない方法で情報を提供・交換している。

6-02 2
1、3、4は正しい。
2×：地域医療支援病院の承認は都道府県知事であり、200人以上の収容ができる病院で、地域医療従事者の研修が行われる。医療技術開発を行うのは特定機能病院である。

6-03 4
保健所は疾病予防活動はするが、疾病に関する診断・治療は行わない。

6-04 2
正解は2の母子保健医療の提供である。WHOの活動には、①各国の保健サービス強化に対する支援、②伝染病の撲滅、③よりよい母子保健医療の提供、④よりよい衛生施設の普及、⑤精神衛生サービスの改善などがある。

6-05 3
麻薬は他の薬品と区別し、鍵の掛かるところに保管する

6-06 1
PPC（Progressive patient care）とは、患者の疾病の程度、必要とする看護ケアの程度、医療の必要度に応じて病棟を編成し、看護する方式である。

6-07 3
「専門性を強調してそれぞれが独自の策を実行する」のではなく、連携を強調し、平等指向の政策を実行するものである。

6-08 4
医療者だけが主体的ではよい医療はできない。患者の参加・協力が必要である。

6-09 3
政府ベースで行っているのは、①開発途上国からの研修生の受け入れ、②専門家の派遣、③機材供与の3つの形態である。そのほか、民間ベースによる国際保健医療協力がある。

6-10 1
優れた熟練看護師であるとともに、人間的にも優れていなければならない。

6-11 4
4×：1人の看護師が患者の入院から退院まで一貫した看護を行う方法。

6-12 2
2○：20人以上で19人以下は診療所である。

6-13 3
3×：2016年度の看護師の就業者数は、114万9397人である。

6-14 3
3×：保健師業務の保健指導や健康相談は看護師や助産師が行っても罪に問われない。名称独占とは保健師でないものが保健師と名乗ってはいけないということである。

6-15 1
1×：児童を対象とした施設ではない。高齢者にかかわる介護などの問題について支援するセンターである

基礎看護技術

1 看護の基本

1 コミュニケーション

1-01 コミュニケーションとは　p.78
①～④／刺激、送り手、受け手、伝達経路　⑤話し言葉　⑥身体言語（ボディランゲージ）　⑦言語的　⑧非言語的　⑨非言語　⑩言語　⑪表情　⑫感情

1-02 コミュニケーションを阻害する要因　p.79
①伝達　②心理的　③年齢　④経験

1-03 コミュニケーション技術　p.79
1．①エ　②ウ　③ア　④オ　⑤イ
2．解答：①
3．解答：③

1-04 インフォームド・コンセント　p.80
①説明　②、③／納得、同意　④倫理的原則　⑤知る　⑥自己決定

2 フィジカルアセスメント

1 フィジカルアセスメントとは

2-01 フィジカルアセスメントの原則　p.81
①筋骨格　②問診　③触診　④打診　⑤、⑥／触診、打診　⑦高調音

2-02 身体各部のアセスメント　p.82
1．①5　②対光　③輻輳　④近見　⑤ウェーバー　⑥リンネ
2．解答：③
①、②、④は正しい。最大拍動点は左鎖骨中線の第5肋間の位置で触れる。

看護学概論

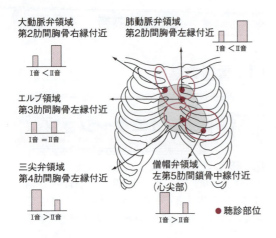

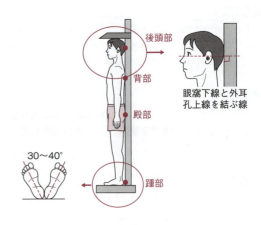

胸囲は両肩甲骨下角の直下を基準にする。

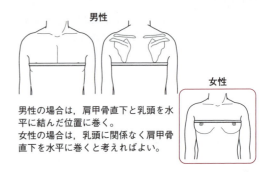

男性の場合は，肩甲骨直下と乳頭を水平に結んだ位置に巻く。
女性の場合は，乳頭に関係なく肩甲骨直下を水平に巻くと考えればよい。

3．解答：③
　腸蠕動音は正常な場合，1分間に4〜12回で，低音が聴かれる。1〜3回／分で低音の場合は腸蠕動微弱と判断する。12回／分以上で高音の腸蠕動音は，食後，あるいは下痢の場合に聴かれる。
①×：腹部の触診は腹筋を緩めるために膝を曲げた仰臥位で行う。
②×：通常，やせた人以外は腹部の触診で肝臓は触れない。触れる場合は肝腫大が疑われる。
④×：腹部の打診を充実した臓器が存在する部位で行うと，鼓音でなく濁音が聴かれる。打診で鼓音が聴かれるのは，胃，空の膀胱，ガスが貯留した腸管である。濁音が聴かれるのは肝臓，脾臓，充実した膀胱，便の貯留している腸管，腹水，腫瘍などである。

4．解答：①
　②、③、④は正しい。橈骨手根関節の可動域は，橈骨と第2指中手骨を一直線とした延長線を基本線とする。掌屈（手のひら側の屈曲）90°，背屈（手の甲側の屈曲）70°が正常範囲である。

2 身体各部の測定

2-03 身体各部の測定方法 p.83

1．①骨格　②遺伝的要因　③背部　④殿部　⑤耳眼水平位　⑥午前10　⑦栄養状態　⑧、⑨／排便、排尿　⑩両肩甲骨下角　⑪呼気と吸気の中間　⑫伸展　⑬臍
　身長は，起床時が最も高く，起立での活動などによってだんだんと低くなる。その1日差は0.5〜1.5cmといわれている。したがって，身長の測定は，起床後の午前10時に測定するのが望ましい。
　測定時は脊柱の生理的彎曲を考慮に入れ，後頭部，背部，殿部，踵部が支柱に密着するように立つ。頭頂部は耳眼水平位を保つ。

2．解答：④
①×：両足をそろえた姿勢よりも，両足を少し開いて立つほうが基底面が広くなり，姿勢が安定する。両足を開きすぎると，計測している手が大腿部に触れ，正確な値が計測できない。両足の間は15cm程度開くのが適切である。
②×：内枠は中指の第2関節に当たるように調節する。
③×：左右交互に3回ずつ測定し，そのうち左右の最大値を読む。

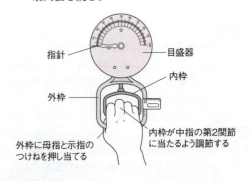

2-04 体格指数 p.83

BMI＝体重（kg）÷身長（m）^{2}
BMIは国際的に使用されている体格指数で，次のように評価する（日本肥満学会2000）。

18.5未満	低体重(やせ)
18.5以上25未満	普通体重
25以上30未満	肥満(1度)
30以上35未満	肥満(2度)
35以上40未満	肥満(3度)
40以上	肥満(4度)

3 バイタルサイン

2-05 体温の測定 p.84
①視床下部　②低　③1　④37　⑤直腸　⑥腋窩　⑦健側

2-06 熱型 p.84
①稽留熱（稽留とは留まることを意味する）　②弛張熱（弛張とは緩むことと張ることを意味する）　③間欠熱（間欠とは一定間隔をおいて、起こったり止んだりすることを意味する）

2-07 脈拍の測定 p.85
1．①多　②橈骨　③頻脈　④60　⑤リズム
2．①浅側頭動脈　②総頸動脈　③上腕動脈　④橈骨動脈　⑤大腿動脈　⑥膝窩動脈　⑦後脛骨動脈　⑧足背動脈

2-08 血圧 p.85
①血管壁　②収縮期血圧／最高血圧　③拡張期血圧／最低血圧　④〜⑥／末梢血管の抵抗、血液の粘稠度、血管壁の弾力性　⑦〜⑩／運動、飲食、喫煙、気温

2-09 血圧の測定 p.86
①低く　②1〜2本　③高く　④ゴム囊　⑤心臓　⑥コロトコフ　⑦5

上腕で測定する場合、マンシェットのゴム囊の中心が上腕動脈にかかるよう、下図のように巻く。

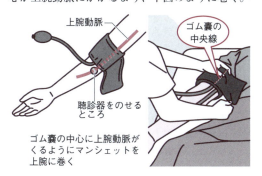

コロトコフ音（スワン）の第1点、つまり音が聞こえ始めるときの血圧は収縮期血圧（最大血圧）にあたる。音が消失する第5点の血圧は、拡張期血圧（最小血圧）にあたる。

コロトコフ音

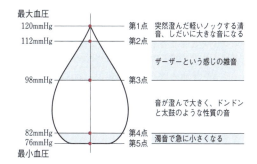

2-10 呼吸の測定 p.86
①胸郭　②横隔膜　③随意　④、⑤／深さ、リズム　⑥頻

呼吸の測定に鏡を用いる場合は、鏡を鼻腔に近づけ、その曇り具合をみて呼吸数を数える。

2-11 呼吸の型 p.87
①頻　②徐　③過　④ビオー　⑤チェーンストークス　⑥クスマウル

2-12 パルスオキシメータの特徴 p.87
①○　②○　③×　④○
③×：脈波がほとんどみられない患者では、正しい測定は困難である。

2-13 パルスオキシメータの適応 p.88
①○　②○　③○　④○　⑤×
①○：機種の軽量化や安価になったことなどから、在宅医療の場でも活用されている。
②○：睡眠時無呼吸症候群では睡眠中に低酸素血症になっていることがあるため、モニタリングとして有用である。
③○：ショック状態など末梢循環障害を呈している患者は、指先の脈が減弱しているため、正しい測定が困難である。
④○：一酸化炭素のヘモグロビンは酸化ヘモグロビンと似た波長の光を吸収するため、パルスオキシメータの使用には注意が必要である。
⑤×：プローブが長時間同じ位置にあると、皮膚、皮下組織の血流阻害または壊死を起こす可能性があるため、定期的にプローブの位置を変える必要がある。

2-14 意識レベル p.88
解答：①
意識レベルを判定する代表的な指標として、ジャパン・コーマ・スケールがある（3-3-9度方式とも

いう）。JCSに照らし合せると、正解は①である。
② ×：払いのけるような動作をするのはJCS Ⅲ-100である。JCS Ⅲ-200は、痛み刺激に少し手足を動かしたり、顔をしかめる。
③ ×：身体をゆさぶると開眼するのはJCS Ⅱ-20である。JCS Ⅱ-10は、ゆさぶりをかけなくても普通の呼びかけで容易に開眼する。
④ ×：JCS Ⅰ-1は、意識が清明な状態のことではなく、ほぼ意識清明だが、いまひとつはっきりしていないという状態である。

JCS（Japan Coma Scale）

Ⅰ	覚醒している
1	だいたい清明だが、いまひとつはっきりしない
2	見当識障害がある
3	生年月日が言えない
Ⅱ	刺激すると覚醒する
10	普通の呼びかけで開眼する
20	大きな声、または身体をゆさぶると開眼する
30	痛み刺激を加え、呼びかけを繰り返すと、かろうじて開眼する
Ⅲ	刺激しても覚醒しない
100	痛み刺激に対して、払いのけるような動作をする
200	痛み刺激で少し手足を動かしたり、顔をしかめる
300	痛み刺激に反応しない

※意識清明はO、R：restlessness（不穏状態）、I：incontinence（失禁）、A：akinetic mutism（無動性無言）、apallic state（失外套症候群）を別に表示する

2-15 バイタルサイン測定　p.88
① ×　② ×　③ ○　④ ○　⑤ ×　⑥ ×　⑦ ×　⑧ ×
① ×：片麻痺のある患者の体温を測定する場合は、健側で行う。麻痺側は筋力が低下しているため、腋窩を閉じておくのが困難なことが多い。また、血液循環や代謝の低下により、一般的に健側よりも体温が低く測定される。
② ×：電子体温計の多くは予測式である。予測式体温計は、平衡温に至る温度の経過を測定し、その予測値を表示するため、計測時間を短縮できる（約90秒）。温度変化を直接測って表示する方法を実測式といい、測定には一定時間（約10分）を要する。水銀体温計は実測式の体温計である。
⑤ ×：脈拍の測定は2・3・4指の指先をそろえるようにし、動脈の走行に沿わせて当てる。母指はほかの指より血管が太く、自分の拍動と患者の拍動を区別できなくなることがあるので、用いない。
⑥ ×：心音のⅢ音、Ⅳ音のような低調音は、ベル側のほうがよく聴こえる。Ⅰ音、Ⅱ音のような高調音は膜側で聴診する。
⑦ ×：触診法で測定できるのは収縮期血圧（最高血圧）である。聴診ができないときや、はじめて血圧を測定するときは触診法で行う。
⑧ ×：呼吸筋は随意筋であり、意識的に変えることができる。呼吸数を測定することを意識させると、緊張などによって呼吸リズムが変動する可能性がある。そのため、測定時は患者に意識されないように配慮する。

3　安全管理

1　無菌操作

3-01 無菌操作　p.89
①病原微生物　②物品　③滅菌　④清潔　⑤汚染

3-02 無菌操作の手順　p.90
① ○　② ○　③ ×　④ ○　⑤ ×　⑥ ○　⑦ ×　⑧ ×
⑨ ○　⑩ ×　⑪ ○　⑫ ×　⑬ ○
① ○：サージカルマスクは、着用者の呼気から排出される飛沫をフィルターで遮断するマスクで、外科手術などの侵襲的処置や、免疫力が低下した患者のケアを行うときに着用する。
③ ×：事故を防止するため、準備からの一連の行為は実施者本人が責任をもって行う。
⑤ ×：「滅菌包みにシミがある」ということは、滅菌後の包みに清潔でない水分が侵入し、内部が汚染された可能性がある。
⑦ ×：人の出入りが多い場所は気流が多く、落下菌によって滅菌物が汚染される可能性が高い。滅菌物は落下菌の影響を考え、気流の少ないところで開封する。
⑧ ×：滅菌物を開くときは清潔な状態を保つため、外気にさらす時間を短くし、滅菌物から意識をそらさずに行う。
⑩ ×：滅菌パックから取り出した滅菌物は、再び滅菌パックに戻さないのが原則である。取り出した滅菌物は、外気やほかの汚染物との接触により、もとの清潔な状態ではなくなったとみなすためである。
⑫ ×：鑷子と鑷子が接触すると、綿球を渡す側の鑷子が汚染される。これを鑷子立てに戻すと、ほかの鑷子および鑷子立て全体が汚染されてしまう。患者側の鑷子は患者ごとに取り替えられるので、この場合は綿球を渡す側の鑷子を交換する。

3-03 滅菌包装の取り出し方　p.90
❶A×　B○

滅菌包みの布は、Bのように開いたときにテーブルの面に当たる側、つまり外側をつまんで広げる。滅菌物が入っている側（内側）をつまんで広げると、どこが清潔でどこが汚染された領域か判断がつかなくなる。

❶A○　B×

滅菌パックは両手でパックの端をつまんで広げ、清潔区域、汚染区域をはっきりさせた状態で取り出す。片方の端だけをつまんで広げることはできないので、Bの図は、いったん広げた包装がもとに戻ってしまったところと考えられる。つまり、清潔区域・汚染区域の区別がついていないといえる。滅菌物を広げるときは、誰が見ても清潔とわかる状態で広げなければならない。

2 滅菌手袋の装着

3-04 滅菌手袋、未滅菌手袋の適応　p.91
滅菌手袋（○印）①、④、⑦、⑧、⑩
未滅菌手袋（×印）②、③、⑤、⑥、⑨、⑪

3-05 滅菌手袋の装着方法　p.91
❶A×　B○　❷A○　B×　❸A○　B×
❹A×　B○　❺A×　B○

3 ガウンテクニック

3-06 隔離　p.93
①感染経路　②内科的　③外科的　④、⑤／マスク、ガウン

3-07 ガウンテクニック　p.93
解答：④

汚染区域内でのガウンテクニックは、病原体が他の人に伝播するのを防ぐために行われる。このとき、ガウンの表側は不潔部分として取り扱うが、襟の紐を結んだりほどいたりするため襟元15cm以内は清潔部分として取り扱う。襟元の清潔な状態を保つためには、紐を結んだりほどいたりするとき、必ず清潔な手で行わなければならない。よって、汚染区域内での作業を行ったガウンを脱ぐ際は、不潔部分である胴の紐をほどいてから手洗いをし、次に清潔な手で襟元の紐をほどくのが正しい方法である。

4 感染管理

3-08 感染の成立　p.93
1．①感受性宿主　②感染源　③感染経路
2．④、⑤／滅菌、消毒　⑥、⑦／一般的体力の向上、免疫力の促進　⑧～⑩／手洗い、無菌操作、隔離

3-09 滅菌と消毒　p.94
1．①消毒　②滅菌　③汗　④、⑤／血液、粘液
⑥すべての患者
2．解答：②

放射線滅菌には残留毒性はない。EOガス滅菌には残留毒性がある。

放射線滅菌法は、注射器や輸液セット、注射針、未滅菌手袋など、ディスポーザブル医療用具の滅菌に広く使われている。残留毒性がなく、大量に滅菌処理できるが、大規模な装置を必要とする。

EO（エチレンオキサイド）ガス滅菌法は高温や湿度に弱い機械、たとえばゴム製品やプラスチック製品、カテーテル類、内視鏡などの滅菌に使われる。この滅菌法は人体への毒性が強いため、滅菌直後の使用はできない。時間をかけて残留ガスを空気清浄し、毒性を低減させてから使用する。

薬物消毒法は、薬物によって微生物の細胞壁や細胞内の蛋白質などを変質させ、殺菌する方法である。微生物の特徴によって消毒薬の種類、濃度、水温などを考慮しながら使用する。また、使用する薬剤によっては、規定時間の浸漬後に十分な手洗いが必要であったり、機械類を腐食させるものもある。使用対象と使用方法を十分理解しておく必要がある。

3-10 廃棄物処理　p.95
①注射器針→黄色
②血液が付いたアルコール綿→橙色
③血液などの液体→赤色

5 医療事故防止

3-11 リスクマネジメント　p.95
1．①予測・回避が不可能　②医療過誤　③～⑤／刑事、民事、行政　⑥リスクマネジメント
⑦間違い（エラー）
2．①～④／知識不足、看護技術の未熟さ、不注意、管理上の問題

3-12 事故報告、事故防止対策　p.96
1．解答：①
個人的な責任の追及が目的ではない。
2．解答：④
転倒・転落事故を起こす因子としては患者要因と環境要因などがあり、これらが複雑に絡み合って起こる。
3．解答：③
使用後の針はリキャップせず、専用容器に直接破棄する。①の真空管採血を行うと、試験管に移すなどの危険な操作が少なくなる。

4 記録・報告

4-01 看護記録 p.97
1．①実施　②評価　③相談　④証拠
2．①主観的　②客観的　③アセスメント　④計画
3．解答：④
　事実を記載し、診断や今後の予測は記載しない。

4-02 医療記録 p.98
①看護記録　②助産録　③諸記録　④5　⑤2
⑥患者個人　⑦看護実践

4-03 記録の留意事項 p.98
①ボールペン　②楷書　③2本線　④略語　⑤署名

4-04 報告 p.99
1．①実施　②事実　③結果
2．①確認　②メモ　③緊急　④、⑤／系統的、論理的　⑥理解できる　⑦速度　⑧口調　⑨守秘義務

実践問題 p.100 ▶ p.104

1-01 3
1○：患者の言葉に対してすぐさま結論づけたり、価値判断をすると、患者は自分の考えを十分に表出できなくなる。看護師は、患者が気持ちや考えを十分に表現できるように助け、共感的態度で傾聴することが大切である。
2○：我慢をしているのに「大丈夫だ」と答えるなど、言葉と表情や行動は一致しないことがある。表情、行動などの非言語的コミュニケーションは、意図的にコントロールすることが容易でなく、言語よりも真の感情や思いを伝えやすい。言動の不一致やメッセージの矛盾に気づくことも、患者を理解するうえでとても重要である。
3×：コミュニケーションは送り手の言葉の意味を受け手が解読し、メッセージを共有することではじめて成立する。専門用語を用いたために情報を理解できないと、誤解や不安をまねくことになる。看護師は、互いに理解し合える言葉を用いて状況を伝える必要がある。
4○：看護師が患者の個人的な生活を、あたかも自分の世界のように感じ取り、患者が自分のことをわかってもらえたという情緒的満足を得ることは、信頼関係を築くうえで大切なことである。しかし、それは単に会話を多くすればよいというものではない。

1-02 4
幼児や精神障害者など、自己の意思を表明できない場合には、家族などの代理人の同意が必要である。

1-03 4
1×：専門用語は患者にとって理解しづらい言葉である。わかりやすく説明することが重要である。
2×：患者とコミュニケーションをとる際は、患者の眼を見て会話することが大切である。
3×：患者とコミュニケーションをとっていると、言葉につまってしまい沈黙する場面がある。会話を終えるのではなく、患者の心情を察知し待つ姿勢が重要である。
4○：患者は不安に思っていても、言葉では「何の心配もありません」と表現する。言葉だけではなく、患者の非言語的な表現を観察することは大切である。

1-04 2
1×：侵されたくない個人の空間は、パーソナル・スペースのことである。
2○：ラポールとは、看護師と患者との間に信頼関係が成立している状態のことである。
3×：意図的な身体の接触は、タッチングのことである。
4×：自己開示とは、自分に関する情報を他者に伝えることであり、ラポールではない。

1-05 2
1×：間歇熱：間歇とは一定の間隔をおいて起こったり、止んだりすることの意味で、間歇熱とは高熱と平熱の状態が一定の期間をおいて交互に現れる熱型のことである。
2○：弛張熱：弛張とは緩むことと張ることの意味で、弛張熱とは1日の体温差が1℃以上になり、平熱には戻らない熱型のことである。
3×：稽留熱：稽留とは留まることの意味で、稽留熱とは高熱で1日中の温度差が1℃以内の熱型である。
4×：高熱などが急に下がり、平熱に戻ること。

1-06 4
体温が1℃低下すると、代謝は13％減少する。

1-07 4
マンシェットの幅は測定周囲長の約40％の幅、または上腕での測定の場合、上腕の2/3をおおう幅

が目安になる。成人では約12〜14cmである。正確なマンシェットの選択や巻き方による変化を知っていることで、値が信用できるか否か判断できる。
1×：上腕を心臓より低い位置に置いて測定すると、心臓との高低差分の重力（血液中の重さ）が加わるため、血圧は高く測定される。
2×：幅が広すぎると圧迫圧が低くなるため、実際の血圧値より低く測定される。幅が狭すぎると逆に、高く測定される。
3×：マンシェットを緩く巻くと、マンシェットが腕に密着するまで膨れ、密着する面積が小さくなる。よって、幅が狭すぎるときと同様に高く測定される。

1-08 3
脈拍数は体位によっても相違があり、臥位よりも座位、座位よりも立位のほうが増加する。

1-09 3
1：正常血圧、2：正常高値血圧、3：収縮期血圧は正常高値血圧だが、拡張期血圧はⅠ度高血圧である。4：高値血圧

1-10 3
クスマウル呼吸は、糖尿病性ケトアシドーシスでみられる。

1-11 GCS9点（E2、V2、M5）

1-12 3
パルスオキシメータは、動脈血中にある酸素の運搬を担うヘモグロビンに、どの程度酸素が結合しているかの割合を表している。つまり、体内の細胞への酸素供給がどの程度行われているかを知ることができる。
1×：鉄欠乏性貧血の指標であるヘモグロビン濃度の低下は、パルスオキシメータでは判別できない。
2×：一酸化炭素中毒ではSpO_2が正常なことがある。
3×：CO_2ナルコーシスかどうかの判断には、動脈血二酸化炭素分圧（$PaCO_2$）の値が必要である。$PaCO_2$は動脈穿刺による動脈血ガス分析によって測定する。

1-13 4
近いものを見るときには瞳孔が縮小し、遠くのものを見るときには散大する。
1：対光反射では、光を当てたときに瞳孔は収縮する。反射がない場合は、第Ⅲ脳神経異常の可能性がある。

2：この所見は斜視を示す。
3：この所見は、眼球突出の可能性がある。距離が16mm以下であれば、その可能性は否定される。眼球突出はバセドウ病などでみられる。

1-14 4
1×：頭部は耳眼水平位とする。
2×：身長は起床時が最も高く、起立での活動などによってだんだんと低くなる。その1日差は0.5〜1.5cmといわれる。身長の測定は、起床後の一定の時間に測定されるのが望ましいが、午前7時前後が必ずしも適当とはいえない。
3×：胸囲は乳頭の位置に関係なく肩甲骨下角の直下を基準にして水平に測定する。
4○：腹囲は膝を伸ばした状態で測定する。

1-15 1
ウェーバーテストは音叉を振動させて患者の頭の上に置き、どのように聞こえるか確認するテストである。舌圧子は関係しない。
2○：ランドルド環とは、視力表に示されている切れ目のある環のことである。
3○：深部知覚は姿勢や身体各部分の相対的位置関係、運動状態、身体に加わる重量などを、眼を閉じたままでも知るための知覚である。この知覚路は、音叉による振動覚などで調べることができる。
4○：二点識別覚は、触覚と刺激を同定する大脳皮質の働きをみるための検査である。前腕の皮膚2か所に同時に触れ、1か所触れているか、2か所触れているかを患者に答えてもらう。2点の間隔を変えて繰り返し検査し、識別できたときの皮膚間隔を計測する。2点を同時に触れる器具として、ノギスを用いる。

1-16 3
0.5％次亜塩素酸ナトリウム（ミルトン®など）は血液で汚染された床の消毒や、細菌、ウイルスの殺菌に用いるが、粘膜の創傷部位には使用できない。また、金属に対する腐食作用があるため、金属製器材には用いないよう注意する。
1○：3％グルタラール（ステリハイデド®など）は内視鏡やウイルス汚染された医療用器材に適している。この薬剤適用後は、十分な水洗いが必要である。
2○：10％ポビドンヨード（イソジン液®など）は手術前の皮膚消毒に使用する。ヨード過敏症を起こす可能性があるため、注意が必要。
4○：70％エタノールは手指の消毒に適している。刺激性があるため、粘膜や損傷皮膚には禁忌

1-17 1
汚染した手袋で直接皮膚に触れないようにする。

1-18 3
希釈を求める計算式は、必要原液量（X）＝希釈濃度÷原液量×作成量で求められ、以下のようになる。
X ＝ 0.2（％）÷ 5（％）× 1000（mL）
X ＝ 40（mL）

1-19 3
スタンダードプリコーションとは、感染の有無にかかわらず、患者の血液、汗を除く全ての体液分泌物、排泄物、粘膜、創のある皮膚を感染源とみなし対処する。したがって、血液が正解である。

1-20 1
1 ○：注射針等の鋭利なものを廃棄する。
2 ×：血液が付着したガーゼ等の固形状のものを廃棄する。
3 ×：血液等の液状または泥状のものを廃棄する。
4 ×：一般的なゴミは感染性廃棄物用の容器に廃棄する。

1-21 3
滅菌手袋を装着していても、ピンホールなどの破損があったり、思わぬところで直接、手に体液が付着する可能性がある。よって滅菌手袋を装着していても、創傷処置を行った場合は、その後手洗いをする必要がある。

1-22 2
1 ×：鑷子の先端は水平より上向きにしない。上向きにすると垂れた液体が手元の汚染区域に流れ、先端を再び下向きにしたときに、鑷子の先端が汚染されることになる。
3 ×：滅菌包みは鉗子が滅菌物の上を通過しないように、最初に向こう側に広げ、最後に手前側を広げる。
4 ×：図のように注射針を取り出すと、針基の接続部が汚染されやすい。外側の紙を両側から剥がしていく方法が適切である。

1-23 1
2 ×：事故に至らなかったものは医療過誤には含まれず、インシデント（ヒヤリハット）とよばれる。
3、4 ×：侵襲的、非侵襲的にかかわらず、医療行為があれば医療過誤に含まれる。逆に、医療行為がなければ医療過誤に含まれない。よって被害者は常に患者側ということになる。

1-24 3
1 ×：入院患者のベッドは患者の状態により移動する場合がある。
2 ×：同姓同名の患者がいることもある。
3 ○：患者は入院すると、本人確認のためのネームバンドを装着するため、これを用いることが適切である。
4 ×：患者の年齢や状態によっては適切な応答ができない。

1-25 3
実施したケアの方法が適切でなかった場合には、その事実を記録する必要があるが、看護記録は公的な記録であり、個人的な反省は書く必要がない。
1、2、4：記録には患者の訴え、バイタルサインなどの客観的データ、看護師の判断や実施内容、評価を記入する。

1-26 4
1 ○、4 ×：記録は公的な証拠書類にもなるので、書き直せないようにインク、またはボールペンで書く。訂正する場合には、訂正したことを実証できるように二本線を引く。また、何を修正したのかわかるように、黒く塗りつぶしたり、修正ペンを使用してはならない。
2 ○：施設または看護単位ごとに決められた略語を使用すると、記録を簡略化できる。
3 ○：記録の最後には、責任の所在を明確にするため署名、または捺印する。

2 日常生活援助

1 環境調整

1 療養環境の整備

1-01 環境調整とは　p.105
①〜③／温度、湿度、気流　④清浄　⑤環境

1-02 物理的環境条件　p.105
①6.4　②5　③40　④50　⑤1/7　⑥100〜200
⑦14　⑧19　⑨22　⑩150

1-03 環境因子の人体への影響　p.106
①感じなく　②注意力　③膀胱　④暗　⑤個人

1-04 においの発生源　p.106
〈下記から3つ以上〉
①屎尿（排泄物）、②血液・膿、③薬品、④食物、⑤下水、⑥汗・体臭など

1-05 採光と照明　p.107
解答③
　病室の明るさは、患者の症状や好み、読書など、生活の場面での光の必要度も考慮して決定する。

1-06 色彩　p.107
解答④
　青や緑色の布は、血液の色が変わってみえるので、新しい出血か古い出血かわかりにくい。手術時の緑布の使用は、眼を疲れさせないためである。

1-07 騒音　p.107
〈下記から3つ以上〉
①足音、②話声、③ワゴンやストレッチャーを操作するときのキャスターの音、④ドアの開け閉め、⑤インターフォン、院内放送、⑥着衣の音など

1-08 環境条件　p.107
①多床室　②大便や小便　③直接照明　④すりガラス　⑤赤

2 ベッドメーキング

1-09 ベッド、マットレス　p.108
①〇　②×　③〇　④×　⑤×
②×：患者用のベッドは、キャスターが大きいほうが移動時の振動が少ない。
④×：ベッド用マットレスは、従来スプリングマットレスが主流であった。しかし、スプリングマットレスは、感染予防の消毒や廃棄が困難であることから、現在、これらが容易なポリエステルやポリウレタンマットレスに変更されてきている。
⑤×：畳の上に直接、敷き布団を敷く場合、敷き布団を厚くするほうが保温効果が高い。

1-10 ベッドメーキング　p.108
①×　②×　③×　④〇　⑤〇　⑥〇　⑦×
⑧×　⑨×　⑩〇
①×：マットレスパッドがマットレスよりも少し短い場合、頭側には枕があるので足元に合わせる。
②×：マットレスの下にシーツを入れる際は、誤って手を傷つけることがないよう、皮膚の薄い手背がシーツの布側になる（順手）ようにする。
③×：防水シーツは、便尿器を使用する患者や、排液によって下シーツやマットレスを汚染する可能性のある患者にのみ使用する。
⑦×：毛布はやわらかく伸縮性があるので、足もとの緩みはつくらなくてもよい。
⑧×：スプレッドは、ちりよけであり、飾りでもある。足もとの三角は、飾りであり、側面の余分な布をマットレスの下に入れないほうが外観をきれいに整えることができる。
⑨×：座り込んで作業すると、立つときに無理な姿勢になったり、衣服の裾が床に付いて不潔になったりする。座り込んで作業しなくてすむよう、ベッドの高さを調節する。

2 体位変換

1 安楽な体位

2-01 体位を保持する筋肉　p.109
1．①脊柱　②、③／伸展（後屈）、回旋
　④固有背筋　⑤短背筋群　⑥脊柱起立筋
2．①重力　②姿勢

2-02 体位の種類　p.110
①仰臥位　②立位　③側臥位　④半座位
⑤腹臥位　⑥シムス位　⑦半側臥位　⑧長座位
⑨膝胸位　⑩骨盤高位

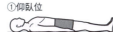
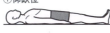
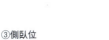
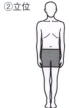
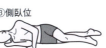
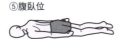
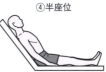
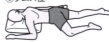

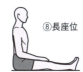

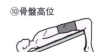

④半座位はファーラー位ともいう。⑩骨盤高位はトレンデレンブルグ体位ともいう。それぞれの体位は下図のようになる。

2-03 体位の安定性 p.110
①広い ②近い ③低い ④大きい ⑤大きい

2-04 安楽な体位の保持 p.110
①基底面積 ②彎曲状態 ③空間 ④褥瘡 ⑤好み

2-05 体位保持の原則 p.111
①× ②○ ③○ ④× ⑤× ⑥○ ⑦×
①×：患者をいすに座らせる場合は、つま先ではなく足底が床面に着床していることが重要である。
④×：底屈位のままにしておくと尖足拘縮になり、患者が回復したときに歩行不良になる。
⑤×：仰臥位時に褥瘡が最も発生しやすいのは、仙骨部である。
⑦×：上半身を60度まで上げると殿部が圧迫されたり、摩擦が起きて褥瘡になりやすい。このため、上半身の挙上は30度程度が望ましい。

2 体位変換

2-06 体位変換の目的 p.111
①圧迫 ②改善 ③精神 ④体位 ⑤自立

2-07 体位変換実施時の注意点 p.111
①協力 ②看護師 ③ボディメカニクス
④、⑤／脈拍、血圧 ⑥基底面積

2-08 褥瘡予防 p.112
1．①、②、③〈順不同、いずれか3つを記述〉
圧迫、不潔、湿潤、循環不全、摩擦・ずれ、栄養状態の不良
2．①除圧：体位変換
　②湿潤対策：乾燥と清潔保持
　③摩擦・ずれ：皮膚の保護と、腰部のずれ予防
　④栄養：医師や栄養士と連携した栄養補給対策
皮膚表面と皮下組織との間で、引っ張り応力や剪断応力が生じることを、ズレという。ズレが生じている皮膚では血管が引き伸ばされるため、褥瘡を形成しやすい。腰部のズレを予防するためには、上半身を起こすときの角度を30度までにすると、身体の重みで下方にずれ落ちない。

3 ボディメカニクス

2-09 ボディメカニクスの原則 p.112
①× ②× ③○ ④× ⑤○
①×：看護師の足は前後もしくは左右に開き、両膝を深く曲げ、腰を落とす（右上の図参照）。

②×：重力の分散を防ぐために、患者の四肢はできるだけ体幹に近づける。
④×：看護師の重心をできるだけ患者の重心に近づける。

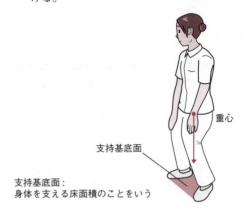

支持基底面：
身体を支える床面積のことをいう

2-10 ボディメカニクスを活用するための法則 p.112
①てこ ②慣性 ③筋肉 ④摩擦抵抗

3 移動・移送

1 歩行介助

3-01 歩行開始の条件 p.113
①体位血圧 ②立位 ③筋力 ④股関節 ⑤膝関節
⑥足関節 ⑦心
①体位血圧反射とは、臥位から立位に変わったときに、血圧がいったん低下し、再び回復する現象をいう。

3-02 歩行動作 p.114
①右下肢 ②踵 ③足底 ④左下肢

3-03 歩行支援時の留意点 p.114
①衣類 ②摩擦係数 ③ゴム ④床 ⑤患 ⑥反対
⑦利き ⑧床に座らせる

3-04 歩行補助具の特徴 p.114
①歩行器 ②松葉杖 ③杖
歩行器は、支持がないとバランスが失われる場合に用いられ、同時に体重の一部を支えるという役割がある。**交互型歩行器**は、左右のにぎり手を交互に動かすことによって前進でき、室内用として用いられる。**二輪型歩行器**は、体重を支えながら前進することができるよう、歩行器の下に移動用の車輪と支持用の支柱がある。移動性が高く支持力もあるが、ブレーキがないという欠点がある。

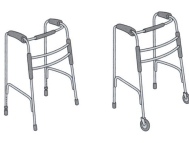

交互型歩行器　　二輪型歩行器

　杖は歩行器に比べて体重を支える機能は少ない。下図のT字杖（じょう）は、多少は体重を支えることも可能なので、片麻痺の患者に使用されている。**ロフストランド・クラッチ**は握りのほかに肘支えがあり、T字杖よりも安定性が高く、体重を支えるのが容易である。**カナディアン・クラッチ**は、ロフストランド・クラッチと同様、にぎりのほかに肘支えがある。しかし、手を肘支えに差し込むのが面倒なうえ、転倒時に外傷の危険があるため、現在は使用される頻度が少なくなった。**多点杖（たてんじょう）**は、杖の接地する点が複数なので、安定性がよい。

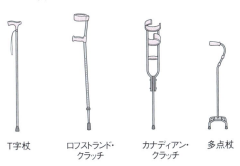

T字杖　　ロフストランド・クラッチ　　カナディアン・クラッチ　　多点杖

2 車いすによる移動

3-05 車いす各部分の名称　p.115
①背もたれ　②肘当て　③座席　④ブレーキ
⑤フットレスト　⑥にぎり　⑦大車輪
⑧ティッピングレバー　⑨小車輪

3-06 ベッドから車いすへの移乗時の留意点　p.115
①○　②×　③○　④×　⑤×　⑥×　⑦○　⑧×
②×：緊急に車いすを必要とする場合もあり、日頃から点検・整備しておく必要がある。
④×：安全・安楽に移乗するために、車いすは原則、ベッドの足元側に置く。ただし、障害がある場合は頭側に置くこともある。
⑤×：フットレストを下げたままにしておくと、患者の足がフットレストに引っかかり危険である。移乗時、フットレストは必ず上げておく。
⑥×：スリッパはすべりやすい。また踵（かかと）がないので

危険である。
⑧×：看護師は患者の自立をめざし、安全を確保しながら、患者が動ける程度に合わせて援助する。

3-07 車いすでの移送時の留意点　p.116
①スピード　②後ろ　③ティッピングレバー
④小車輪　⑤ブレーキ
　段差では、ティッピングレバーに足をかけて踏み込み、前輪を上げて乗り越える。

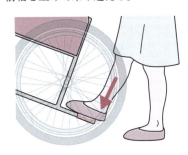

3 ストレッチャーによる移動

3-08 ベッドからストレッチャー移動時の留意点
p.116
①○　②×　③○　④×　⑤×　⑥○　⑦×　⑧×
⑨×
②×：ストレッチャーはベッドと平行に置く。
④×：看護師A、B、C、Dの配置は身長・力・熟練度を考慮して決める。
⑤×：看護師の足は、肩幅くらいか、少し広げて立つと、重心が安定する。
⑦×：シーツの持ち方は手掌（しゅしょう）を下にして握り、患者の身体に近い部分を持つ。
⑧×：患者の身体を持ち上げるようにする。
⑨×：腰部、足部、頭部の順に降ろす。頭部から先におろすと気分不快をまねく。

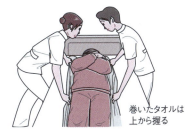

巻いたタオルは上から握る

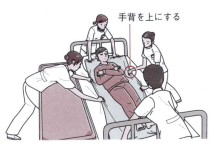

手背を上にする

4 休息・睡眠

1 休息・睡眠

4-01 睡眠のメカニズム p.118
①サーカディアン ②25 ③太陽 ④、⑤／レム、ノンレム ⑥レム ⑦骨格筋 ⑧夢 ⑨脈拍数 ⑩自律神経 ⑪ノンレム ⑫体熱 ⑬低下

　人間は、入眠すると安静覚醒時より代謝率が平均5〜10％減少し、このため体温が低下する。脳波と体温の関係をみると、体温が下っていく過程で、深いノンレム睡眠が現れる。

　睡眠の途中に浅い眠りであるレム睡眠が現れ、体温を上げようとする。他方、ノンレム睡眠の間は体温を下げることにより、深い睡眠を得ようとする。ノンレム睡眠とレム睡眠はおよそ90分のサイクルで繰り返し、時間の経過とともにノンレム睡眠が少なく、レム睡眠の割合が多くなる。その結果、体温は上昇しはじめ、覚醒へと導かれる。

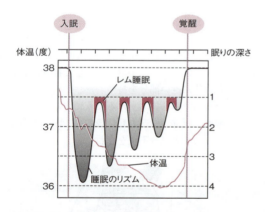

4-02 小児の睡眠周期 p.119
解答①

　ノンレム睡眠の第1段階から第4段階になるほど、睡眠は深くなる。小児期は深い睡眠の割合が多いのが特徴であり、正解は①である。一方、年齢を重ねるほどノンレム睡眠の割合が減少するので、②は成人期、③は老年期ということになる。

4-03 睡眠障害の種類と特徴 p.119
①熟眠 ②入眠 ③中途 ④早朝

4-04 睡眠障害の原因 p.120
①痛み ②明るさ ③ストレス ④カフェイン ⑤アルコール ⑥交感

4-05 睡眠・休息の援助 p.120
①交感神経 ②体内時計 ③15時前 ④30分以内 ⑤15〜16 ⑥同じ ⑦交感神経 ⑧副交感神経

2 活動

4-06 活動・運動の効果 p.120
①エネルギー ②睡眠 ③慢性 ④関節 ⑤筋力 ⑥骨 ⑦換気量 ⑧排便 ⑨自然治癒

4-07 廃用性症候群 p.121
①機能 ②起立性 ③抑うつ ④褥瘡 ⑤安静

4-08 長期臥床が生体に及ぼす影響 p.121
①低下 ②増加 ③萎縮 ④貧血 ⑤ストレス ⑥便秘

4-09 エネルギー消費量 p.121
解答：2160

　メッツ値（身体活動レベル）とは、活動・運動を行ったときに安静状態の何倍の代謝があるかを表しており、1日のエネルギー消費量は、基礎代謝量と身体活動レベルを基に求めることができる。

　1日の基礎代謝量（kcal／日）は、基礎代謝基準値（kcal／kg／日）×体重（kg）で表され、1日のエネルギー消費量は、基礎代謝量（kcal／日）×身体活動レベル（メッツ値）で求められる。つまり、この男性患者の条件をあてはめると、

1日の基礎代謝量＝24.0（kcal／kg／日）×60（kg）＝1440（kcal／日）

1日のエネルギー消費量＝1440（kcal／日）×1.5＝2160（kcal／日）となる。

5 清潔

1 皮膚の清潔

5-01 全身清拭の目的 p.122
①爽快感 ②代謝 ③全身 ④信頼関係 ⑤筋の萎縮

5-02 清拭の手順 p.123
①少ない ②部分清拭 ③54 ④関節 ⑤筋肉 ⑥体力 ⑦体位変換 ⑧上肢 ⑨胸部 ⑩背部 ⑪殿部 ⑫2 ⑬、⑭／かゆみ、発赤 ⑮腸の蠕動

⑮運動　⑯腸の走行　⑰側臥　⑱往復　⑲血液循環
⑳ストローキング　㉑、㉒／手浴、足浴

腹部、背部の拭き方

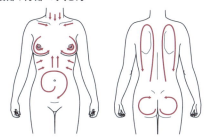

5-03 清拭時の注意点　p.123
①○　②○　③○　④×　⑤×
①○：室内環境温度は、24±2℃が適している。季節に応じて冷暖房の調節をし、気流が生じないように窓を閉めた状態で空調気流の調節を行う。
②○：清拭による温熱刺激によって皮膚の血管が拡張し、消化管の血液量が減少すると、消化力が低下する。このため、食事の前後1時間は清拭を避ける。
③○：気化熱が奪われると体温が低下するため、バスタオルで水分を速やかに拭き取り、タオルなどで身体をおおう。
④×：ウォッシュクロスが皮膚に当たる温度は40～42℃である。準備中や絞ったときの温度低下を考え、準備する湯の温度は54℃にする。また、温度感覚は個人差があるので、十分に温度を確認し、熱傷などで皮膚を傷つけないようにする。
⑤×：疲労感を最小にするためには、20分以内が適切である。

5-04 シャワー浴の特徴と注意点　p.124
①温熱刺激　②、③／心臓、呼吸器　④温度

5-05 入浴が身体に及ぼす影響　p.124
①、②、③／温熱刺激による（作用）、静水圧（作用）、浮力（作用）
温熱刺激：入浴によって体表面の皮膚の温度が上昇すると、毛細血管の血流は増加し、体内温度が上昇する。この温熱刺激によって、自律神経系が刺激を受ける。
「熱い」と感じる高温の湯（42℃～）では、交感神経が刺激を受ける。また、皮膚の血管が収縮して一過性の血圧変動を生じるため、循環器系の負担が大きくなる。「温かい」と感じる湯は38～41℃程度で、副交感神経が優位になる。皮膚の血管が拡張して循環器系の負担が小さくなり、不眠や緊張状態を鎮静する効果が期待できる。
静水圧作用：静水圧作用とは、身体の表面にかかる水の重力による圧力のことである。入浴していないときは、静脈血は重力の影響で下腿に集まる傾向にある。しかし、半身浴では下半身に静水圧がかかり、心臓へ還流する血流量が増加し、心拍出量が増加する。全身浴では胸部に静水圧がかかるため、心臓や肺の負担が大きくなる。
浮力：水中では浮力が働いて身体が軽くなり、関節の負担が少なくなる。

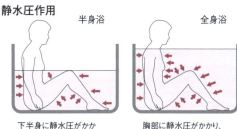

静水圧作用／半身浴／全身浴
下半身に静水圧がかかり、静脈還流量が増加／胸部に静水圧がかかり、心臓・肺の負担が増加

5-06 入浴時の注意点　p.124
①22～25　②低め　③40～42　④かけ湯　⑤水分　⑥休養
②：入浴初回時は、温熱刺激の少ない安全な温度になるよう留意する。

2 頭皮の清潔

5-07 頭皮の清潔の目的　p.124
①二次感染　②血行　③爽快

5-08 洗髪の適応　p.125
①○　②○　③×　④○
①○：バイタルサインのなかでは、温熱刺激による血圧への影響も検討するが、まず発熱がみられないことが重要である。
②○：自力で洗髪できないときこそ、洗髪の看護技術を患者に合わせて実施する。
③×、④○：頭皮に、創傷や発疹があると温湯やシャンプー剤が使用できないが、部分的な洗髪（ドライシャンプーの使用）は可能である。

5-09 洗髪の原則と方法　p.125
①ケリーパッド　②20　③放散　④22～25
⑤40～41　⑥50

3 粘膜の清潔

5-10 口腔ケアの目的　p.125
①細菌繁殖　②、③、④／口内炎、耳下腺炎、肺炎

⑤食欲増進　⑥歯槽膿漏　⑦自浄　⑧観察

5-11 口腔ケア実施時の注意点　p.126
①○　②×　③×　④○　⑤○
②×：誤嚥予防のため、頭部を少し低くするのではなく高くし、顔を横に向かせる。また、誤嚥予防のため頸部を軽度前屈する。
③×：座位になれないときは半座位、または側臥位で行い、顔を横に向けたり、むせの有無を観察して誤嚥を予防する。

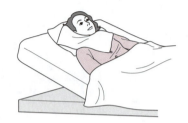

5-12 陰部の清潔ケアの原則　p.126
①温度　②尿路感染　③除菌効果　④完全に
⑤十分な説明

5-13 陰部洗浄・陰部清拭の原則　p.126
①○　②○　③×　④○　⑤×
②○：陰部のケアは羞恥心が伴うため、可能なかぎり患者自身が行えるよう工夫することは重要であるが、観察するために看護師が実施する場合もある。
③×：陰部の粘膜はやわらかいので、傷つけないように洗浄する。
⑤×：肛門からの腸内細菌による腟・尿路感染を防ぐため、恥骨部から肛門に向かって拭く。

6　衣生活

1　寝衣

6-01 衣服着用時の留意点　p.127
①衣服　②、③／吸湿、通気　④皮膚　⑤着脱
⑥ゆとり　⑦汚れ　⑧淡い　⑨サイズ

6-02 繊維の種類と特徴　p.128
①○　②×　③○　④×　⑤○
②×：洗濯に強く、丈夫である。
④×：吸水性、通気性があり、丈夫である。

繊維の特徴

天然繊維	植物性繊維	綿：吸湿性・吸水性が高い。洗濯に強く、丈夫である。肌触りがよく熱に強い
		麻：吸湿性・吸水性、通気性がある。丈夫である。しわになりやすい
	動物性繊維	毛：暖かくやわらか。吸湿性が高い
		絹：しなやかで光沢がある。吸湿性が高い
化学繊維	再生繊維	レーヨン：吸湿性・吸水性が高い。性質は綿に似ている。下着や裏地などに使われる
	合成繊維	ナイロン、ポリエステルなど：丈夫でしわになりにくい。吸湿性が低く、静電気を発生しやすい

6-03 衣服の働き　p.128
①体温　②身体　③皮膚　④自己表現

6-04 寝衣の形　p.128
①ゆとり　②皮膚　③着脱　④療養
　和式寝衣は着脱が容易であり、点滴をしたままでも更衣を楽に行える。しかし、着崩れしやすい欠点がある。パジャマは上下に分かれているため、自力での移動や歩行ができる人には適している。

2　寝衣の交換

6-05 寝衣交換の手順　p.128
①○　②○　③○　④×　⑤○　⑥○　⑦×　⑧○
④×：必要物品は床頭台、もしくはいすに置く。
⑦×：患者のエネルギー消耗を考え、体位変換は最小限にする。

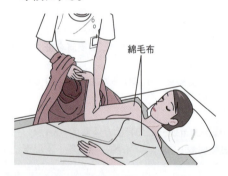

綿毛布

6-06 寝衣交換時の原則　p.129
①手前側　②広く　③健側　④患側　⑤右前身頃
⑥左前身頃　⑦上肢　⑧横結び

6-07 失禁のある患者の寝衣の条件　p.129
答え：④
　糊が効いたもの、撥水性・気密性のある材質は、通気性や吸水性が悪い。この条件の寝衣を着用すると、汗や不感蒸泄が吸収されずに不快を感じる。また、褥瘡を発生させる原因にもなる。失禁のある患者は排泄ケアを頻繁に行うので、上下別々になった

6-08 寝衣交換時の留意点　p.129
①○　②×　③×　④×　⑤○　⑥×　⑦○　⑧○
②×：糊付けすると肌触りが悪くなる。
③×：リハビリテーションを行っている患者の場合は、動きやすい服装がよい。
④×：窓を開けると外気に肌が触れるので、窓は開けず、埃を撒き散らさないように気をつけて交換する。
⑥×：健側から脱ぎ、患側から着るようにする。

7 栄養・食生活

1 栄養素と患者食

7-01 栄養素　p.130
1. ①○　②×　③○　④×　⑤○
②×：栄養素は糖質、蛋白質、脂質、ビタミン、無機質、水の6つあり、エネルギー源はそのうちの糖質、脂質、蛋白質である。
④×：糖質と脂質の値が逆。熱量素1gから得られる熱量は、糖質4kcal、脂質9kcal、蛋白質4kcalである。
2. ①蛋白質　②カルシウム　③皮膚　④糖質　⑤脂質
3. ①脂溶性　②B　③酸化　④、⑤／酸素、水素　⑥、⑦／鉄、亜鉛

無機質は、体内の4～6％を占める。このうちカルシウム、リン、マグネシウム、ナトリウム、カリウム、鉄、ヨウ素、マンガン、銅、亜鉛、セレン、クロム、モリブデンの計13種類は摂取しなくてはならない無機質である。また、鉄とヨウ素、マンガン、銅、亜鉛、セレン、クロム、モリブデンは、体内では微量に存在するが、生態に必須な無機質のため、必須微量無機質という。

7-02 患者食　p.132
1. ①軟　②全　③10　④全　⑤全　⑥医師　⑦処方　⑧検査
2. ①栄養素　②吸収　③食習慣　④食べやすさ　⑤適温
①：疾病や病態によって栄養素の質・量の調節が必要になるため、これらの条件に適することが必要である。
②：疾病によっては消化・吸収能力が低下しているため、調理方法を工夫する。たとえば、繊維質は消化しにくいので、やわらかいものにする。また、脂肪は消化に時間がかかるので、エネルギー消耗に影響する。そのため、脂肪性食品の量や、消化吸収能力を観察する。
③：食欲の低下した患者には、好みの味付けや食事の回数、食器、姿勢、食事時間などの食習慣を考慮し、食欲の保持をもたらす。
④：咀嚼力や嚥下機能の低下、食事動作の障害がある場合は、調理法で食べやすさを工夫する。たとえば、きざんだり、とろみをつける方法がある。
⑤：食事の温度は食欲に影響する。冷えたものは温め、食事の温度を調節する。
3. ①とd　②とb　③とa　④とc
①肝臓は脂肪や蛋白質、糖、ビタミン、微量元素の代謝を行っている。肝細胞の修復のためには、蛋白質やそのほかの栄養素によって十分なエネルギーを供給する必要がある。
④腎臓の機能の1つに、蛋白質の代謝産物の排泄がある。浮腫や蛋白尿、高血圧がみられる腎疾患では、腎臓の働きに負担をかけないため、エネルギーを主として糖質や脂質から補給する。蛋白質食品は制限し、浮腫を防ぐためには塩分制限が必要である。

2 食事の援助

7-03 栄養摂取　p.133
①○　②○　③×　④×
③×：「職場内での移動や立位での作業」のほかに「接客業など」「通勤、買い物、家事、軽いスポーツ」も含む。日常生活のなかでの身体活動やエネルギー摂取、各栄養素の過不足を判断し、摂取量の基準を示すため、「厚生労働省：日本人の食事摂取基準　2015年版」では、平成27年度から31年度までの5年間を使用期間として、性・年齢別に「望ましい摂取量」を示している。各栄養素は、推定平均必要量、推奨量、目安量、目標量、耐容上限量で設定されている。
④×：3050kcal／日で、エネルギーの食事摂取基準は同じである。

7-04 栄養状態の評価　p.133
解答：a．c．d．f．h．
b．×：WBC（白血球数）は血液疾患によって異常値がみられるほか、炎症によっても増加するが、栄養状態の評価としては適していない。
e．×：腫瘍マーカーは免疫学的方法で血中測定する。陽性（または高値）でも、血液・組織中に100％腫瘍が存在することを表すわけ

ではないが、補助診断やスクリーニング検査として用いられる。
g．×：インスリンは栄養状態に直接関係しない。
i．×：CK（CPK）は心筋梗塞で上昇する。
　栄養状態の評価に用いる指標の基準値は次のようになる。
a．血清脂肪（総コレステロール）：基準値　150〜219mg／dL
　血中の主要なコレステロール値であり、肥満によって上昇する。
c．血清蛋白　以下が栄養状態の評価に用いられる。

アルブミン	基準値　3.5〜5.0 g／dL
トランスフェリン	基準値　200〜400 mg／dL
プレアルブミン	基準値　16〜40 mg／dL
レチノール結合蛋白	基準値　7〜10 mg／dL

d．中性脂肪：基準値　50〜150 mg／dL
　血中の主要な脂質を表す。
f．BMI（体格指数）：標準値は22（25以上で肥満と判定）
h．血清電解質
　脱水状態の指標に用いるものを以下に示す。

Na（血清ナトリウム）	基準値　135〜148 mEq／L
K（血清カリウム）	基準値　3.3〜4.7 mEq／L
Cl（血清クロール）	基準値　96〜110 mEq／L

7-05　摂食・嚥下の過程　p.134
①先行　②〜④／視、嗅、触　⑤準備　⑥咀嚼　⑦食塊　⑧口腔　⑨随意　⑩咽頭　⑪咽頭　⑫軟口蓋　⑬喉頭（気管）　⑭気管　⑮食道　⑯蠕動　⑰胃

7-06　食事の援助　p.135
1．①食欲　②健康　③栄養　④嚥下　⑤残存　⑥口腔
2．①○　②×　③○　④×　⑤○
②×：制限範囲内で可能なかぎり、残存機能を生かして患者が自力で摂取できるように体位を工夫することが、食事介助の重要なポイントである。
④×：視力障害がある場合、食器の位置や食事内容を説明し、食事形態、食器を工夫して、できるだけ自力で摂取できるように援助する。

8　排　泄

1　トイレ・ポータブルトイレによる排泄介助

8-01　排泄介助の留意点　p.136
①段差　②床　③手すり　④ナースコール　⑤転倒　⑥座位　⑦ポータブル　⑧臭気　⑨消臭剤　⑩換気

2　床上排泄・おむつ交換

8-02　便器の種類・特性・適応　p.137
①和式　②ゴム　③洋式

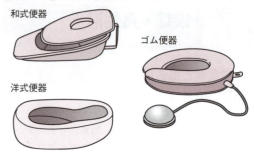

8-03　床上排泄を援助するときの留意点　p.137
①速やかに　②手早く　③露出　④カーテン　⑤臭気

8-04　尿器使用時の留意点　p.137
①腹圧　②会陰　③飛散　④尿器

腹圧をかけやすい姿勢

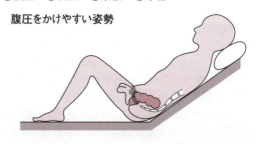

8-05　便器使用時の留意点　p.138
①○　②○　③○　④×　⑤×　⑥×
②○：図（p.31参照）のように、側臥位にして便器を正しい位置に当てる。

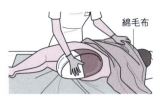

綿毛布

腰部を挙上できない場合

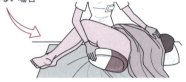

④×：尿意をもよおすこともあるので、尿器も準備する。
⑤×：腹圧をかけやすいように、上半身をやや挙上する。
⑥×：尿道口から肛門に向かって拭く。

8-06 よいおむつの条件　p.138
①吸収　②通気　③皮膚　④身体

8-07 おむつ使用時の留意点　p.138
①体動　②排泄物　③汚れ　④陰部　⑤瘙痒感
⑥、⑦／発赤、褥瘡　⑧尿路　⑨寝たきり　⑩認知

3 自然排便への援助

8-08 自然排便を促す方法　p.138
①便意　②水分　③運動　④緩和

8-09 便秘の種類と特徴　p.139
①弛緩（便秘）　②痙攣（便秘）
③習慣（便秘）

8-10 便秘の評価　p.139
答え：④
　①〜③のほかに、「直腸に便が充満している感じ」「排便時の肛門の痛み」「便の量」「便の排泄状態」「下痢または水様便」の8項目からなる。④の運動量は、間接的には関与しているものの、直接的な影響とはいえない。

8-11 下痢の定義　p.139
①水分　②液　③半流動

8-12 下痢の種類と特徴　p.139
①浸透圧（性下痢）　②分泌（性下痢）
③滲出（性下痢）

9 罨法

9-01 温罨法・冷罨法の効果　p.140
1．①拡張　②鎮痛　③保温　④腸蠕動
2．⑤収縮　⑥代謝　⑦軽減　⑧動脈
　⑨、⑩、⑪／頸、腋窩、大腿（動脈）

9-02 罨法の留意点　p.141
①45　②10　③0　④15
　低温熱傷とは、短時間の接触では問題にならない程度の温度が、長時間にわたって接触部に作用することにより、深い熱傷になるものである。低温熱傷は深く焼けていることが多く、神経終末も傷害されるため、痛みをあまり感じない。発赤、ときに水疱を生じて気づく。

9-03 罨法の実施方法　p.141
①冷感　②以下　③下げる　④冷却　⑤高く
⑥増強

9-04 温湿布・冷湿布の実施方法　p.141
①温熱刺激　②熱傷　③保護　④急性

実践問題　p.142▶p.147

2-01　4
1○：マスキング（masking）には、おおい隠すという意味がある。悪臭をほかの香りによって気にならなくする方法をマスキングという。
2○：不快指数は、気温が高いときに人が蒸し暑いと感じる「不快感」を表す数値である。70以上では、一般に不快を感じる人が出はじめ、85以上ではほとんどの人が不快を感じるといわれている。
3○：不快な音の感じ方には個人差があり、一概に決めることはできない。
4×：人工的に換気が行われていても、シーツ交換時のほこりや排泄の援助後の臭気をすみやかに排除する場合など、窓を開放して室内の空気を入れ換える必要がある。

2-02　1
1○：防水シーツは、シーツやマットレスパッドを汚染する可能性がある部分に使用する。したがって、吐気・嘔吐を訴える患者の頭部に敷くのは正しい。
2×：シーツを丁度二つ折りにするとヘムが重なる。

その上に臥床すると不快感を生じたり、やせた患者では、皮膚を圧迫して褥瘡の原因になる。折る部分をずらし、ヘムが重ならないようにする。
3×：上シーツは表が臥床した患者の体側になるようにする。したがって、ベッドメーキングのときには中表に広げる。
4×：患者の肩を十分おおえるように、毛布の位置を調整する。そのためには、マットレスの上端から15cm程度が適当とされ、50cmでは、患者の肩を十分おおえない可能性がある。

2-03 3
1×：ベッド柵は下げておくことで転落の危険性がある。
2×：スリッパは滑りやすく転倒の危険がある。
3○：患者が移動する際、健側を先に動かすことで患側への負担が少なくてすみ、また、脱臼肢位を予防することができる。
4×：オーバーテーブルは可動式であり転倒の危険がある。

2-04 4
患者の協力を得なければ望ましい効果は期待できない。また、精神的に自発性を促す意味においても必要である。

2-05 2
長期臥床患者の場合、仰臥位から座位にした直後には血圧調節機構が働かないため、下半身に血液が集中し、重力の影響で一時的に起立性低血圧が生じる。したがって脈拍の緊張も低下する。
1：眼振（眼球振盪）とは、眼球に起こる不随意な律動性の往復運動をいう。ある条件のもと正常な人に認められる生理的な眼振もあるが、病的には第Ⅲ（動眼）、Ⅳ（滑車）、Ⅵ（外転）脳神経の異常の可能性がある。
4：項部硬直とは、仰臥位で頸部を他動的に前屈させたとき、異常な抵抗を示すもので、髄膜炎やクモ膜下出血などの際にみられる。

2-06 1
呼吸困難がある場合は横隔膜を下げ、肺に十分な酸素を取り込むことが容易な起座位が望ましい。

2-07 3
物を持ち上げるときは、重心をできるだけ物に近づけ、腰の位置をできるだけ低くする。また両足を肩幅程度に広げることで、重心の位置を身体の中心線に近づけることができ、物を持ち上げやすくなる。

2-08 2
段差があってもティッピングレバーを使用して乗り越えることが可能である。

2-09 3
ストレッチャー移送の場合の原則は、平らなところは患者の足から進む。1、2：坂道の場合は、登るときは頭から、下がるときは足を前に向け進む。

2-10 5
患者の残存機能（この問題の場合は右上下肢）を最大限に生かすため、健側がベッドの近くにくるように車いすを置くことが重要である。
①×：車いすが枕側にあり、しかもベッドと平行に置かれているので、効率的な移動にならず、危険を伴う。
②×：足元側に車いすが置かれているものの、ベッドと平行に置かれ、患側がベッド側にきている。
③×：車いすが枕側にあり、しかも患側がベッド側にきている。したがって、アと同様に患者の健側の機能を生かすことができない。
④×：車いすの前面がベッドでふさがれ、移動が困難である。

2-11 2
骨格筋の緊張緩和は睡眠の効果としてはあるが、ただし呼吸筋は除かれる。

2-12 4
起床後、太陽光を浴びることによって15〜16時間後に自然な眠気が出現する。睡眠−覚醒のリズムを整えるため、日光は必要不可欠である。
1○：夜間に排尿をもよおして頻繁に覚醒することのないよう、就寝前の飲水は控える。
2○：就寝前にアルコールを摂取するとスムーズに入眠できる。しかし、就寝前のアルコールの摂取は夜間睡眠の後半部での睡眠を浅くし、中途覚醒・早朝覚醒の原因になる。

2-13 1
1×：筋力を増進・維持するためには、1週間に3日以上運動すること目標にする。
3○：1回につき15分以上の運動を行うと心臓の拍出量が増加し、肺の酸素摂取効率が高まる。筋肉は鍛えられ、運動時によって心身をリラックスさせることで、免疫機能も高まる。

2-14 2
足浴で快いと感じる湯の温度は39〜41℃である。

1○：温湯につけると洗浄効果があがる。
3○：足の爪は厚く硬いことがあるが、足浴後はやわらかくなり、切りやすくなる。
4○：枕で下肢を支えることで腹部の緊張が和らぎ、疲労が少なくなる。

2-15 2
陰部の処置は寒気を覚えるものである。38℃程度の湯を鼠径部にかけ、湯の温度を確認してから陰部に向けて洗浄する。
1×：腰部の安静中は清潔が保たれにくい。安静の範囲を確認し、安静が保たれる方法を工夫（紙オムツの活用など）して陰部を洗浄する。
3×：陰部の粘膜はやわらかいので、傷つけないよう、こすらずに洗う。女性の陰部は腟口から肛門部に向って拭き、感染予防に努める。
4×：石けんを使用することで汚れを除去できる。

2-16 4
洗口液の1～2％重曹水には、舌苔・口臭・口腔内乾燥・粘膜溶解作用の効果がある。
1×：義歯特有の歯垢除去には、化学的な洗浄・殺菌効果のある洗浄剤が有効であるが、基本的にはブラッシングを行う。
2×：皮膚粘膜の汚染には、洗浄が原則である。
3×：ドライシャンプーには、50％「エタノール」を使用する。

2-17 2
1×：足浴と食欲増進には関連性がない。
2○：温めることで血液の循環が促進され、リラクゼーション効果もあり、睡眠の促進へとつながる。
3×：温めることで、筋の緊張が緩和する。
4×：温めることで、下肢の皮膚血流量が増加し、その部位の皮膚温が上昇する。

2-18 3
1×：歯肉出血がある場合は、出血部からの感染が考えられるため口腔ケアは必要である。やわらかい歯ブラシ等を使用して行う。
2×：含嗽や洗口液の自力での排出が出来ない場合は、誤嚥防止に努めながら吸引器や吸引チューブで吸引しながら行う。
3○：口腔ケアは口腔内の清掃だけでなく、唾液の分泌を促進する効果も期待できることから、経口摂取の有無に関わらず実施する。
4×：義歯は細菌繁殖の温床となりやすい。必ず義歯をはずし、歯肉との接触面はていねいにブラッシングをする。

2-19 2
障害のある患者の衣服着脱の原則は「脱健着患」である。1．3．は健側から着用しているので原則から外れている。また、4．は残存機能を生かすため、麻痺していない右下肢の膝を屈曲して腰を上げてもらい、ズボンをはいてもらう。

2-20 3
発熱のある患者には、体熱の放散を促す援助が大切である。気密性のある病衣は体熱の放散を妨げて体温を上昇させるので、通気性のある衣類を選択する。

2-21 2
「厚生労働省：日本人の食事摂取基準　2015年版」では、成人男性の脂肪エネルギー比率（％エネルギー）は、18～29歳が〔20％以上30％未満〕、30歳～49歳、50歳～69歳が〔20％以上25％未満〕である。2,250kcalの標準体型の40歳代男性は、〔20％以上25％未満〕であり、目標量は450kcal～562.5kcal未満になる。そこで、脂肪1gのエネルギー9kcalを算出すると、50～62.5gと求められる。これに該当するのは2.55gである。

「日本人の食事摂取基準2015」には次のような基準が示されている。

推定平均必要量	性、年齢階級別に属する人の50％が満たすことが推定される1日の摂取量
推奨量	性、年齢階級別のほとんどの人の1日の必要量の推定摂取量
目安量	良好な健康状態を維持するのに十分な量
目標量	生活習慣病の一時予防を目的に設定
上限量	過剰摂取による健康状態を未然に防ぐ目的で設定

これらの指標の設定を再確認し、栄養摂取の評価や改善を検討する際に活用しよう。

2-22 2
ひと口量が少なすぎると咽頭期における嚥下反射が起こらない。また、多すぎると嚥下できずに気管内へ流入する可能性がある。患者のひと口量を観察しながら、1回に口に入れる適切な量を判断する。
1○：30度ファーラー位をとり、体幹と頚部が直線になるように頚部を前屈させると、嚥下機能が発揮される。頚部、顔面の緊張を取り、頚部伸展位をなおして誤嚥を防ぐため、顎を引くようにする。
3○：嚥下食とは、嚥下機能が低下した患者でも飲み込みやすいよう、材料や形態を工夫した食事である。
4○：食事中に誤嚥があると、咳嗽や嗄声、喘鳴が

2-23 1

1○：誤嚥がある場合は、気道に入りにくい「とろみ食」を与える。
2×：頸部を伸展もしくは後屈にすると、食物が咽頭から気管内に入りやすくなり誤嚥の危険がある。したがって、頸部は前傾もしくは屈曲するほうがよい。
3×：ティースプーン１杯くらいの量がよい。
4×：むせたり咳き込んだりしたときは、一旦食事を中止し、様子をみる。

2-24 3

拭き取らないと下着を汚染するとともに、臭気を発生して不快感を伴う。
2○：排便後は陰部から肛門にかけて清拭する。可能ならば微温湯と石鹸を用いて洗浄し、その後、乾燥したタオルで清拭する。

2-25 2

便器にちり紙を敷くのは、排尿の消音のためと後かたずけをしやすくするためである。陰部にちり紙を当てるのは、尿が飛び散らないようにするためであり、臭気の予防にはならない。

2-26 2

排泄機能や排泄行動に問題がなければ、おむつや膀胱留置カテーテルは必要ない。夜間に尿器を使用してベッドサイドで排尿すれば、過度の疲労を防ぐことができる。脱水予防の観点から水分補給の制限は適切でない。

2-27 2

寒冷刺激を受けるとその部位の組織の温度が低下し、表在性血管が収縮するため、血流が減少し、組織の代謝が低下する。
1×：冷罨法による解熱効果は動脈血の冷却による。頸動脈、腋窩動脈、大腿動脈など、表在の太い血管を冷却すると効果が高い。頭部や額部の冷却に解熱効果は期待できない。
3×：冷罨法は急性の炎症に用いられる。神経痛や肩こりなどは温罨法の適応である。
4×：カバーの湿潤は熱伝導を高めるので、組織を障害する危険性が高くなる。10℃前後でも凍傷が発生することがあるため、カバーが湿潤したら早めに交換する必要がある。

2-28 3

1×：温罨法によって筋緊張の緩和や関節の強直を減少させる効果が得られる。
2×：温熱刺激によって血管は拡張し血流量が増加する。
3○：温熱刺激により知覚神経の興奮を鎮静化することができ、鎮痛効果を図ることが可能である。
4×：温熱刺激によって血流が促されて代謝産物の運搬が増加するので、新陳代謝が促進される。

3 診療の補助

1 検体採取

1 採血

1-01 採血とは p.148
①血管　②真空採血管

1-02 採血時の留意点 p.148
①○　②○　③○　④×　⑤×　⑥×
④×：採血は確実に行われなくてはならないが、採血時の不必要な露出は避ける。
⑤×：検体の取り違いを防ぐため、検査の前に記入する。
⑥×：日常生活については、医師と相談しながら看護師が責任をもって指導する。

1-03 血液の成分および採血法 p.149
①二酸化炭素　②運搬　③血球　④血小板　⑤血清
⑥骨髄　⑦抗凝固薬　⑧3.8　⑨感染

1-04 採取する血液の溶血防止 p.149
①皮膚　②駆血帯　③内筒　④乾燥　⑤細
⑥注射針　⑦強　⑧振らない
②：長時間、駆血帯を装着すると血液の濃縮が起こり、検査データに影響する。そのため、駆血時間は１分間を超えないように注意する。⑥は、採血した血液を試験管に分注する前に、採血用の穿刺針を外して溶血を防止する。

1-05 真空管採血 p.149
解答：③
　採血管が差し込まれた状態で駆血帯を外してしまうと、圧力差によって採血管から静脈内へ血液が逆流し、感染の危険があるため、行ってはならない。①、②、④が正しい理由は次のとおりである。真空

管採血時の感染を防止するためには、内部を滅菌した試験管（真空採血管）を使用し、ホルダーを患者ごとに変えることを励行する。さらに、駆血帯を外すタイミングは、必要な採血管すべての採血を終了し、最後の採血管を抜いた後で駆血帯を外す。駆血帯を外してから採血針を抜去する。これらのことは日本臨床検査標準協議会「標準採血法ガイドライン第1版」（GP4-A3、2018）に示されている。

1-06 静脈を怒張させるための方法 p.150
解答：①
採血部位は事前に温めておくと血管が拡張する。

1-07 採血時の血管 p.150
①正中皮静脈　②橈側皮静脈　③尺側皮静脈　④前腕正中皮静脈

1-08 血液検査の種類 p.150
①血液像　②凝固　③生化学　④血液ガス　⑤微生物学的　⑥免疫抗体

2 採尿

1-09 尿検査 p.151
①終末産物　②腎　③尿路　④代謝　⑤侵襲　⑥羞恥心　⑦尿一般　⑧細菌

1-10 尿検査の種類と留意点 p.151
①とb　②とe　③とc　④とa　⑤とd

1-11 尿の採取方法 p.151
早朝尿：①1　②月経
中間尿：③石けん　④外陰　⑤陰茎の先端　⑥20～50
蓄尿：⑦排尿　⑧採尿　⑨防腐剤

1-12 尿比重測定 p.152
①試験紙　②屈折計　③、④／尿素、蛋白　⑤濃縮力　⑥バランス

1-13 蓄尿 p.152
①×　②×　③○　④×　⑤○　⑥×
①×：蓄尿の方法について患者が理解しやすいように説明する。
②×：月経は検査データに影響を及ぼすので、その期間は行わない。
④×：蓄尿ビンは日の当たらない場所に置く。
⑥×：時間が経つと尿の固形成分が沈殿するので、必ず撹拌する。

3 その他の検体採取

1-14 便検査 p.152
①消化管　②寄生虫　③表面　④潜血反応　⑤蟯虫（寄生虫）卵　⑥培養

1-15 喀痰検査 p.153
①、②／気管、気管支　③細胞診　④常在　⑤早朝起床　⑥滅菌

2 検査時の看護

1 X線検査

2-01 X線検査 p.154
1．①単純　②造影　③硫酸バリウム　④ヨード剤
2．解答：②
ボタンや金具はX線を透過せず正しい画像が得られない。ボタンや金具のない衣類を着用してもらう。
3．①、②、③／時間、距離、遮蔽
4．解答：②
②はMRI検査での留意事項である。被爆を軽減するための3原則とは、1．被曝をできるだけ短縮する「時間」、2．被曝量は線源から距離の2乗に反比例して減少するためできるかぎりその「距離」をとること、3．鉛を含んだプロテクターの装着をするなどの「遮蔽」である。

2-02 上部消化管造影、下部消化管造影 p.155
1．解答：③
②○：検査前には、消化管運動と胃液分泌を抑制するため、前投薬を行う。この際に使用される抗コリン薬（筋肉注射）の副作用には、視力調節障害、排尿障害がある。そのため、緑内障や前立腺肥大では禁忌である。緑内障や前立腺肥大の患者にはグルカゴンを用いる。
③×：検査後はとくに食事制限はない。
2．解答：②
造影剤が消化管に入りやすいよう左側臥位で行う。

2 内視鏡検査・生検

2-03 気管支鏡検査 p.156
解答：④
検査中に嘔吐が起きると窒息や誤嚥の危険があるため、検査前は禁食の必要がある。気管支鏡検査では、咽喉頭、声帯、気管支の粘膜の状態を観察したり、組織生検、細胞擦過の検査を行うほか、分泌物や異物の除去、洗浄、ステント挿入、レーザー治療

2-04 上部消化管内視鏡検査　p.156
1．解答：②
　内視鏡を挿入中は声を出せないので、あらかじめ苦痛時の合図を決めておくとよい。
①○：穿孔などの合併症の早期発見のため、患者の観察が必要である。
③○：生検後の出血では、嘔気、嘔吐、腹痛などの症状を呈する。
④○：飲酒によって血管が拡張したり、食事の刺激によって出血する可能性があるため。

2．解答：②
　全身衰弱だけで内視鏡検査は行わない。
①○：疾患の診断のために行う。
③○：異常の早期発見を目的に行われる。
④○：異物除去のために行われる。

2-05 下部消化管内視鏡検査　p.156
解答：③
　左側臥位で膝関節を曲げてもらうようにする。

3 穿刺検査

2-06 胸腔穿刺　p.157
①、②／肋骨壁側胸膜、肺臓側胸膜　③、④／細胞診、細菌　⑤気胸　⑥酸素

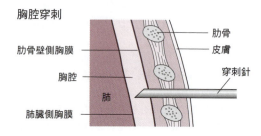
胸腔穿刺

2-07 腰椎穿刺　p.157
1．①髄液　②、③／3～4、4～5　④頭痛　⑤側臥位

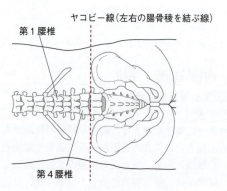

2．解答：③
　医原性髄膜炎の予防のため、皮膚に感染巣がある場合は行わない。

3．解答：③
　腰椎穿刺の検査後は枕をはずし、水平仰臥位にして安静にする。穿刺後、髄圧が変動することによって頭痛や吐気が発生することがあるため。

4．①上昇　②下降　③上昇

2-08 腹腔穿刺　p.158
①圧迫　②左上前腸骨棘　③ショック　④蛋白質

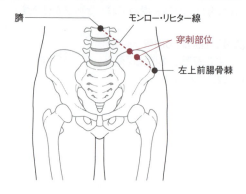

2-09 骨髄穿刺　p.158
解答：④
　穿刺部の出血および感染予防のため、検査当日は入浴を避ける。

4 心電図・呼吸機能検査・基礎代謝率

2-10 心電図　p.158
1．①洞房結節　②心室　③心室　④U波
　U波とはT波に続く陽性波（上向き）で、成因は不明である。陰性U波（下向きのU波）は心疾患のある患者に出現しやすく、とくに虚血性心疾患で示される。
　心電図の波形はそれぞれ次のような意味がある。

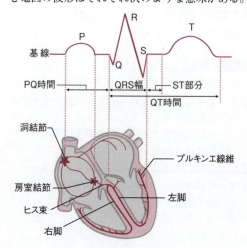

2．解答：③
　歩行できる患者の場合は、歩行を妨げない無線型心電図モニターを使用する。
3．解答：②
　ストッキングの上からでは、電極と伝導クリームを直接、皮膚につけることができないので、ストッキングを脱いでもらう。③の筋電図とは、骨格筋の活動時に生じる筋線維の微細な活動電位を誘導・増幅したものである。筋肉に力を入れたときなどに、心電図に混入することがある。

筋電図が混入した波形

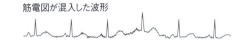

2-11 呼吸機能検査　p.159
1．①肺活量　②パーセント肺活量　③1秒量　④1秒率
2．①実測　②正常　③正常

$$基礎代謝率（BMR）=\frac{実測基礎代謝量-正常基礎代謝量}{正常基礎代謝量}×100（\%）$$

　基礎代謝量とは、人が生命を維持するために最小限必要な代謝量をいう。基礎代謝率の通常値は－10％から＋15％の範囲であるが、疾患によっては＋100％から－40％くらいまでの変化を示す。生命維持に必要な機能を調節しているのは、下垂体、副腎、性腺などから分泌されるホルモンである。基礎代謝率の増加を示す疾患には、甲状腺機能亢進症、末端肥大症、クッシング症候群などがあり、減少する疾患にはアジソン病などがある。

5 血管造影

2-12 血管造影の留意点　p.160
①観血　②灼熱　③止血　④水分

2-13 心臓カテーテル検査　p.160
解答：④
　気分不快がなければ食事は摂取してよい。
②○：血栓形成による循環不全の有無を確認するため、末梢血管を触知する。検査前にも触知しておき、左右差がないか確認する。大腿動脈穿刺では足背動脈を、上腕動脈穿刺では橈骨動脈を触知する。

2-14 脳血管造影　p.160
①形態学的　②出血　③足背　④脳梗塞
　脳血管造影の合併症としては、穿刺部の皮膚トラブル、造影剤の副作用がある。しかし、最も注意しなければならないのは、血管損傷や血栓、塞栓による神経系の合併症である。脳梗塞では、意識レベルの低下や麻痺といった症状がみられる。

6 CT・MRI・超音波検査

2-15 CT検査　p.160
1．解答：③
　CTとは、X線とコンピュータを用い、頭蓋内や各臓器をあらゆるレベルの断層像として得られる検査である。
2．解答：③
　造影剤によるアレルギー症状の有無の確認は、安全に検査を行うために重要な情報である。
①○：造影剤の副作用に腎機能障害がある。
②○：造影剤の過敏症状として熱感、嘔気、嘔吐、発疹、顔面紅潮がある。ただし、これらは一過性であることが多く、必要に応じて抗ヒスタミン薬などを使用する。
④○：ヨードはX線吸収が大きく、コントラストが高いために使用される。

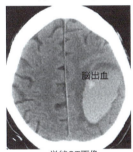
単純CT画像
脳内出血

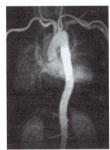
MRI画像（血管造影）
正常な胸部大動脈

2-16 MRI検査　p.161
1．①共鳴　②血流　③ラジオ
2．解答：④
　血管が富んでいる腫瘍などのコントラストを描出するために、造影検査が行われる。

2-17 超音波検査　p.161
1．解答：③
①×：腹部超音波検査は経皮的に行われる。
②×：ドプラー法では血流の観察が可能である。
④×：腹部超音波検査は痛みを伴わない検査である。
2．解答：③
　検査前に食事をとると胆嚢が収縮してしまい、良好な画像が得られない。

3 与薬

1 与薬の基本

3-01 与薬の安全性の確保　p.162

1. ①（正しい）薬物（Right Drug）
   ②（正しい）量（Right Dose）
   ③（正しい）方法（Right Route）
   ④（正しい）時間（Right Time）
   ⑤（正しい）患者（Right Patient）
   ⑥（正しい）目的（Right Purpose）

2. 〈①〜③は順不同〉
①取り出す　②準備する　③戻す（あるいは空アンプルを捨てるとき）

最低、この3つの場面で指示薬確認を実施する。一旦その場を離れたり、他の業務が入った場合には再度、確認する。

3-02 薬物の吸収過程　p.163

①○　②×　③○　④×　⑤○

②×：①消化→②分布である。体内動態は吸収→分布→代謝→排泄の過程をとる。分布とは、吸収された薬剤が身体の作用部位に分散・移動することである。

④×：消化管を通過しない与薬法では影響を受けない。たとえば、口腔、舌下、鼻腔、経皮、直腸（下・中痔静脈を除く）などである。肝臓で代謝される薬物は「初回通過効果がある」といい、薬物効果が投与量より少なくなる。

3-03 薬剤の管理　p.163

①温度　②薬事　③黒　④白　⑤白　⑥白　⑦赤
⑧赤　⑨知事

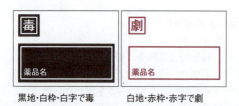

黒地・白枠・白字で毒　　白地・赤枠・赤字で劇

2 各与薬法

3-04 経口与薬法　p.163

①吸収　②食事　③2　④食間薬　⑤、⑥／錠、カプセル　⑦味覚分布　⑧中央　⑨薬効
⑩ワルファリンカリウム

3-05 口腔内与薬法　p.164

①粘膜　②肝臓　③舌下　④バッカル　⑤トローチ

3-06 直腸内与薬法・腟内与薬法　p.164

①×　②×　③×　④○　⑤○

①×：体温によって融解・軟化する。

②×：その他、痔疾患などの抗炎症作用、排便の促進など、局所の効果を期待する場合にも使用される。

③×：深呼吸ではなく口呼吸を促す。口呼吸をすると腹圧がかからず、肛門括約筋が弛緩しやすい。

④○：内肛門括約筋より3cm以上の深さを目安に挿入する。

3-07 経皮与薬法　p.164

①、②、③／軟膏剤、貼付剤、経皮吸収型製剤

その他、テープ剤がある。テープ剤は皮膚病変に直接作用するのではなく、経皮的吸収によって全身に作用することを目的とする。

3-08 点眼・点鼻　p.165

①液剤（点眼液）　②先端　③睫毛　④涙囊部
⑤仰臥位　⑥薬剤　⑦体位位

3 注射法

3-09 注射法の基本　p.165

1. ①○　②×　③○　④×　⑤○　⑥○

②×：皮下組織は血管が乏しいため、皮下注射が最も遅くなる。作用速度は、**皮下注射＜筋肉内注射＜静脈内注射**の順に速くなる。

④×：注射針は、針先の形状によって2つのタイプがある。針先の角度が大きく、刃面の長さが短いのがショート・ベベル（short bevel）、針先の角度が小さく、刃面が長いのがレギュラー・ベベル（regular bevel）である。

刃面の角度と特徴

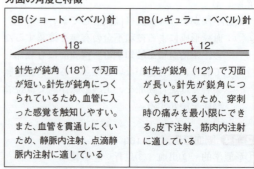

2. ①〜④／硬結、発赤、腫脹、神経損傷

静脈内注射の場合、穿刺した血管壁から血液が周囲の組織に漏出し、血腫を認める場合がある。

3-10 注射の部位　p.166
1. ①26〜27　②腋窩　③橈骨　④25　⑤30
　　⑥上腕三角筋　⑦坐骨（神経）　⑧21〜23
　　⑨90　⑩肘正中皮（静脈）
　　⑪橈側正中皮（静脈）　⑫21〜23　⑬20
2. ①ホッホシュテッター部位　②クラークの点

3-11 点滴静脈内注射　p.167
1. ①電解質　②脱水　③ショック　④薬剤
2. ①無菌　②1/3〜1/2　③空気　④温
　　⑤1mLの滴下数　⑥必要時間（分）⑦1分間の滴下数　⑧指示された量

1分間の滴下数

$$= \frac{1\,mLの滴下数 \times 必要時間の滴下量（mL）}{必要時間（分）}$$

3-12 輸液の滴下数　p.168
1. 解答：27〜28滴
1分間の滴下数は、次の計算式で求められる。
1分間の滴下数＝

$$\frac{1\,mLの滴下数 \times 必要時間の滴下量（mL）}{必要時間（分）}$$

これを問題に当てはめると、

$$\frac{20 \times 1000}{12 \times 60} = 27.777\cdots$$ となる。

したがって27〜28滴で滴下する。

2. 解答：248mL

$$\frac{20 \times 500\,mL}{8 \times 60\,分} = \frac{10,000}{480} = 20,833\cdots ≒ 21滴／分$$

（21滴×240分）÷20滴＝252mL
　　輸液の残量は、500mL−252mL＝248mL

4 輸血

3-13 輸血の目的　p.168
①循環　②出血　③低酸素　④膠質
　その他に、抗体補給による感染予防や交換輸血などがある。

3-14 輸血の実施　p.169
①同意書　②医師　③輸血伝票　④破損　⑤5
⑥6　⑦加温　⑧血液型　⑨溶血　⑩アナフィラキシー　⑪エンドトキシン　⑫播種性血管内凝固
⑬輸血関連急性肺障害　⑭輸血後移植片対宿主病
　保存輸血の場合、4〜6℃で温度管理されている。使用時は常温にして1時間以内に使用する。しかし、大量輸血時は体温低下をきたすことがあるので、血液を加温する。

4 栄養療法

1 経管栄養法

4-01 経管栄養法の適応　p.170
①嚥下　②意識　③胃　④炎症性
　そのほかに、経口摂取が不可能な患者や、経口摂取だけでは必要なエネルギーが不足するため栄養管理が必要な患者、腸管の通過障害や吸収障害がない場合を含む。

4-02 経管栄養法の管理　p.171
①方法　②プライバシー　③半座位　④座位　⑤剣状突起　⑥12　⑦25　⑧45　⑨気泡音　⑩37〜38
⑪滴下速度　⑫腹部膨満　⑬温湯　⑭口腔
⑨：カテーテルを挿入したら少量の空気を注入し、聴診器で気泡音を聴いてカテーテル先端が胃内にあることを確認する。

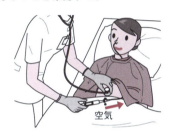
空気

⑪：経管栄養に使用する流動食には、高カロリーにするための脂肪が多く含まれている。注入速度が速かったり、流動食の温度が低いと、消化不良から下痢を誘発する。

4-03 胃瘻・腸瘻の管理　p.171
①〇　②×　③×　④〇　⑤〇
②×：消化吸収障害によって構成される成分から、大きくは4つに分けられている（4-04参照）。
③×：胃粘膜への過度の刺激を避けるため、液面からの高さは50cm以内が望ましい。

4-04 経管栄養食　p.172
①成分　②正常　③軽度　④半消化態

2 中心静脈栄養法

4-05 中心静脈栄養法の適応　p.172
①経口　②経腸　③代謝　④不良

4-06 中心静脈栄養法の管理　p.172
1. ①感染徴候　②無菌　③逆流　④抜去
　　⑤高血糖

2．①○　②×　③○　④○　⑤×
②×：胸部X線を撮影し、カテーテルの位置や合併症の有無を確認する。
⑤×：無菌操作で行う。

4-07 中心静脈栄養法の感染予防　p.173
①輸液　②皮膚消毒　③フィルター　④輸液セット

5 排泄を促す技術

1 浣腸

5-01 浣腸の種類と原則　p.174
1．❶④（グリセリン浣腸）　❷①石けん浣腸
　　②食塩浣腸　③温湯浣腸
2．①40　②5　③左側臥位　④口呼吸

5-02 実施時の留意点、禁忌　p.175
1．❶血圧の上昇、悪寒　❷粘膜の炎症
　　❸粘膜の損傷、穿孔　❹浣腸液のみの排泄
2．〈次のうち3つを記述〉
　①頭蓋内圧亢進症状のある患者
　②重症の高血圧症患者
　③動脈瘤のある患者
　④心疾患を持つ患者
　⑤腸管穿孔、腸管内の出血がある者
　⑥下部消化管の術後患者
　⑦全身衰弱の激しい患者
　など

5-03 グリセリン浣腸　p.175
解答：②
　通常、グリセリン浣腸に使用する浣腸液は、成人では60～120mL、学童では50～80mL、幼児では30～50mL、乳児では20～30mLである。

5-04 高圧浣腸　p.175
1．解答：④
　通常、成人に高圧浣腸を行う場合、500～1000mLの浣腸液を使用する。1～2％石けん液や生理食塩液、または1％食塩液、温湯などが用いられる。温湯は、水圧による物理的刺激と結腸の膨張によって蠕動運動を促す。石鹸液は、油脂の乳化作用と洗浄作用によって便の軟化を促す。
2．①○　②×　③×　④×　⑤○　⑥×　⑦○
　　⑧×　⑨×
②×：高圧浣腸は腸管の内視鏡検査や直腸内手術などのため、主に下行結腸、S状結腸の便を排出させることが目的である。
③×：直腸内、S状結腸内の内容物排除が目的で行われるのはグリセリン浣腸である。
④×：イリゲーター内の液面と肛門までの高さは40～50cmに調節する。
⑥×：浣腸液は100mL／分のややゆっくりとした速さで注入する。注入する浣腸液の速度が速いと排便反射が生じやすく、また遅すぎると我慢できず浣腸液のみが排出してしまう可能性がある。
⑧×：直腸内は無菌状態ではない。無菌操作を行う必要はないが、感染防止のためゴム手袋を装着して行う必要がある。
⑨×：このような状態を訴えた場合、看護師はどんな状態なのか確かめる必要がある。

2 摘便

5-05 摘便の手順　p.176
①腹圧　②仰臥位　③深呼吸
④腹壁　⑤ゴム手袋　⑥潤滑油
⑦示指　⑧直腸壁　⑨肛門
⑩出血

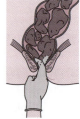

指で円を描くように

3 導尿

5-06 導尿の目的と原則　p.176
1．①無菌尿　②残尿測定　③尿量測定
　　④創部の安静
2．⑤説明　⑥スクリーン　⑦羞恥心　⑧保温
　　⑨採光　⑩無菌操作　⑪大腿部　⑫腹壁

5-07 導尿で用いるカテーテル　p.177
1．❶解答：②　❷解答：④
2．解答：③

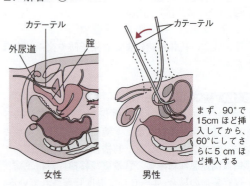

女性　男性

まず、90°で15cmほど挿入してから、60°にしてさらに5cmほど挿入する

5-08 持続的導尿　p.177
1．解答：②

固定水には、滅菌蒸留水を使用する。生理食塩液を使用すると、塩分が析出して固定水ルートを塞ぎ、固定水を抜くことができなくなる。その結果、カテーテルを抜去できなくなる可能性がある。

2．解答：④

尿路感染予防とカテーテルや連結チューブ内の塩類沈着予防のため、水分制限がなければ一定量の尿が流出するように、飲水を勧める指導を行う。

6 呼吸療法

1 酸素療法

6-01 酸素の基礎知識　p.178
①21　②火気　③黒　④液体酸素

6-02 酸素療法の目的・適応　p.179
①低酸素　②酸素消費量　③運搬

6-03 酸素の供給と投与方法　p.179
1．①、②／中央配管（パイピング）、酸素ボンベ
2．①c　②e　③d　④b　⑤a

※酸素投与方法については酸素療法ガイドライン（日本呼吸器学会・日本呼吸管理学会編、メディカルレビュー社、2006）を参照。

3．解答：③

6 L／分の酸素流量で44％の酸素吸入濃度が得られる。鼻カニュラは6 L／分を超える使用では、それ以上の酸素吸入濃度が期待できない。また、鼻カニュラは6 L／分を超える使用では、酸素ガスが鼻粘膜に直接ぶつかり、刺激することから使用は勧められない。

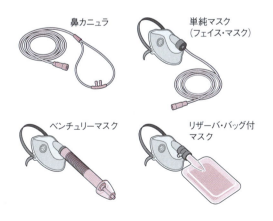

6-04 酸素ボンベの取り扱い　p.180
1．340L（小数点以下切り捨て）
酸素残量は次の式で求められる。

酸素残量＝ボンベの容量（L）×圧力計の指針（MPa）÷充填圧（14.7MPa）

したがって、問題に当てはめると次のようになる。
500（L）×10（MPa）÷14.7（MPa）≒340（L）

※酸素ボンベの気圧を示す単位はMPa（メガパスカル）であり、1 MPa＝10.192kg／cm²である。150kg／cm²は14.7MPaになる。

2．100分
使用可能時間は次の式で求められる。

使用可能時間（分）＝酸素残量（L）÷1分間の酸素流量（L／分）

したがって、問題に当てはめると次のようになる。
300（L）÷3（L／分）＝100（分）

6-05 酸素療法の合併症　p.180
解答：①

肺気腫や喘息などの慢性の呼吸不全患者では、高二酸化炭素血症のため二酸化炭素の呼吸中枢への反応性が低下し、換気能力が低く、逆に低酸素血症であることが呼吸刺激になっている。このような患者に対して不用意に高濃度の酸素が投与されると、中枢に換気努力がなくなり、二酸化炭素がさらに蓄積して呼吸性アシドーシスになり、意識障害をきたすようになる。こうした状態をCO_2ナルコーシスという。

2 薬液吸入

6-06 気道の加湿　p.180
①容易　②線毛　③無気肺　④100

無気肺とは、肺胞内の含気が減少することにより、肺の容積が低下する病態をいう。

6-07 ネブライザーの原理　p.181
①ジェット　②超音波

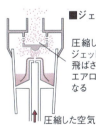

■ジェットネブライザー

圧縮した空気でジェット流を発生させる。ジェット流で薬液が吸い上げられ、吹き飛ばされ、キャップ内の壁にぶつかってエアロゾル（気体に浮遊する微粒子）になる

■超音波ネブライザー

基礎看護技術

6-08 ネブライザーの実施 p.181
①座位　②後　③ゆっくり

3 気管内吸引

6-09 気管内吸引の留意点 p.181
1．解答：④
　右側気管支は左側に比べて傾斜度が小さく、太く、短い。

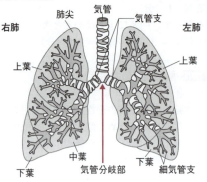
■気管支の左右差

2．解答：①
　吸引圧は－20kPa（－150mmHg）以下で行うのが安全である。

4 体位ドレナージ、呼吸介助

6-10 体位ドレナージ p.182
1．①予防的　②治療的
2．解答：②
　目的とする肺葉の気管支がベッド平面に対して垂直になるように体位をとることが基本である。

6-11 呼吸介助 p.182
①呼気　②増大　③側臥位　④吸気

7 創傷の管理

1 包帯法

7-01 巻軸帯 p.183
1．①帯尾　②帯身　③帯頭
2．①環行　②らせん　③蛇行　④折転
　　⑤麦穂　⑥亀甲

7-02 布はく包帯 p.184
〈①~③は順不同〉
①三角布　②胸帯、腹帯　③T字帯

7-03 包帯法の原則 p.184
解答：②、④、⑤
②×：患部の状態に適した包帯の種類や方法を選択し、平均した圧で巻く。
④×：末梢から中枢に向って巻き、環行帯で巻き始まり、環行帯で巻き終える。
⑤×：末梢部は循環状態を観察するため、最小限に巻く。

2 褥瘡ケア

7-04 褥瘡の特徴 p.184
①外力　②軟部組織　③阻血性障害　④、⑤、⑥圧迫、ずれ、摩擦（④~⑥順不同）　⑦発赤

7-05 褥瘡発生の原因 p.185
〈①~⑥は順不同〉
①知覚の認知　②湿潤　③活動性　④可動性
⑤栄養状態　⑥摩擦とずれ

7-06 褥瘡の好発部位 p.185
①踵骨部　②仙骨部　③肘頭部　④肩甲骨部　⑤後頭部　⑥踵骨部　⑦膝関節顆部　⑧大転子
⑨肋骨部　⑩肩峰突起部　⑪耳介部　⑫趾部
⑬膝関節部　⑭性器　⑮乳房　⑯肩峰突起部
⑰耳介部

8 医療機器の取り扱い

1 心電計・心電図モニター

8-01 心電計の取り扱い p.186
①電位　②感電　③交流　④筋電図　⑤基線

筋電図が混入した波形

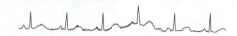

8-02 心電計の調整 p.187
①25　②1　③5　④0.04

8-03 心電図モニター p.187
①、②／有線、無線　③P　④警報

2 人工呼吸器

8-04 人工呼吸器のしくみ p.187
①換気量　②酸素化　③陽圧　④吸気　⑤、⑥／従圧、従量
　⑤、⑥：従圧式人工呼吸をPCV（pressure control

ventilation)といい、従量式人工呼吸をVCV(volume control ventilation)という。

8-05 人工呼吸器の構造　p.188
①呼気弁　②吸気弁　③加湿器

8-06 人工呼吸器の分類　p.188
1．①○　②○　③×　④○
③×：従量式呼吸器は、リーク（空気漏れ）が起きても量の補填がなされないので、低換気をまねく危険性が大きい。
④○：圧外傷とは、陽圧換気を行うことで過度に気道内圧が上昇し、肺の過膨張によって肺組織が損傷を受け、肺胞内ガスが実質組織へ露出することである。気胸や気縦隔、皮下気腫を引き起こす。
2．①×　②○　③○　④○
①×：従圧式人工呼吸器は、設定した「胸腔内圧」ではなく、設定した「気道内圧」に達するまで送気する作動方式である。

8-07 人工呼吸器装着中の看護と管理　p.189
①短時間ですばやく　②行う　③なる
④必要がある

3：輸液ポンプ

8-08 輸液ポンプの目的・適応　p.189
①○　②○　③○　④×
④×：水分過剰を回避するため、輸液ポンプが使用される。

8-09 輸液ポンプの機能　p.189
〈①～④は順不同〉
①気泡　②閉塞（回路内圧の上昇）　③ドアの開放
④バッテリーの低電圧

8-10 輸液ポンプ使用時の安全の確保　p.189
①○　②○　③×　④○　⑤×　⑥×
③×：刺入部の漏れや、三方活栓やルート接続部に漏れがあっても、ポンプが作動し続けて事故に至る可能性がある。警報が鳴らなくても、定期的な観察を必ず行う。
⑤×：機器本体より上にクレンメがあると、閉塞しても回路が膨張せず、閉塞警報が鳴らないことがある。クレンメは輸液ポンプ本体より下にセットする。
⑥×：異常があれば、すぐに看護師に知らせるように説明する。

実践問題　p.190 ▶ p.196

3-01　3
一般的に採血をする場合の針の太さは21～22Gである。太すぎると苦痛が増大し、細すぎると溶血したり、時間がかかって凝血する可能性が高くなるので注意する。

3-02　2
1×：尿蛋白質や糖などの尿中物質が、どのくらい存在しているのかを測定する方法を、定量検査という。24時間蓄尿の際に行われる検査である。定性検査は数量を測定するのではなく、上記のような成分が検体にあるかないかを調べる検査で、陽性、偽陽性、陰性などで表示する。尿の定性検査は通常、新鮮尿で行う。
2○：蓄尿は、膀胱内の尿を空にした状態から開始され、終了時間までのすべての尿をためる。
3×：排便時も必ず採尿する。
4×：上澄みを提出するのではなく、尿中物質が均等になるように撹拌する。

3-03　4
採血部位は、表在性で、弾力があり、太くまっすぐな血管を選択するということで、肘正中静脈が最も用いられる。

3-04　1
静脈血採血は、皮膚に対し10～30度の角度で刺入する。

3-05　4
1×：7時に排尿した尿は、その時間までに膀胱内にたまった尿であるため廃棄する。
2×：排便の有無にかかわらず、すべての尿は蓄尿する。
3×：開始後の24時間以内に排尿された尿であるため蓄尿する。
4○：すべての尿を提出するわけではなく、その一部を24時間尿として提出する。

3-06　1
1○：鉛はX線を吸収するので職業被曝を防止する。
2×：外部被曝の測定のため、プロテクターの内側につける。
3×：X線が身体などに当たり、方向を変えて進むのが散乱線で、これによっても被曝する。
4×：医療被曝とは放射線を用いた治療や検査などにより、医療を受ける患者が被曝すること。

基礎看護技術

3-07 1
1 × : 検査前の禁飲食は12時間でよい。
2 ○ : 左側臥位をとると内視鏡を円滑に挿入しやすい。
3 ○ : 胃内腔を見やすくする目的で送気するため、検査中は胃部が膨満するが、曖気（げっぷ）は我慢してもらう。
4 ○ : 咽頭麻酔をしているため、誤嚥防止のために含嗽を禁ずる。

3-08 4
検査中は会話できないので合図を決めておくとよい。
1 × : 検査中に嘔吐が起きると窒息や誤嚥の危険があるため、検査前は禁食の必要がある。
2 × : 気管支鏡の挿入時は仰臥位で行う。
3 × : 一般的には息を吸ってもらう。

3-09 4
1 ○ : 穿刺針を垂直に刺入できるように、患者の肩と骨盤がベッドと垂直になる体位をとる。
2 ○ : 正常では頸静脈を圧迫すると液圧が上昇する。
3 ○ : 正常髄液は無色透明。血性髄液ではクモ膜下出血を疑う。
4 × : 低髄液圧症候群の予防のため、枕をしないで水平臥床してもらう。

3-10 3
静脈内注射は皮膚に対して約10～20度の角度で針を刺入する。
1 ○ : 薬剤を取り扱うときは、実施前に衛生的手洗いをし、感染を予防する。
2 ○ : 駆血帯は注射部位より5～10cm中枢側に巻く。静脈をうっ血させるため、駆血帯で長時間締めつけないよう注意する。
4 ○ : 静脈内に穿刺・挿入されたことを正確に判断するため。

3-11 2
静脈内注射は薬剤を静脈内に注入するため、効果が最も速く現れる。一般に、薬剤の吸収速度は**静脈内注射＞吸入＞直腸内与薬＞経口与薬**の順である。吸入された薬は、すみやかに肺胞から吸収される。直腸内与薬は腸粘膜から直接血中に入り、門脈系を経ない。そのため経口与薬に比べて速く吸収される。

3-12 4
静脈内注射は、薬剤の血中濃度の上昇が最も早くあらわれる与薬方法である。血中濃度の上昇の順序は、静脈内注射＞筋肉内注射＞坐薬＞経口薬となっている

3-13 2
1 × : 筋肉内注射の部位は中殿筋もしくは三角筋である。
2 ○ : 点眼薬は、下眼瞼を引き、結膜の中央に滴下する。
3 × : バッカル錠は、頬と歯茎の内側にはさみ、口腔粘膜から吸収させる。
4 × : 吸入薬が口腔内にたまった場合は飲み込まずはき出す。

3-14 2
内服薬は消化管で吸収され、門脈を通って肝臓に入る。その過程で代謝の影響を受けることにより、吸収された薬物の一部しか体循環に到達しない現象のことを初回通過効果という。したがって、初回通過が主に起こる臓器は肝臓である。

3-15 2
1 × : 皮膚に対し、ほぼ平行に針を刺入する。
2 ○ : つまみあげた皮膚に対し、10～30度の角度で針を刺入する。
3 × : 中殿筋の場合、皮膚に対し、90度の角度で針を刺入する。
4 × : 静脈の走行に沿って、10～15度の角度で針を刺入する。

3-16 2
1800 ml ÷ 1440分 = 1.25
1.25 × 20滴 = 25滴/分

3-17 2
抗癌薬が血管外に漏れると、組織の炎症や壊死をもたらす。ただちに注入を中止し適切な処置を行う。

3-18 4
1、2、3は輸血後早期に生じる。4の輸血後移植片対宿主病は、血液製剤中に含まれる献血車由来のリンパ球が輸血者の体内で増殖し免疫学的な反応として、輸血後1～2週間後に発症する。

3-19 3
食間薬は、食後2～3時間後に服用する。消化性潰瘍治療薬など、胃壁に刺激がない薬物、または胃壁に直接作用させたい薬物は、食間に服用する。
1 食前薬：空腹時のほうが吸収がよい薬物、食欲増進剤や吐気止めなど、食事の頃に薬効を期待する薬物や、食事の影響で吸収が悪くなる薬物は、食事の30分前に服用する。

2 食後薬：胃粘膜の刺激が少なく、消化吸収をたすける。多くの薬はこれにあたり、一般に食事の30分後に服用する。
4 頓服薬：症状が現れたときに一時的に服用するのが頓服薬で、鎮痛解熱薬、催眠剤、下剤――などがこれにあたる。

3-20 4
新鮮凍結血漿は解凍後、2時間以内に使用する。
1 ○：安全に輸血を実施するため、①血液型、交叉試験結果、血液の有効期限、②放射線照射が主治医の指示どおりに行われていること、③血液バッグの外観、変色などの異常の有無を、複数人で正確に確認する。
2 ○：輸血使用時は、使用血液が患者の血液と適合するか、使用可能の結果があるかも重要である。輸血終了後、この交差試験伝票はカルテと一緒に管理する。
3 ○：正確・安全に実施するため、複数の対象者や複数の血液製剤を、一度に扱わない。

3-21 2
ワルファリンカリウムは、脳塞栓や静脈血栓症などの血栓塞栓症に適用される抗凝固薬である。服用時には、抗凝固作用を減弱させるビタミンKを含む食品（納豆、緑黄色野菜、クロレラ）を避ける。
1：緑茶のタンニンの収れんが、鉄剤の吸収を低くする。
4：グレープフルーツは、Ca拮抗薬（降圧薬）の肝臓や小腸での代謝を妨げるため、同時摂取すると作用が強くなる。

3-22 2
胃内容物の吸引は、胃管先端が胃内に挿入されていることを確認するために行う。カテーテル内に食物が残るために起こる腐敗や閉塞を防ぐために注入後に微温湯を流す。注入後は、胃内容物の逆流予防のためチューブを閉鎖する。

3-23 4
穿刺したカテーテルを鎖骨下静脈から右心房に向けて進めるが、誤って胸腔内へ穿刺することがある。すなわち気胸であり、出血を伴うと血胸になる。
1 ×：無気肺とは、肺胞内の含気が減少することにより、肺の容積が低下する病態をいう。たとえば、気管支に痰や血液が貯留してそれより末梢域の肺が虚脱するなど。原疾患によって症状は異なるが、呼吸音の減弱などがみられたり、全身麻酔手術後の呼吸器合併症としても現れる。

3-24 1
グリセリン浣腸は、自然排便できないとき、もしくは手術や検査の前処置として行われる。直腸内に50％グリセリンを注入し、直腸粘膜の水分を吸収して刺激することで蠕動運動を亢進させる。また、グリセリンの浸透によって便の軟化・膨張させ、滑りやすくすることで排便を促す。
4 ×：グリセリン浣腸は、排便を促すためのものであり、腸内のガスを吸収する効果はない。

3-25 4
立位での浣腸は、腸管穿孔の危険があるため禁忌である。直腸の長さは、約15cmであり、10cm以上挿入するとS状結腸を損傷する危険がある。注入速度は、50mLを15秒かけて行うとされているため、120mLでは40秒程度かける。

3-26 4
1 ×：導尿は尿路感染を防止するため、厳密な無菌操作で行う。滅菌手袋を装着し、利き手でカテーテルを操作する。利き手の指先を汚染する可能性が高い尿道口の消毒には鑷子を用いる。
2 ×：尿道は消毒綿球を用い、小陰唇の左右内側を前から後ろ向きに拭く。このとき、尿道口をより清潔にするために、綿球は1回ごとに変えて拭く。
3 ×：カテーテル挿入時、患者には腹圧をかけないよう、口呼吸するように指導する。

3-27 1
男性に持続的導尿を行う場合、カテーテルは陰茎を外側に持ち上げて腹壁に固定する。これは、陰茎・陰嚢角部の圧迫による皮膚の損傷を防止するためである。カテーテルの腹壁への固定と、c、dは関係しない。dの萎縮性膀胱は、持続的導尿が長期間に及んだ場合に生じる。
尿道皮膚瘻：尿道と皮膚の間に瘻孔を形成したもの。清潔でない状態のまま、長期に膀胱留置カテーテルを留置していると、尿道炎から膿瘍になり、尿道皮膚瘻を形成する。男性は、尿道をまっすぐにして固定することでカテーテルの刺激が少なくなり、尿道皮膚瘻の形成を防止できる。

3-28 2
1 ×：日本の酸素ボンベの色は黒である。
2 ○：酸素濃縮器は、室内空気から酸素を濃縮して酸素を供給する機械である。
3 ×：鼻カニュラでは、高濃度の酸素が供給され続けると、局所粘膜を乾燥・刺激し、頭痛や副鼻腔の疼痛を伴う。このため40％以上は難し

いが、リザーバー付き酸素マスクでは、毎分6L流した場合40％、毎分10L流した場合90％以上の濃度が可能である。
4×：酸素療法の合併症に酸素中毒がある。

3-29 ①5 ②0

使用するボンベは満タン充填時では、14.7MPaで500Lとなっている。いま、内圧計が4.4MPaとなっているので、酸素残量は（500×4.4）÷14.7＝149（L）となる。この患者は、1分間に3Lで吸入しているので、149は149÷3＝49.6となり、四捨五入して50となる。したがって、ボンベの使用可能時間は50分となる。

3-30 4

1○：低酸素血症を避けるため、1回の吸引時間は約10～15秒として吸引前後に十分な肺胞換気を行う。
2○：吸引圧は20kPa（150mmHg）以下で行うのが安全である。
3○：感染予防のため、無菌操作で実施する。
4×：重力の働きを利用して中央気道にまで分泌物を移動させてから吸引するのが効果的である。体位ドレナージは吸引の前に行う。

3-31 4

重力を利用して貯留する分泌物の移動・排出を促す方法なので、痰が貯留している肺区域を上にした体位をとる。問題の図では左下葉が上になっている。

3-32 3

環行帯は包帯を同一部位に重ねて巻く方法で、包帯の巻き始め、巻き終わりに使用する。関節屈曲部では亀甲帯で巻き、逆に関節部の伸展側に交差するの部位は麦穂帯で巻く。

3-33 2

仙骨部の過度の圧迫は下半身へのすべりが45度で最大になることを考え、30度以上の挙上は避ける。
1○：褥瘡の深度によって、ステージⅠではポリウレタン・フィルムドレッシング材などを、ステージⅡではハイドロコロイド・ドレッシング材などを使用し、肉芽形成を促す皮膚の浸潤環境をつくる。
3○：体圧分散寝具を使用して局所の圧迫を避け、体圧を分散して悪化を予防する。
4○：入浴による温熱効果で、全身および局所の血液循環を促す。

3-34 2

ブレーデン・スケール（Braden scale）は、知覚の認知・活動性・可動性・湿潤・栄養状態の5項目からなる。1項目を1点（最も悪い）～4点（最も良い）で得点評価し、点数が低いほど、褥瘡発生要因の危険性が低いことになる。
1：バーセルインデックス（Barthel index）は移動動作、身の回りの動作のADL自立度を評価する指標である。
3：グラスゴー・コーマ・スケール（Glasgow coma scale; GCS）は意識レベルの判定に用いる。
4：カッツ・インデックス（Katz index）は「入浴、更衣、トイレ移動、移乗、尿便禁制、食事」の6項目で、ADL自立度を評価する指標である。

3-35 4

心電図モニターは、電極の剥がれや交流障害のほか、心拍数の変化、不整脈の発生でも警報が鳴る。したがって、そのつど警報の原因を追究し、患者の状態を観察する必要がある。

3-36 1

酸素飽和度のモニタリングとして、非侵襲的なパルスオキシメータによって経皮的に酸素飽和度（SpO_2）を測定するのは適切である。
2×：人工呼吸器の設定は医師の指示によるが、作動に異常はないかなど、看護師が定期的に確認する必要がある。
3×：酸素飽和度（SaO_2）が90％では、動脈血酸素分圧（PaO_2）が60mmHg前後であり、酸素化不足が推測される。
4×：人工呼吸器装着中は、循環動態が落ち着いていれば積極的に体位変換を行い、合併症の予防に努める。
下図は、縦軸に酸素飽和度（SaO_2）を、横軸に酸素分圧（PaO_2）をとって表した酸素解離曲線である。酸素飽和度（SaO_2）が90％以下では酸素分圧（PaO_2）が60mmHg以下になり、呼吸不全の可能性がある。動脈血採血によって求めた酸素飽和度をSaO_2といい、パルスオキシメータで測定した酸素飽和度をSpO_2と表記して区別している。

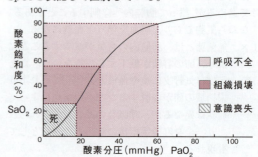

3-37 1
気管内圧の上昇は、回路の折れ曲がりや喀痰による閉塞が原因で起こることが多いので、喀痰を吸引する対処は適切である。

2×：胸郭の動きに左右差がある場合は、挿管チューブが気管分岐部より入りすぎて片かた肺はい挿管になっている可能性が高い。挿管チューブの位置が正しいか確認する必要がある。奥に挿入するのは誤り。

3×：喘鳴は気道が狭くなり、振動することによって発生するので、呼吸状態の改善を働きかけていく。

4×：呼吸音の減弱は、換気が効果的に行われていない可能性を示す。呼吸状態をアセスメントし、人工呼吸器の作動状況や設定を確認する。

4 救命救急処置

1 救急法

1-01 一次救命処置、二次救命処置 p.197

1. ①心停止　②通報　③心肺蘇生　④集中
2. ①AED　②医療従事者　③、④／医療器具、医薬品

1-02 患者の状態の観察 p.198

1. 痛み刺激で少し手足を動かしたり、顔をしかめる状態
2. ❶胸部と腹部の動きを見る。その際、呼吸の確認に10秒以上かけない。❷下顎をしゃくり上げるような動きとされ、必要な酸素が取り込めない状態のことをいう。

JCS（Japan Coma Scale）

Ⅰ	覚醒している
1	だいたい清明だが、いまひとつはっきりしない
2	見当識障害がある
3	生年月日が言えない
Ⅱ	刺激すると覚醒する
10	普通の呼びかけで開眼する
20	大きな声、または身体をゆさぶると開眼する
30	痛み刺激を加え、呼びかけを繰り返すと、かろうじて開眼する
Ⅲ	刺激しても覚醒しない
100	痛み刺激に対して、払いのけるような動作をする
200	痛み刺激で少し手足を動かしたり、顔をしかめる
300	痛み刺激に反応しない

※意識清明はO、R：restlessness（不穏状態）、I：incontinence（失禁）、A：akinetic mutism（無動性無言）、apallic state（失外套症候群）を別に表示する

1-03 気道確保 p.198

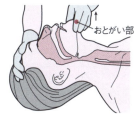

■頭部後屈あご先挙上法
前額部に片手を当て、もう一方の手の第2・3指でおとがい部を挙上させる

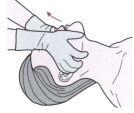

■下顎挙上法
下部歯列が上部歯列より前になるように挙上させる

1. ①頭部後屈あご先挙上法　②下顎挙上法
   ③下顎挙上法
2. 解答：②

1-04 胸骨圧迫 p.199

①×　②○　③○　④○　⑤×　⑥○　⑦×　⑧○
⑨×　⑩○　⑪×　⑫○　⑬×　⑭×

①×：傷病者に反応がなく、呼吸がないか異常な呼吸（死線期呼吸）が認められる場合は心停止、心肺蘇生の適応と判断する。ただちに心肺蘇生を開始する。

⑤×：やわらかいベッドの上では、クッションによって胸骨が圧迫されるため、効果的な胸骨圧迫ができない。患者の下がやわらかいものの場合は、背板を患者の背中に敷きこむと効果的に行える。

⑦×：剣状突起の上を圧迫すると、剣状突起によって肝臓などの臓器を損傷したり、胃の圧迫によって胃内容物が逆流するおそれがある。

⑨×：圧迫部位に手を当てて肘を伸展し、垂直に押し下げる。このとき、腕の力だけでなく、自分の上半身の体重を利用する。

基礎看護技術

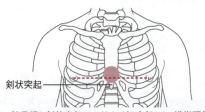

剣状突起

肋骨縁と剣状突起でつくられる切痕部から1横指頭側の胸骨上が圧迫部位になる。わかりにくい場合は、両乳頭と胸骨の交点（または胸骨の下半分）としてもよい

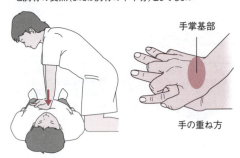

手掌基部

手の重ね方

手を組んで圧迫部位に当て、腕を垂直に伸展して垂直に圧迫する

⑫×：1分間に少なくとも100回（100回／分以上）のテンポで圧迫する。
⑬×：圧迫部位を正しい位置に保つため、心臓マッサージの間は胸部の圧迫部位から手を離さない。
⑭×：効果がないからといって自分の判断で中止することはできない。傷病者が（嫌がって）動き出すまで、救急隊（専門の救護者）に傷病者を引き渡すまで、あるいは医師の中止の指示による以外は、中止してはならない。

1-05 止血法　p.199

解答：③
　圧迫止血開始後は、約30分程度ごとに静かに圧迫を緩めて血流を再開し、止血効果を判定する。

1-06 電気的除細動　p.199

1．解答：④
　④のように意識はないが呼吸と循環のサインがみられる場合は、傷病者に外傷がなければ、電極パッドを貼り付けたまま、傷病者の身体を回復体位（昏睡体位）にして注意深く観察する。傷病者が急変することが考えられるため、救急隊員や医師などに傷病者を引き継ぐまでは、電極パッドを貼付けたままにし、AED本体の電源が入っている状態にしておく。①～③は正しい。

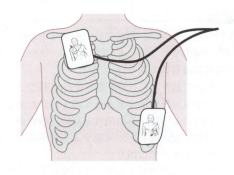

2．解答：④
　①～③は正しい。胸毛が多い場合は、AEDのケースに入っている剃刀かみそりで剃毛ていもうするか、または貼付したパッドを胸毛とともに剥がし、予備の新しいパッドを貼る。
3．解答：④
　パドルは成人の場合、軽く当てるのではなく約10kgの圧力で圧迫し通電する。強く圧迫するのは、肺内ガスを排出して肺内電気抵抗を少なくし、通電距離を短くするためである。

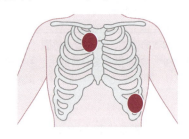

1-07 トリアージ　p.200

①最優先治療　②脊髄　③軽処置　④緑　⑤心肺蘇生　⑥ショック　⑦治療　⑧トリアージ　⑨右　⑩左　⑪右　⑫左、⑬頸部

トリアージタッグ

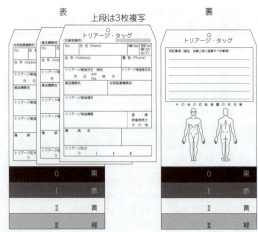

実践問題   p.201 ▶ p.202

4-01 5
パッドの貼付位置は、右前胸部と左側胸部に装着する。心臓を挟む位置に装着する必要がある。

4-02 4
回復体位は、嘔吐の可能性がある場合に、胃の内容物が気道をふさぐことを防止する体位である。

4-03 3
1 ○：剣状突起部によって肝臓を損傷したり、胃部に負担がかかって胃内容物が逆流するおそれがあるので、圧迫しない。
2 ○：腕の力ではなく、肘をまっすぐ伸ばし、上半身の体重を利用して脊椎に対して垂直に圧迫する。
3 ×：圧迫する強さは、胸壁が2インチ（5 cm）以上押し下るように圧迫する。
4 ○：胸骨圧迫の間、胸部から手を離すと手の位置が正しく保たれない可能性がある。

4-04 4
頸椎損傷の疑いがある場合、頭部後屈は行わず、下顎の骨の角に指をかけて両手で下顎を押し出す、下顎挙上法を行う。
1 ×：頸椎損傷が疑われるときは、頸部を動かさないのが原則である。
2 ×：下顎を挙上する場合、口腔内に直接手を入れない。
3 ×：一般的な気道確保の方法であるが（頭部後屈あご先挙上法）、頸部損傷が疑われる場合は、損傷の程度を大きくしてしまう可能性がある。

4-05 3
1 ○：出血部位より中枢側を強く縛って血流を止める。
2 ○：腕を持ち上げて心臓より高くすると、止血しやすい。逆に、出血部位を心臓より低くすると、多量に出血するおそれがある。
3 ×：動脈性出血の場合は静脈より圧が強いため、5分以上は直接圧迫する必要がある。
4 ○：止血開始後、約30分ごとに静かに圧迫を緩めて手足（ここでは前腕）への流れを再開し、止血効果を判定する。緩めている間は、出血部位を直接圧迫止血法で圧迫し、出血を増やさないようにする。

4-06 1
1は心室細動を起こし、まとまりのない刺激を発生しているのみで血液を拍出していない状況である。ただちに除細動する必要がある。2は心室性期外収縮、3は心房細動、4は正常の心電図である。
1の図のように、心筋の酸素化が良好な心室細動では、除細動によって自己心拍を再開しやすい。しかし、図のように心筋虚血が進んだ心室細動では、除細動しても自己心拍が再開する確率は低くなる。

心筋虚血が進んだ心室細動

4-07 2
災害時の看護では、3 T（Triage：トリアージ：患者の選別、Treatment：初期治療、Transportation：搬送）が速やかに行われることが重要である。トリアージの目的は、災害時に負傷者が一度に多数発生する状況下で、傷病者の緊急度や重症度に応じて適切に処置や搬送を行うため、負傷者の治療順位を決定することである。設問では2が正しい。

4-08 2
2の被災者は「意識消失、瞳孔散大、自発呼吸がなく心音も聴取できない」とあり、すでに死亡しているか、ただちに処置を行っても明らかに救命が不可能な状態と考えられる。災害時のトリアージでは、重症で救命の可能性が低い場合は、治療適応なしと判断される場合がある。
災害現場においては、患者の重症度を4段階に分類している。

①赤：緊急治療群	ただちに治療を行えば、救命が可能
②黄：準緊急治療群	多少治療時間が遅れても、生命に危険がない。基本的にバイタルサインが安定している
③緑：軽症群	①、②以外の軽症者で、ほとんど専門医の治療を必要としない。
④黒：死亡群	すでに死亡しているか、ただちに処置を行っても明らかに救命が不可能

設問の傷病者のトリアージは、1．赤：緊急治療群　2．黒：死亡群　3．緑：軽症群　4．黄：準緊急治療群と判断できる。

4-09 4
トリアージは疾病や外傷の緊急度を判定し、医療チームスタッフが優先順位づけと分類を行う工程のこと。ルールとしては「傷病者全員に行う」「1人のトリアージ判定に用いる時間は30秒程度である」「優

先順位は美容よりも機能よりも生命の順である」「繰り返し行う」「トリアージタッグの装着部位の優先順位は右手→左手→右足→左足→頸部の順である」「トリアージ実施者は原則として治療には参加しない」「トリアージの結果、該当する部分までタッグをもぎる」